U0067751

DK

科學解析

從解剖學與生理學的角度深入學習

瑜伽

SCIENCE
of YOGA

旗標
FLAG

安・史旺森 Ann Swanson, MS 著　　謝靜玫 譯

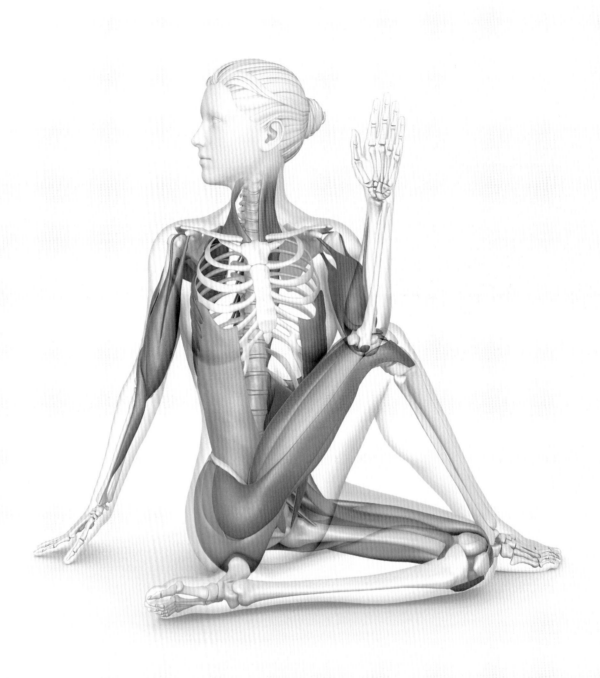

# 瑜伽科學解析

從解剖學與生理學的角度深入學習

## SCIENCE *of* YOGA

安・史旺森 Ann Swanson, MS 著

# 目錄

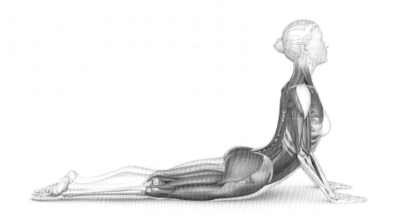

# 前言

身為美國太空總署科學家的女兒，我自小就被培養了分析精神。有一部分的我對方法、數據和證據充滿強烈興趣。我從七歲就開始寫日記，不管到哪都隨身帶著筆記本。裡面以圖表、觀察心得和計劃的形式寫滿了舉凡從當天吃什麼到在錄影帶店租什麼影片的大小事。

我是個充滿好奇心的孩子，「為什麼？」總是掛在嘴邊。爸媽會叫我去具可信度的百科全書裡面尋找答案。此外，我也愛好藝術和創作，對靈性方面的事也很感興趣。我的筆記本裡也充滿了精心創作的故事、詩歌和五顏六色的圖畫。

大學藝術系的課程讓我精疲力竭。和很多人一樣，我開始接觸瑜伽，希望藉此紓緩壓力和焦慮，以渡過艱難時刻，並獲得維持健康的附加益處。我當時沒有想到瑜伽會以一種無法言喻、近乎神奇的方式讓我產生改變。

開始練習瑜伽時，我致力追求做到十全十美的體位法。後來逐漸意識到，瑜伽的目的不在於完美表現體位法，而是完全接受自己當下的身體和心靈。現在我知道，瑜伽體位法所產生的許多深遠影響不僅只於肌肉和骨骼，連神經系統、心理狀態和身體能量都會產生變化。我清楚地記得，在某堂瑜伽課快結束時，我躺在墊子上，在應該放鬆的時候，我卻睜大著眼睛，不耐煩地環顧四周。我心想「這真的好浪費時間，我還有工作要做啊！」。然後經過練習，我開始享受放鬆和冥想練習帶來的感覺。

現在，透過閱讀研究文獻，知道冥想確實能夠產生重塑腦部的效果。最終，還會影響到身體的每一個系統，讓身體功能獲得改善。還有什麼比這個更重要的工作嗎？

心態上的轉變促使我去喜馬拉雅山學習瑜伽、按摩和醫術。我的老師是名叫 Sivadas 的瑜伽修士，讓我重新對科學燃起興趣。我回到美國並完成醫學先修課程，想要了解瑜伽如何以及為何能夠產生這種足以改變人生的效果。

我永遠不會忘記第一次在解剖實驗室抱著人腦的情景。這次經歷讓我感受到的不是醫學臨床方面的意義，而是深刻的心靈體驗。那三磅重充滿皺褶，表面覆蓋著灰色神秘物質的人腦，曾經被它的主人用來計算數學和感受深深的愛。抱著那個人腦，我體會到心身連結是瑜伽益處背後的關鍵機制。

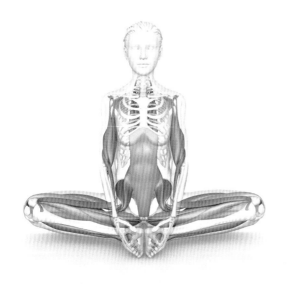

# 「科學原理和證據揭開了許多瑜伽的奧祕」

在我剛開始練習瑜伽時，很想閱讀有關瑜伽科學方面的書。老師們在課堂上會說一些動作提示和宣稱效果，例如「藉由延長呼氣來讓神經系統平靜下來」、「這個姿勢能提高你的免疫力」、「讓膝蓋位於腳踝正上方」，但我心裡不斷在質疑「為什麼？」

過去十年裡，我參加了無數的研討會、閱讀了許多研究論文並完成馬里蘭州綜合健康大學瑜伽療法理學碩士學位，在這過程中我持續將許多實例、數據、草圖和故事填入我的筆記本裡。而本書就包括了我作為瑜伽學生和老師，最有趣、最吸引人的心得和記錄。

我並不是想寫一本有關人體解剖學和瑜伽體位法的綜合教材或是醫學參考書，這只是個開端。我的目的是希望透過這本書激發人們對瑜伽科學產生更多的好奇心和討論，讓更多瑜伽練習者和專業人士獲得啟發，造就更嚴謹的研究、更多能讓瑜伽深入學校教育和醫療保健的公共政策，進而拓展瑜伽的普及性和接受度。

透過我的研究、科學原理和證據揭開了許多瑜伽的奧祕。令人驚訝的是，越深入了解，就越加感受到瑜伽的神奇，並且還有很多有待探索之處。科學界對於瑜伽的研究還處於起步階段。然而，現在這個領域正處於令人興奮的關鍵時刻，在過去幾十年裡，瑜伽研究論文的品質和數量大幅增加；支持瑜伽能帶來好處的證據持續迅速增長中。

科學或許能解釋許多事情的現象和原因，但是無論多麼嚴謹的研究，都比不上自己親身體驗到的療癒效果和心靈轉變。只有靠自己實際練習才能善用瑜伽的力量。我希望這本書不只是提供答案，並且能激發出更多的問題，讓你像個愛發問的小孩般不禁想問「為什麼？」。

願一切安好

**安·史旺森 Ann Swanson,MS**
心身科學教育家和認證瑜伽治療師
本書英文資源網頁: www.scienceof.yoga

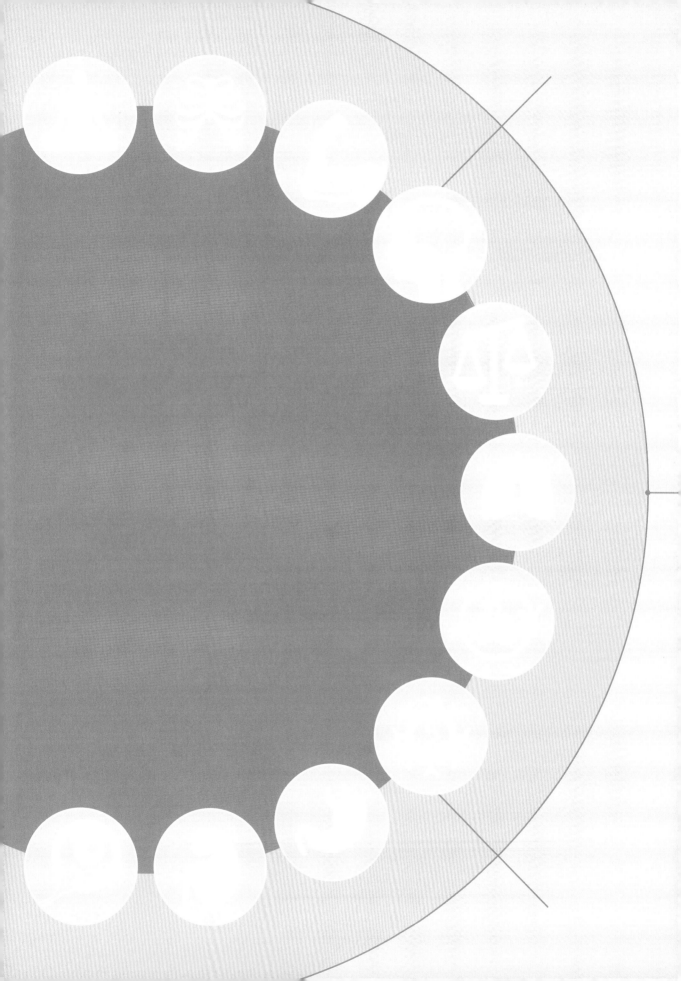

# 人體解剖學

大多數瑜伽解剖學書籍和課程都把焦點放在肌肉骨骼系統，然而有研究顯示，練習瑜伽會影響到身體所有系統。本篇會解析練習瑜伽對身體各系統的主要影響和好處。先從現代生物學的定義去研究了解人體的解剖系統，然後挑戰自己，轉而從瑜伽的觀點整合所有系統協同運作。當全身系統合而為一，就會感受到自己超凡的身體能力。

# 從細胞到系統

生物學跟設計學一樣，有個很重要的概念是「形隨功能」(form follows function)，也就是說身體的生理結構反映出它們的功能。解剖學是對這些身體結構的研究，生理學則是對功能 (身體如何運作) 的研究。

## 人體的基本組成單位

原子是物質的基本組成單位；細胞是生物體的基本組成單位。大約有 37 兆個身體細胞在你的體內活動。它們構成了 4 大基本組織和 11 個器官系統。所有這些組織和器官組合成人體。

### 端粒

端粒 (telomeres) 就像染色體末端的蓋子，通常會隨著年齡增長而縮短。根據分子生物學最新的研究結果顯示，瑜伽生活方式 (包括體位法、冥想、社會支持和植物性飲食) 似乎能增加端粒的長度，進而對健康和延長壽命產生影響。

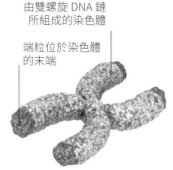

由雙螺旋 DNA 鏈所組成的染色體

端粒位於染色體的末端

**染色體**

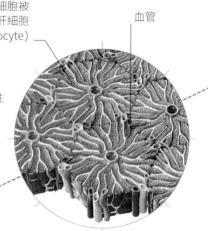

肝臟的細胞被稱之為肝細胞 (hepatocyte)

血管

細胞膜是半透性的外層

**組織**

細胞像是編織物一樣聚在一起形成組織。這種特殊形狀的組織位於肝臟中。

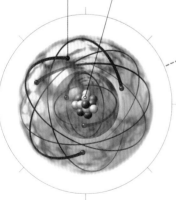

環繞著原子核的電子

在原子核裡的質子和中子

**原子**

這些化學基本單位包含質子、中子和電子。它們結合在一起組成重要的分子，例如水 ($H_2O$)。

**細胞**

細胞是生命的最小單位。大多數細胞的中心含有細胞核、果凍狀的細胞質，以及被稱為細胞膜的外層。在細胞內的小型功能單位被稱為細胞器 (organelle)。

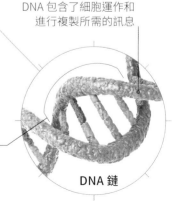

DNA 包含了細胞運作和進行複製所需的訊息

基因是位於細胞核內的一個 DNA 單位。冥想可以防止細胞老化和有害的基因表現

**DNA 鏈**

### 器官

許多組織組合在一起形成器官,例如肝臟(下圖)。這個大器官接收來自全身各處的血液進行處理和淨化,還能製造膽汁,在消化過程中扮演分解脂肪的角色。

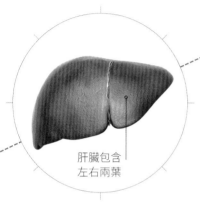

肝臟包含左右兩葉

肝臟是消化系統的一部分

消化系統能吸收營養並排除廢物

### 系統

數個器官組合在一起形成器官系統,包括:皮膚、骨骼、肌肉、神經、內分泌、呼吸、心血管、淋巴、消化(如上圖)、泌尿和生殖系統。

### 皮膚系統

皮膚系統包括頭髮、指甲、皮膚和相關的構造,例如汗腺等組成。有人聲稱熱瑜伽能「藉由流汗排出毒素」。然而,排毒過程是由肝臟負責,不是皮膚系統。流汗排出的其實是水,而這可能會導致脫水。如果你有大量流汗或練習熱瑜伽,記得一定要喝大量的水,以補充流失的水份。

由神經組織組成的觸覺神經

汗腺

由結締組織組成的真皮

由上皮組織組成的表皮

由肌肉組織組成的豎毛肌

頭髮

### 皮膚

皮膚主要有兩層:表面的表皮和下面的真皮,真皮裡面有汗腺、血管、神經和毛囊。

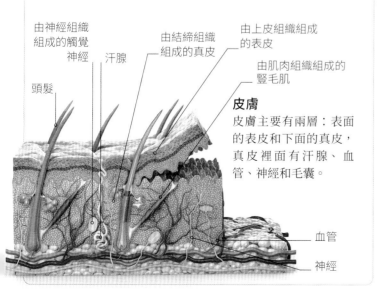

血管

神經

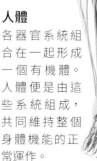

### 人體

各器官系統組合在一起形成一個有機體。人體便是由這些系統組成,共同維持整個身體機能的正常運作。

# 骨骼系統

構成人體骨骼系統的 206 塊骨頭是可活動的器官。它們共同組成了人體的骨架，提供支撐與保護的作用，以及活動的能力。

## 系統概述

骨頭是由膠原蛋白與其儲存的鈣所組成。鈣是能讓骨頭強健的礦物質，對身體機能至關重要。骨頭裡面還包含能產生血液細胞的骨髓。骨頭形成關節，關節被軟骨和韌帶等構造所支撐。瑜伽能維持骨骼和關節的健康。

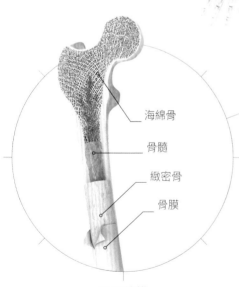

海綿骨

骨髓

緻密骨

骨膜

### 骨頭結構

骨頭的表面被結締組織構成的骨膜所覆蓋。在骨膜底下是堅硬密實的緻密骨。更深一層是具有蜂窩狀構造的海綿骨，雖然很輕卻很強硬。

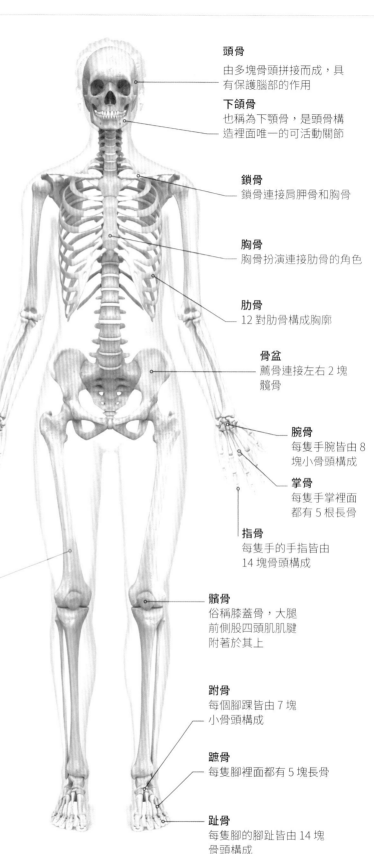

**頭骨**
由多塊骨頭拼接而成，具有保護腦部的作用

**下頜骨**
也稱為下顎骨，是頭骨構造裡面唯一的可活動關節

**鎖骨**
鎖骨連接肩胛骨和胸骨

**胸骨**
胸骨扮演連接肋骨的角色

**肋骨**
12 對肋骨構成胸廓

**骨盆**
薦骨連接左右 2 塊髖骨

**腕骨**
每隻手腕皆由 8 塊小骨頭構成

**掌骨**
每隻手掌裡面都有 5 根長骨

**指骨**
每隻手的手指皆由 14 塊骨頭構成

**髕骨**
俗稱膝蓋骨，大腿前側股四頭肌肌腱附著於其上

**跗骨**
每個腳踝皆由 7 塊小骨頭構成

**蹠骨**
每隻腳裡面都有 5 塊長骨

**趾骨**
每隻腳的腳趾皆由 14 塊骨頭構成

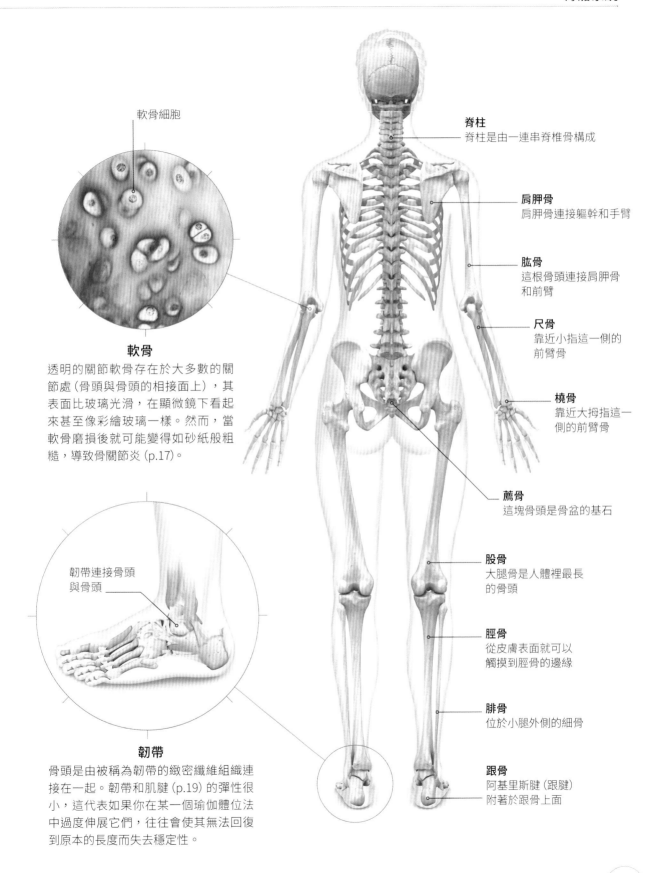

**軟骨細胞**

**脊柱**
脊柱是由一連串脊椎骨構成

**肩胛骨**
肩胛骨連接軀幹和手臂

**肱骨**
這根骨頭連接肩胛骨
和前臂

**尺骨**
靠近小指這一側的
前臂骨

**橈骨**
靠近大拇指這一
側的前臂骨

**薦骨**
這塊骨頭是骨盆的基石

**股骨**
大腿骨是人體裡最長
的骨頭

**脛骨**
從皮膚表面就可以
觸摸到脛骨的邊緣

**腓骨**
位於小腿外側的細骨

**跟骨**
阿基里斯腱（跟腱）
附著於跟骨上面

## 軟骨

透明的關節軟骨存在於大多數的關
節處（骨頭與骨頭的相接面上），其
表面比玻璃光滑，在顯微鏡下看起
來甚至像彩繪玻璃一樣。然而，當
軟骨磨損後就可能變得如砂紙般粗
糙，導致骨關節炎 (p.17)。

**韌帶連接骨頭
與骨頭**

## 韌帶

骨頭是由被稱為韌帶的緻密纖維組織連
接在一起。韌帶和肌腱 (p.19) 的彈性很
小，這代表如果你在某一個瑜伽體位法
中過度伸展它們，往往會使其無法回復
到原本的長度而失去穩定性。

# 脊椎

脊椎骨一個一個往上堆疊形成自然的曲線，這就是所謂的「脊椎中立位」
（neutral spine）。整條脊椎會呈現向內彎曲（前凸）與向外彎曲（後凸）的曲
線變化，像纏繞的彈簧一樣吸收衝擊力。脊椎骨就像積木層層堆疊形成前
凸或後凸的曲線，以最有效地承受人體的重量。

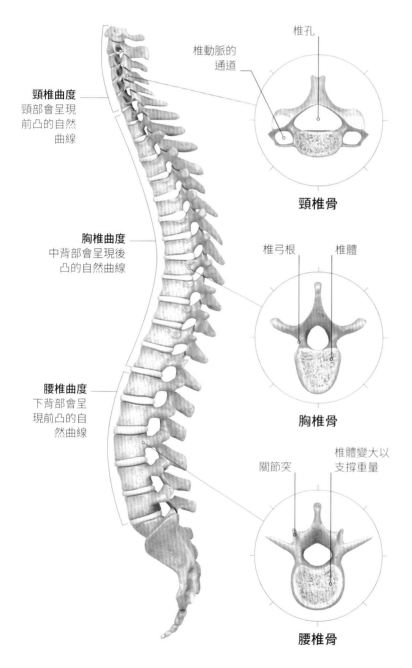

**頸椎曲度**
頸部會呈現
前凸的自然
曲線

椎動脈的
通道

椎孔

**頸椎骨**

**胸椎曲度**
中背部會呈現後
凸的自然曲線

椎弓根　　椎體

**胸椎骨**

**腰椎曲度**
下背部會呈
現前凸的自
然曲線

關節突

椎體變大以
支撐重量

**腰椎骨**

### 脊椎中立位

許多體位法都會涉及到脊椎中立
位，例如靜坐冥想的姿勢。不良
姿勢和其他因素會導致脊椎結構
的大幅歪斜偏移，很常見的包括
脊椎過度前凸或後凸。瑜伽能鍛
鍊脊椎和提升身體覺察的能力，
有助於改善整體的姿勢。

和緩勻稱的曲線

**脊椎中立位**
當脊椎骨排列形成自然
曲線，會讓脊椎處於最
穩定有力的狀態。在這
樣的理想狀態下，脊椎
不會有扭曲或是側彎的
現象。

上部脊椎的曲度

**後凸**
胸椎過度後凸就是俗稱
的駝背。這種誇張的曲
度在骨質疏鬆症裡很常
見。

下部脊椎的曲度

**前凸**
腰椎過度前凸俗稱「搖
晃背」（swayback）。這
種誇張的曲度在懷孕期
間是自然現象。

# 骨盆

骨盆包含由薦骨連接起來的左右 2 塊髖骨。薦骨的原文「sacrum」在拉丁語中意指「神聖的」。它是一塊三角形的骨頭，底部連接著尾骨，作用就像拱橋的基石，為整條脊椎提供一個結構穩固的基礎。

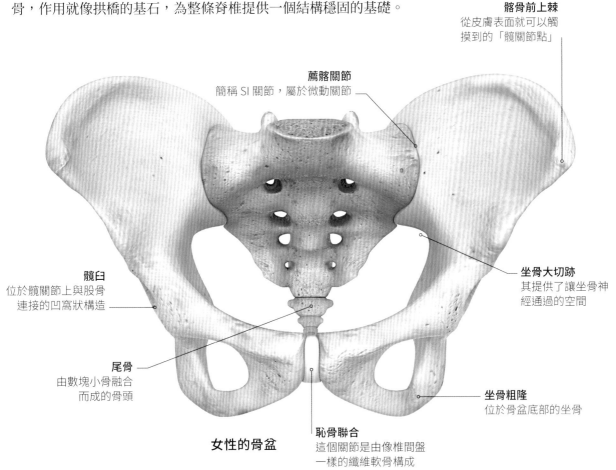

**薦髂關節**
簡稱 SI 關節，屬於微動關節

**髂骨前上棘**
從皮膚表面就可以觸摸到的「髖關節點」

**髖臼**
位於髖關節上與股骨連接的凹窩狀構造

**坐骨大切跡**
其提供了讓坐骨神經通過的空間

**尾骨**
由數塊小骨融合而成的骨頭

**坐骨粗隆**
位於骨盆底部的坐骨

**女性的骨盆**

**恥骨聯合**
這個關節是由像椎間盤一樣的纖維軟骨構成

## 🧘 骨盆中立位

骨盆保持中立位有助於脊椎保持中立位，反之亦然。想像你的骨盆裡裝滿了水，骨盆和脊椎保持中立位意味著水不會往後、往前或是往旁邊溢出去，例如在做髖關節單邊抬高或是骨盆旋轉的動作時就很重要。

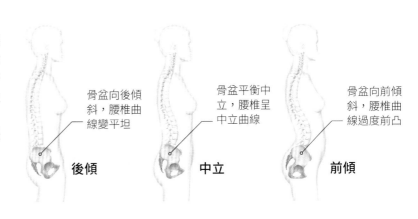

骨盆向後傾斜，腰椎曲線變平坦
**後傾**

骨盆平衡中立，腰椎呈中立曲線
**中立**

骨盆向前傾斜，腰椎曲線過度前凸
**前傾**

# 關節

關節能讓骨頭相互連結又能活動以產生動作。關節可分為三種類型：纖維關節（fibrous joint）、軟骨關節（cartilaginous joint）及滑液關節（synovial joint）。纖維關節是不可活動的，例如頭骨的骨縫。軟骨關節能夠稍微活動，例如恥骨聯合。滑液關節是活動度最大的，是瑜伽體位法很重要的關節。

## 關節活動

滑液關節可以多方向活動。肘部和膝部像門的鉸鏈一樣的鉸鏈關節，主要執行的動作是彎曲和伸展。更大的球窩關節，例如肩關節和髖關節，還可以執行外展、內收、旋轉，以及結合前三項動作的繞圈動作。

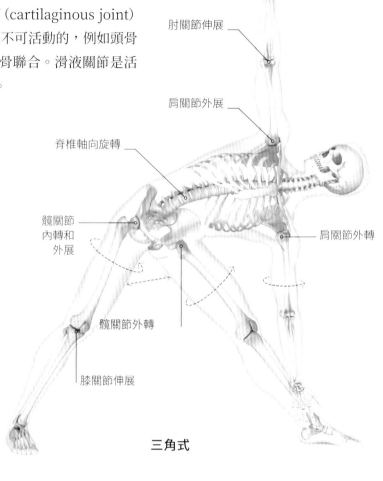

肘關節伸展

肩關節外展

脊椎軸向旋轉

髖關節內轉和外展

肩關節外轉

髖關節外轉

膝關節伸展

**三角式**

### 動作類型

| 彎曲 | 關節的角度通常會變小 |
| --- | --- |
| 伸展 | 關節的角度通常會變大 |
| 外展 | 四肢往遠離身體的方向活動 |
| 內收 | 四肢往靠近身體的方向活動 |
| 外轉 | 四肢向外旋轉 |
| 內轉 | 四肢向內旋轉 |
| 軸向旋轉 | 以脊椎為旋轉軸的旋轉動作 |
| 蹠屈 | 腳趾下壓，踮腳尖 |
| 背屈 | 腳趾朝上，腳背彎曲 |

## 關節內部構造

滑液具有潤滑和緩衝的作用，在壓力下會變得更黏稠。久坐的生活型態，可能會讓滑液減少，緩衝效果變差。然而，練習瑜伽體位法能讓滑液變得較濃稠，提升保護關節結構（例如軟骨）的效果，並減少關節疼痛。

### 滑液關節

滑液關節能在產生動作的同時保護骨頭末端，避免骨頭之間互相磨擦造成損傷，是體內最常見的關節類型。

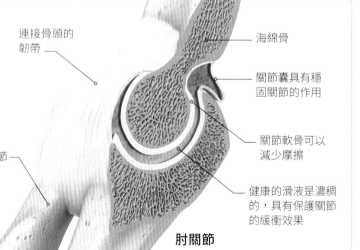

連接骨頭的韌帶

骨頭與骨頭組合成關節

海綿骨

關節囊具有穩固關節的作用

關節軟骨可以減少摩擦

健康的滑液是濃稠的，具有保護關節的緩衝效果

**肘關節**

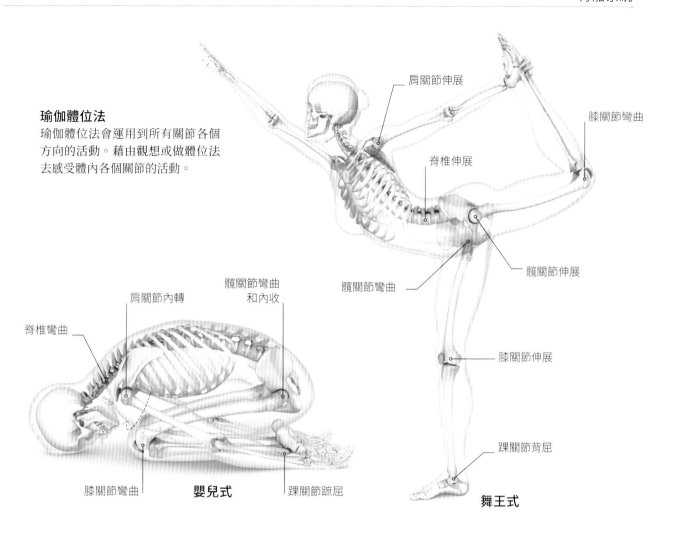

### 瑜伽體位法

瑜伽體位法會運用到所有關節各個方向的活動。藉由觀想或做體位法去感受體內各個關節的活動。

肩關節伸展

膝關節彎曲

脊椎伸展

髖關節伸展

髖關節彎曲

膝關節伸展

踝關節背屈

**舞王式**

脊椎彎曲

肩關節內轉

髖關節彎曲和內收

膝關節彎曲

**嬰兒式**

踝關節蹠屈

### 關節炎

關節磨損會導致骨關節炎。在一項為期 7 年的臨床試驗中，研究人員發現想要改善骨關節炎和類風濕性關節炎，採用瑜伽是既安全又有效的方法 (p.37)。在上了 8 週的瑜伽課之後，參與者的疼痛減少了 25%，同時體適能和生活品質也達到統計顯著性的改善效果。

### 退化進程

軟骨退化後，關節內的空間減少，會導致發炎與疼痛。進而產生骨刺或骨質增生，使情況繼續惡化。

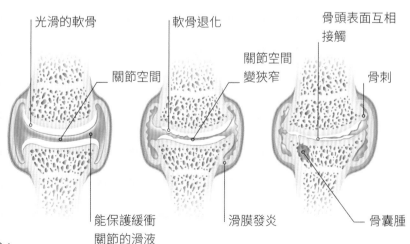

光滑的軟骨

關節空間

能保護緩衝關節的滑液

**健康的關節**

軟骨退化

關節空間變狹窄

滑膜發炎

**早期關節炎**

骨頭表面互相接觸

骨刺

骨囊腫

**晚期關節炎**

# 肌肉系統

人體大約有 640 塊肌肉。骨骼肌附著在骨骼上面，讓身體能夠活動。有些肌肉是靠近身體表面的淺層肌肉，有些則是覆蓋於淺層肌肉下的深層肌肉。

## 系統概述

當你在研究這些主要的肌肉時，可一邊觀想它們在體內的位置，一邊試著去觸摸和感受它們，有助於達到更好的學習效果，同時改善你的身心連結。這裡介紹的大部分肌肉會根據它們負責的動作做分類。

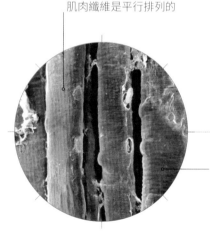

肌肉纖維是平行排列的

表面可觀察到橫紋狀的條紋排列 (p.21)

**骨骼肌**

肌肉組織可分為三種類型：心肌、平滑肌和骨骼肌，本書會專注在骨骼肌，因為在瑜伽體位法裡的關節動作必須靠骨骼肌帶動。這張圖是骨骼肌在顯微鏡下的樣子。

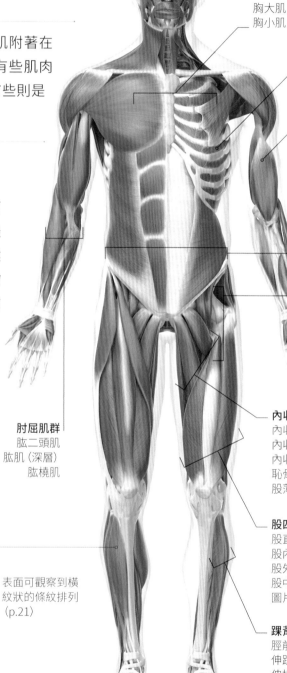

**胸肌群**
胸大肌
胸小肌

**肋間肌**

**肱肌**

**腹部肌群**
腹直肌
腹外斜肌
腹內斜肌 ( 深層，圖片沒顯示)
腹橫肌

**髖屈肌群**
髂腰肌群
( 包括髂肌和腰大肌)
股直肌
縫匠肌
內收肌群

**內收肌群**
內收長肌
內收短肌
內收大肌
恥骨肌
股薄肌

**股四頭肌**
股直肌
股內側肌
股外側肌
股中間肌 (深層，圖片沒顯示)

**踝背屈肌群**
脛前肌
伸趾長肌
伸拇趾長肌

**肘屈肌群**
肱二頭肌
肱肌 (深層)
肱橈肌

淺層肌肉　　　深層肌肉

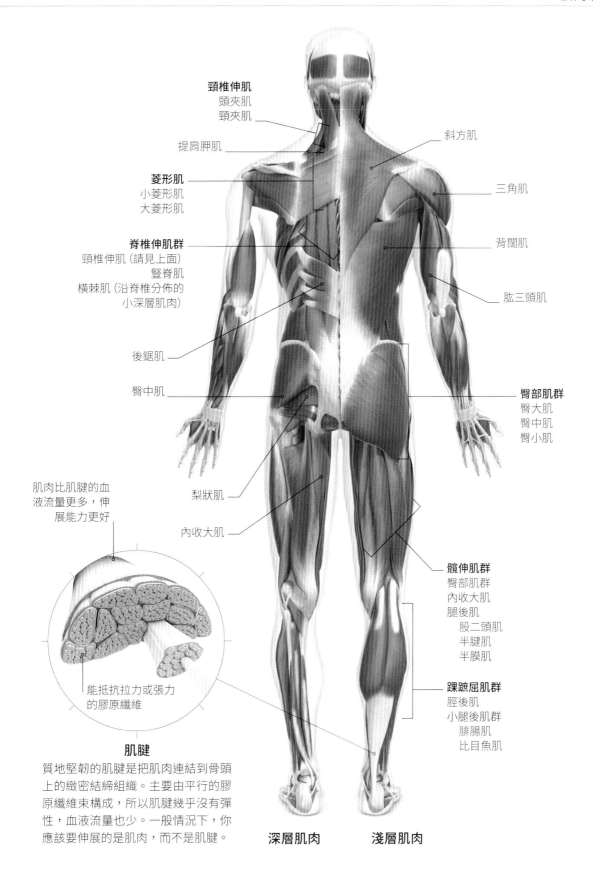

**頸椎伸肌**
頭夾肌
頸夾肌

提肩胛肌

**菱形肌**
小菱形肌
大菱形肌

**脊椎伸肌群**
頸椎伸肌 (請見上面)
豎脊肌
橫棘肌 (沿脊椎分佈的
小深層肌肉)

後鋸肌

臀中肌

肌肉比肌腱的血
液流量更多，伸
展能力更好

梨狀肌

內收大肌

斜方肌

三角肌

背闊肌

肱三頭肌

**臀部肌群**
臀大肌
臀中肌
臀小肌

**髖伸肌群**
臀部肌群
內收大肌
腿後肌
　股二頭肌
　半腱肌
　半膜肌

**踝蹠屈肌群**
脛後肌
小腿後肌群
　腓腸肌
　比目魚肌

能抵抗拉力或張力
的膠原纖維

**肌腱**
質地堅韌的肌腱是把肌肉連結到骨頭
上的緻密結締組織。主要由平行的膠
原纖維束構成，所以肌腱幾乎沒有彈
性，血液流量也少。一般情況下，你
應該要伸展的是肌肉，而不是肌腱。

**深層肌肉**　　**淺層肌肉**

# 肌肉構造

骨骼肌是由一束一束平行排列的成束肌肉細胞、血管和神經所組成，外面被結締組織（包括筋膜）包覆。筋膜包覆著肌肉和身體其他結構，在全身形成緊密的網絡。肌肉裡的微小蛋白質會使肌肉產生收縮。

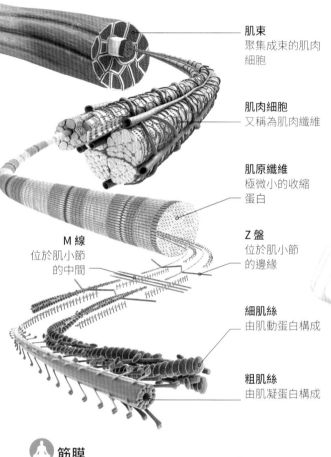

**肌束**
聚集成束的肌肉細胞

**肌肉細胞**
又稱為肌肉纖維

**肌原纖維**
極微小的收縮蛋白

**Z 盤**
位於肌小節的邊緣

**M 線**
位於肌小節的中間

**細肌絲**
由肌動蛋白構成

**粗肌絲**
由肌凝蛋白構成

## 筋膜

筋膜有點像橘子皮內的白膜。身體不同部位被筋膜所區隔，但卻又整體相連。筋膜不只存在於肌肉周圍，它也圍繞著重要的器官，遍佈整個身體。遍及全身的筋膜網絡就是為何某個對腳有作用的瑜伽體位法，也會連帶讓緊繃肩膀放鬆的部分原因。

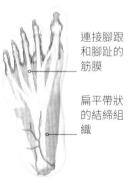

連接腳跟和腳趾的筋膜

扁平帶狀的結締組織

**足底筋膜**

# 肌肉如何運作

肌肉通常是以拮抗成對的形式運作。當主動肌收縮時，拮抗肌通常會放鬆，協同肌在關節周圍產生作用並協助主動肌完成動作。

### 肌肉收縮的類型

等張收縮 (isotonic contraction) 涉及肌肉長度的變化，例如肘部的彎曲或伸展動作（下圖），或是瑜伽體位法間的過渡。等長收縮 (isometric Contraction) 是肌肉張力增加但肌肉長度沒有改變，例如在做某個需要維持固定姿勢的體位法時。

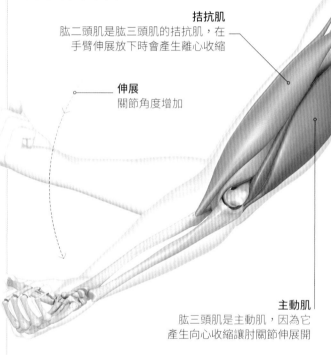

**拮抗肌**
肱二頭肌是肱三頭肌的拮抗肌，在手臂伸展放下時會產生離心收縮

**伸展**
關節角度增加

**主動肌**
肱三頭肌是主動肌，因為它產生向心收縮讓肘關節伸展開

### 離心收縮

當肌肉纖維「拉長」以改變關節的角度時，會產生離心收縮。例如伸展肘關節，放下手裡的重物時，肱二頭肌會離心收縮，或是從戰士二式過渡到三角式，當膝關節伸展時，腿後肌也會產生離心收縮 (pp.118-121)。

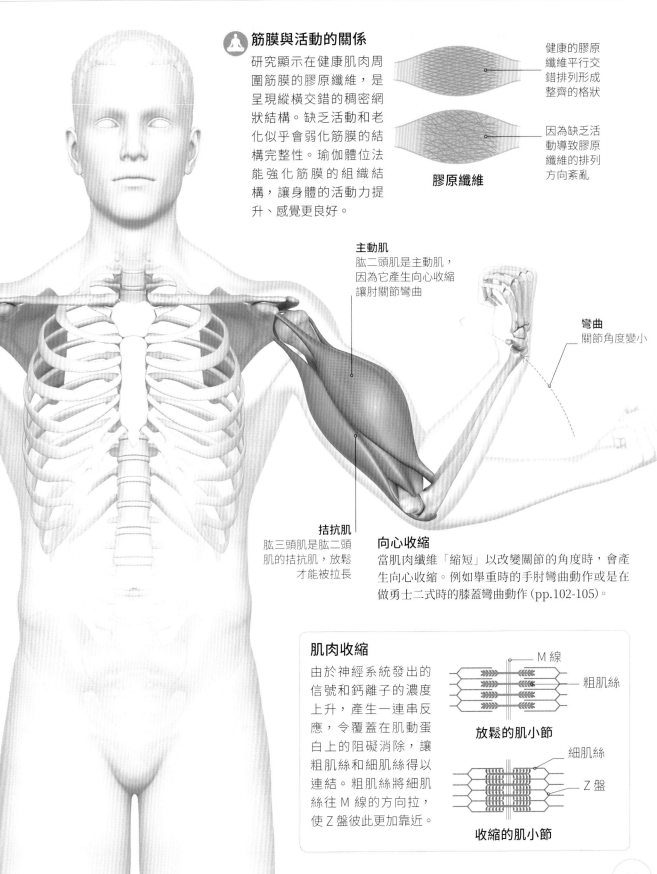

### 筋膜與活動的關係

研究顯示在健康肌肉周圍筋膜的膠原纖維，是呈現縱橫交錯的稠密網狀結構。缺乏活動和老化似乎會弱化筋膜的結構完整性。瑜伽體位法能強化筋膜的組織結構，讓身體的活動力提升、感覺更良好。

健康的膠原纖維平行交錯排列形成整齊的格狀

因為缺乏活動導致膠原纖維的排列方向紊亂

**膠原纖維**

**主動肌**
肱二頭肌是主動肌，因為它產生向心收縮讓肘關節彎曲

**彎曲**
關節角度變小

**拮抗肌**
肱三頭肌是肱二頭肌的拮抗肌，放鬆才能被拉長

### 向心收縮

當肌肉纖維「縮短」以改變關節的角度時，會產生向心收縮。例如舉重時的手肘彎曲動作或是在做勇士二式時的膝蓋彎曲動作 (pp.102-105)。

### 肌肉收縮

由於神經系統發出的信號和鈣離子的濃度上升，產生一連串反應，令覆蓋在肌動蛋白上的阻礙消除，讓粗肌絲和細肌絲得以連結。粗肌絲將細肌絲往 M 線的方向拉，使 Z 盤彼此更加靠近。

M 線
粗肌絲

**放鬆的肌小節**

細肌絲
Z 盤

**收縮的肌小節**

# 神經系統

神經系統是連接所有身體系統的控
制網絡，其可分成中樞神經系統和
周邊神經系統 (PNS)。PNS 由軀體
神經系統和自主神經系統所組成。

## 系統概述

軀體神經系統包含傳送感覺和運動訊
號進出脊髓和大腦的神經。自主神經
系統 (ANS) 分為兩種功能系統：交
感神經系統和副交感神經系統，這也
是練習瑜伽會帶來諸多好處的原因。

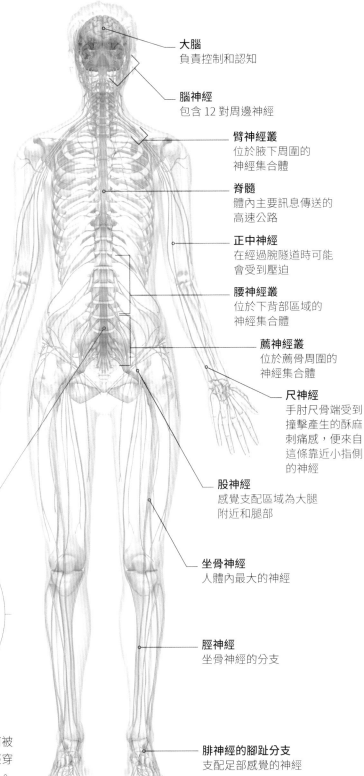

**大腦**
負責控制和認知

**腦神經**
包含 12 對周邊神經

**臂神經叢**
位於腋下周圍的
神經集合體

**脊髓**
體內主要訊息傳送的
高速公路

**正中神經**
在經過腕隧道時可能
會受到壓迫

**腰神經叢**
位於下背部區域的
神經集合體

**薦神經叢**
位於薦骨周圍的
神經集合體

**尺神經**
手肘尺骨端受到
撞擊產生的酥麻
刺痛感，便來自
這條靠近小指側
的神經

**股神經**
感覺支配區域為大腿
附近和腿部

**坐骨神經**
人體內最大的神經

**脛神經**
坐骨神經的分支

**腓神經的腳趾分支**
支配足部感覺的神經

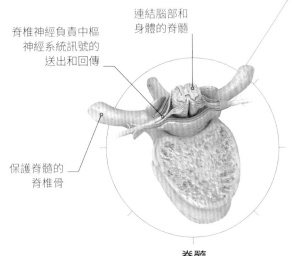

脊椎神經負責中樞
神經系統訊號的
送出和回傳

連結腦部和
身體的脊髓

保護脊髓的
脊椎骨

### 脊髓

從這張俯視圖可以看到脊髓是如何被
脊柱的骨質椎管保護著。脊椎神經穿
過脊椎骨間的開口往兩側延伸出去。

# 神經結構

神經元是神經系統的主要細胞。軸突在周邊神經系統裡聚集成束，形成神經。神經就像高導電性的電線，能將訊號傳送至全身各處。有些軸突是被一種叫做髓鞘的脂肪物質包覆，能讓訊號傳送的速度加快。

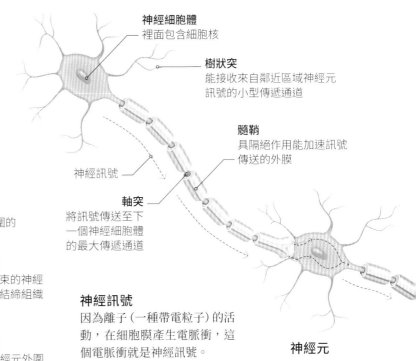

**神經細胞體**
裡面包含細胞核

**樹狀突**
能接收來自鄰近區域神經元訊號的小型傳遞通道

**髓鞘**
具隔絕作用能加速訊號傳送的外膜

**神經訊號**

**軸突**
將訊號傳送至下一個神經細胞體的最大傳遞通道

**神經訊號**
因為離子（一種帶電粒子）的活動，在細胞膜產生電脈衝，這個電脈衝就是神經訊號。

**神經元**

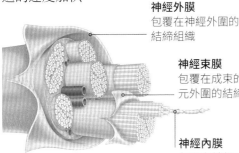

**神經外膜**
包覆在神經外圍的結締組織

**神經束膜**
包覆在成束的神經元外圍的結締組織

**神經內膜**
包覆在神經元外圍的結締組織

**神經**

# 自主神經系統

自主神經系統（簡稱 ANS）可說是身體的自動駕駛系統。它的功能是自動的，像是心率、呼吸、消化和排泄皆由它掌控，這些生理活動的發生都無法靠我們的意識去控制。

自主神經系統可進一步區分成兩個互補的控制系統：交感神經系統（SNS）和副交感神經系統（PSNS）。

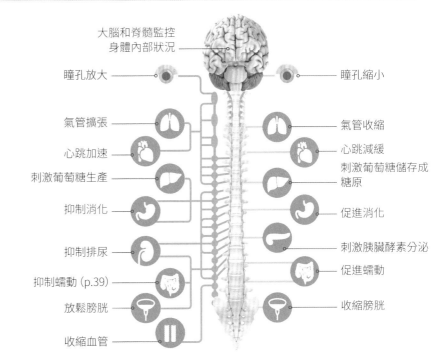

大腦和脊髓監控身體內部狀況

瞳孔放大 — 瞳孔縮小

氣管擴張 — 氣管收縮

心跳加速 — 心跳減緩

刺激葡萄糖生產 — 刺激葡萄糖儲存成糖原

抑制消化 — 促進消化

抑制排尿 — 刺激胰臟酵素分泌

抑制蠕動 (p.39) — 促進蠕動

放鬆膀胱 — 收縮膀胱

收縮血管

**交感神經系統**
「戰鬥或逃跑反應」或稱「壓力反應」便是由交感神經系統掌控。交感神經系統能協助身體應付各種壓力狀況。

**副交感神經系統**
「休息或消化反應」或稱「放鬆反應」便是由副交感神經系統掌控。其會將體內調整成最適合身體休息放鬆的狀態。

# 大腦皮層

人類大腦佔身體的比例比其它哺乳動物要高出許多，人類的大腦皮層特別發達，除了腦島（insula）之外，大部分的皮層都分布於大腦的外側。大腦皮層由灰質組成，灰質充滿了突觸（也就是神經元之間的連接點）。大腦皮質分為 5 葉和許多功能區。

## 腦葉

大腦被分成 5 個主要的部分（腦葉），包括大腦內部的腦島在內（下圖未顯示腦島）。

# 腦部結構

人腦內包含許多不同的結構，科學家們仍在研究它們的功能。其中某些結構負責監控人體內的狀況和傳遞資訊。邊緣系統（Limbic System）是大腦的情緒中心。

## 內部構造

這張圖片是將腦部從正中央縱向切成兩半（正中矢狀剖面），以顯示人腦內部的構造。

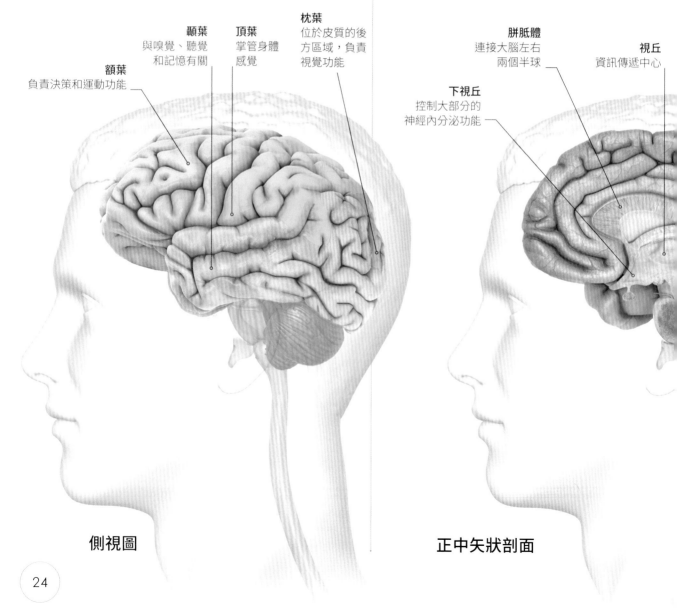

**顳葉**
與嗅覺、聽覺和記憶有關

**頂葉**
掌管身體感覺

**枕葉**
位於皮質的後方區域，負責視覺功能

**額葉**
負責決策和運動功能

**胼胝體**
連接大腦左右兩個半球

**視丘**
資訊傳遞中心

**下視丘**
控制大部分的神經內分泌功能

側視圖

正中矢狀剖面

###  瑜伽如何影響腦部

右表從神經科學的角度，提出瑜伽對精神和身體有莫大好處的可能原因。現代科學告訴我們，大腦終其一生都具有可塑性和適應能力，這讓我們有機會改掉壞習慣和跳脫負面模式。

大腦還可以創造製藥公司在實驗室合成的重要化學物質。全世界各地不斷有研究在探討瑜伽療法的療癒效果。這些效果來自於瑜伽多元的修習方法，從瑜伽的八肢理論 (p.198) 便可窺知一二，其中包括自我控制和自我調節的修習指南。

↑ **大腦 α 波活動增加**：α 波與放鬆有關

↑ **γ- 胺基丁酸增加**：γ- 胺基丁酸 (簡稱 GABA) 能紓緩焦慮和壓力症狀，讓身體更放鬆

↑ **血清素增加**：血清素有助於調節情緒。血清素濃度低可能會導致憂鬱症

↑ **腦源性神經營養因子增加**：腦源性神經營養因子 (簡稱 BDNF) 是一種能維持神經元健康和提高神經可塑性的蛋白質。瑜伽可以提高 BDNF 的濃度，對有慢性疼痛或憂鬱症的人可能帶來幫助

↻ **調節多巴胺**：多巴胺是身體的獎勵系統，同時也與成癮行為有關。研究顯示冥想可以改善自我調節功能

↓ **皮質醇減少**：皮質醇是一種壓力荷爾蒙。當體內皮質醇長期處於高濃度狀態，可能會導致發炎現象和體重增加

↓ **去甲基腎上腺素減少**：去甲基腎上腺素或是腎上腺素下降，代表身體系統裡的壓力荷爾蒙減少

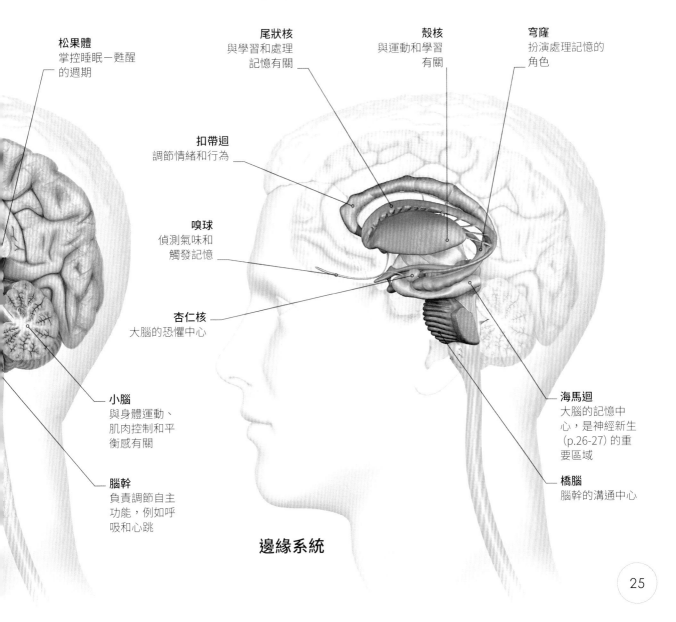

**松果體**
掌控睡眠－甦醒的週期

**尾狀核**
與學習和處理記憶有關

**殼核**
與運動和學習有關

**穹窿**
扮演處理記憶的角色

**扣帶迴**
調節情緒和行為

**嗅球**
偵測氣味和觸發記憶

**杏仁核**
大腦的恐懼中心

**小腦**
與身體運動、肌肉控制和平衡感有關

**腦幹**
負責調節自主功能，例如呼吸和心跳

**海馬迴**
大腦的記憶中心，是神經新生 (p.26-27) 的重要區域

**橋腦**
腦幹的溝通中心

**邊緣系統**

## 神經傳導路徑

大腦會根據你的選擇和經驗去發展神經連結，並最終形成慣性。據說同步放電的神經元會連結在一起。當你進行某種活動（或採取某種思維模式）的次數越多，建立起來的網絡會越多。大腦擁有大約 1000 億個神經元，因此能夠產生的連結數量非常龐大。練習瑜伽亦能促進神經元連結。

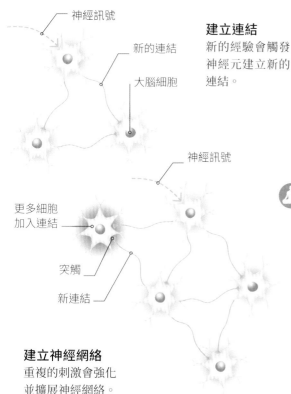

**神經訊號**

**新的連結**

**大腦細胞**

**建立連結**
新的經驗會觸發神經元建立新的連結。

**神經訊號**

**更多細胞加入連結**

**突觸**

**新連結**

**建立神經網絡**
重複的刺激會強化並擴展神經網絡。

## 改變大腦結構

神經可塑性是指大腦被塑造的能力。不久之前科學家們認為過了童年期之後大腦就無法改變，並且會隨著年齡增長而退化。現在我們知道神經組織具有適應能力，就像運動會影響肌肉一樣，腦部組織會因刺激的多寡持續發展或者萎縮。

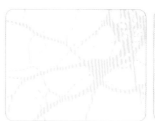

**缺乏刺激的腦部**
沒有刺激，形成的神經連結較少。這張圖的腦部組織看起來像一棵樹枝稀疏的樹。

**受到刺激的腦部**
腦部受刺激越多，會形成越多的神經連結。這張圖的腦部組織看起來像一棵生長旺盛的樹。

### 印記

瑜伽裡面有個名詞叫「印記」，跟神經可塑性的概念很接近。「印記」係指過去的想法和行動所產生的印象。瑜伽可以藉由影響神經傳導路徑和印記，改掉壞習慣或打破慣性反應。每當你有意識地透過覺知和練習去改變想法和行動，會增強突觸的連結。新路徑被使用的次數越多，神經元之間的聯繫就越緊密。

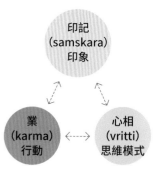

印記
(samskara)
印象

業
(karma)
行動

心相
(vritti)
思維模式

**習慣的循環反覆特性**

### 瑜伽如何提升大腦效能

沒有能促進神經可塑性的特效藥。想要塑造大腦最有效的方法就是透過行為的改變。雖然任何的瑜伽練習都有助於強化神經可塑性，但不妨試一下這裡的小訣竅，能讓效果更好。

**提高強度**
中等到劇烈的體能活動，例如拜日式，是增加腦源性神經營養因子的最有效方法之一。它是神經生長因子，就像一種能強化神經連結的黏合劑。

**改變例行做法**
有意識地刻意改變瑜伽例行練習的內容，對身心都有好處。

**冥想**
研究顯示，冥想能促進大腦皮層形成灰質。

**參加課程**
群體活動和依循老師的指導，能夠啟動鏡像神經元。鏡像神經元系統是近期發現與模仿行為和產生同情心有關的一種神經網絡。

# 神經新生

科學家們曾經認為神經細胞的數量在人出生時就已經固定，無法長出新的神經細胞。之後的研究發現，在任何年齡都可能生長出新的神經元，也就是所謂的神經新生 (neurogenesis)。神經新生發生在大腦裡掌管記憶的海馬迴以及嗅覺處理中樞，大腦這些區域的神經幹細胞會產生新的神經元。

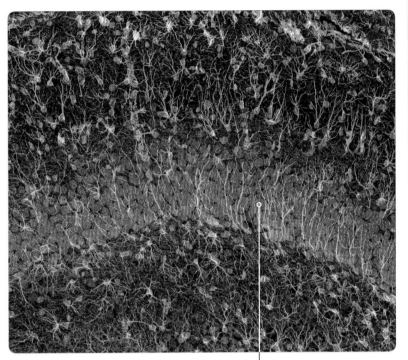

**產生新細胞的地方**
在這個海馬迴組織裡，藍色部分是輔助細胞或神經膠質細胞，綠色部分是軸突，粉紅色部分則是神經元細胞體和幹細胞。

**幹細胞**
海馬迴幹細胞可以生成新神經元，改善記憶力。

# 皮質醇濃度

壓力荷爾蒙皮質醇持續處於高濃度狀態，與杏仁核 (恐懼中心，p.25) 活動增加以及海馬迴 (記憶中心) 活動減少有關。在這樣的狀態下，會抑制海馬迴生成新的神經元或產生連結。瑜伽練習經證明可以降低皮質醇濃度，扭轉這些負面影響，有助於改善記憶力。

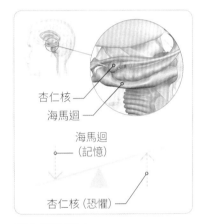

杏仁核
海馬迴
海馬迴 (記憶)
杏仁核 (恐懼)

**壓力和記憶力**
杏仁核活動增加會導致海馬迴活動減少，對記憶力有負面影響。

# 練習手印

做手印需要保持專注和覺知。就像閱讀盲人點字的人，與手的感覺有關的大腦區域通常會比較發達一樣，練習手印能夠強化與感官敏銳度和精細動作能力有關的大腦區域。

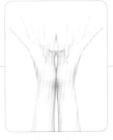
蓮花印

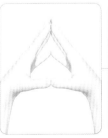
前額手印

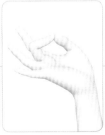
耐心手印

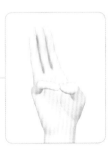
菩提手印

# 內分泌系統

內分泌系統是比神經系統的作用緩慢但持久的控制系統。內分泌系統由數個腺體所組成，這些腺體會釋放荷爾蒙進入血液，傳遞給特定的細胞。

## 系統概述

大腦負責控制內分泌腺體釋放荷爾蒙，以保持體內的平衡，也就是所謂的「生理恆定（homeostasis）」。壓力源，包括從外部環境狀況到內部或情緒因素，會影響到這種平衡狀態，但是瑜伽卻有助於維持平衡。例如，有研究顯示瑜伽可以預防和改善第二型糖尿病的症狀。

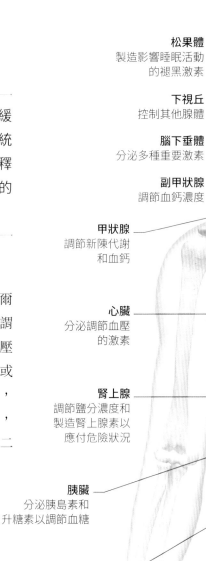

**松果體**
製造影響睡眠活動的褪黑激素

**下視丘**
控制其他腺體

**腦下垂體**
分泌多種重要激素

**副甲狀腺**
調節血鈣濃度

**甲狀腺**
調節新陳代謝和血鈣

**心臟**
分泌調節血壓的激素

**腎上腺**
調節鹽分濃度和製造腎上腺素以應付危險狀況

**胰臟**
分泌胰島素和升糖素以調節血糖

**小腸**
分泌幫助消化的激素

**睪丸**
製造雄性激素

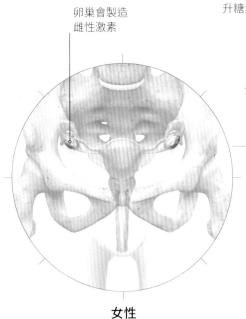

卵巢會製造雌性激素

**女性**

**男性**

### 生理恆定和應激調適

生理恆定係指身體處於動態平衡的狀態。大多數的生理運作過程（例如控制激素分泌、調節血鈣與血糖濃度以及體溫）都是藉由負回饋機制進行嚴格調節，其作用方式有點類似恆溫控制器。

維持體內平衡是自然的本能。瑜伽稱這種狀態是「samatva」，這個詞有平衡或平靜的意思。「應激調適（allostasis）」係指在壓力狀態下維持生理恆定的過程。壓力越大，「應激調適負荷（allostatic load）」就越大，細胞就越需要努力運作以維持平衡，增加了罹患慢性疾病的可能性。研究學者認為瑜伽可以降低應激調適負荷。

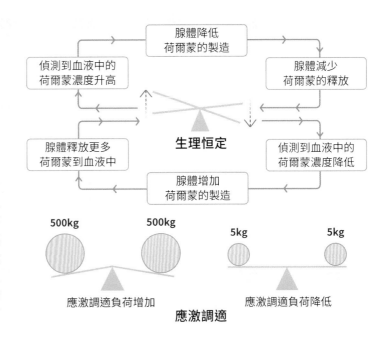

# 胰臟

胰臟會釋放胰島素，幫助葡萄糖進入體細胞。然而，細胞若對胰島素產生抗性，就會引發疾病。某個研究回顧發現瑜伽有助於代謝症候群和第二型糖尿病患者改善血糖控制、血脂濃度和降低體脂肪，有的人甚至經醫師許可，可以減少用藥。

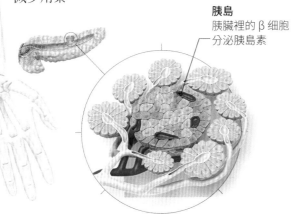

**胰島**
胰臟裡的 β 細胞分泌胰島素

**胰臟內的胰島細胞**
胰臟的胰島內包含了不同類型的細胞。
β 細胞的功能是分泌胰島素，
讓體細胞能夠吸收葡萄糖。

### 新陳代謝

大多數的瑜伽練習會減緩新陳代謝，讓身體提高效率用更少的能量就能運作。雖然新陳代謝可能會因為具放鬆效果的瑜伽練習而略為下降，但這並不意味體重會因此增加。像皮質醇這種壓力荷爾蒙的減少，反而會讓身體比較不容易累積脂肪。

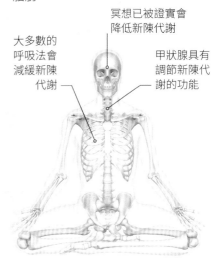

冥想已被證實會
降低新陳代謝

大多數的
呼吸法會
減緩新陳
代謝

甲狀腺具有
調節新陳代
謝的功能

# 呼吸系統

人每分鐘呼吸 12-20 次。呼吸的目的是為了讓氧氣進入細胞，並排掉二氧化碳等廢物。呼吸系統包括鼻腔、氣管和肺部。

## 系統概述

呼吸是自主神經功能的一部分，無需經過思考就會自然進行。然而，瑜伽修行者聲稱藉由控制呼吸，可以控制生命的所有層面。科學研究也顯示呼吸確實是調節神經系統的一個途徑。

### 洗鼻壺

洗鼻壺 (neti pots) 是傳統瑜伽一種衛生清潔方法。其做法是從一個鼻孔內倒入乾淨 (過濾或煮沸過) 的溫鹽水，填滿鼻竇後從另一個鼻孔排出來。現代也有很多醫生推薦利用洗鼻壺 (或是類似的鼻腔清洗器) 改善過敏和呼吸道疾病。

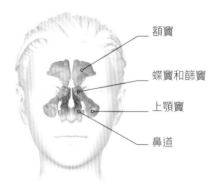

額竇

蝶竇和篩竇

上顎竇

鼻道

### 鼻竇

鼻竇是頭骨裡幾個與鼻腔相連，充滿空氣的空腔，能讓頭骨重量更輕，有助於聲音產生共鳴，並影響呼吸。

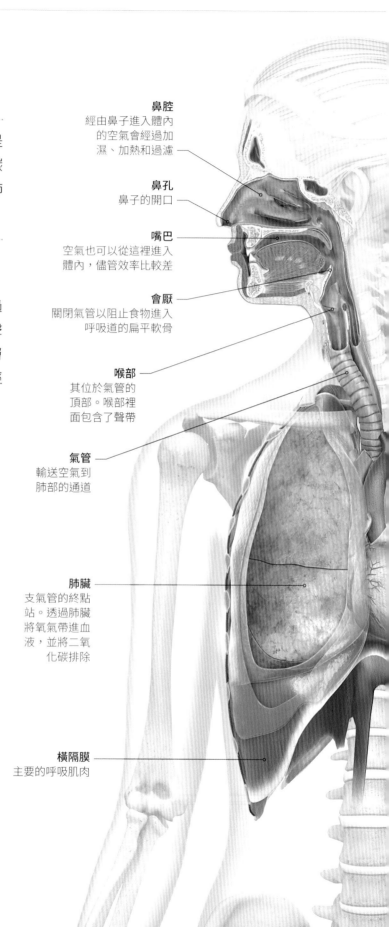

**鼻腔**
經由鼻子進入體內的空氣會經過加濕、加熱和過濾

**鼻孔**
鼻子的開口

**嘴巴**
空氣也可以從這裡進入體內，儘管效率比較差

**會厭**
關閉氣管以阻止食物進入呼吸道的扁平軟骨

**喉部**
其位於氣管的頂部。喉部裡面包含了聲帶

**氣管**
輸送空氣到肺部的通道

**肺臟**
支氣管的終點站。透過肺臟將氧氣帶進血液，並將二氧化碳排除

**橫隔膜**
主要的呼吸肌肉

# 呼吸的原理和過程

吸氣時，空氣會進入鼻子、喉嚨，然後進入肺部。肺部和胸廓往四面八方擴展；橫隔膜收縮下降。呼氣時，橫隔膜放鬆上升，肺部和胸廓壓縮，擠出空氣的通過喉嚨，然後從鼻子排出去。

**胸廓**
包覆在肺臟周圍的骨頭

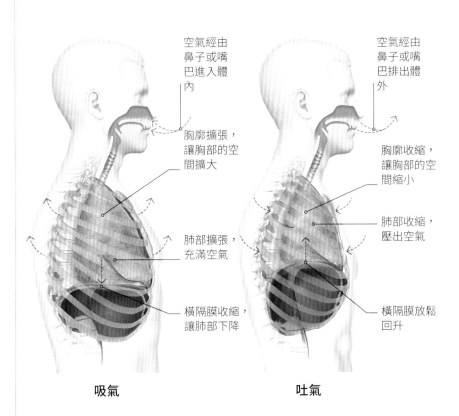

空氣經由鼻子或嘴巴進入體內

胸廓擴張，讓胸部的空間擴大

肺部擴張，充滿空氣

橫隔膜收縮，讓肺部下降

**吸氣**

空氣經由鼻子或嘴巴排出體外

胸廓收縮，讓胸部的空間縮小

肺部收縮，壓出空氣

橫隔膜放鬆回升

**吐氣**

### 🧘 腹式呼吸

「腹式呼吸」的意思不是指在肚子裡進行呼吸，而是指讓腹部隨著呼吸自然地起伏。當橫隔膜因吸氣而收縮下降時，會順勢將腹部器官往下和往外推，這就是腹式呼吸又被稱為「橫隔膜呼吸」的原因。

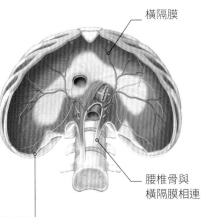

橫隔膜

腰椎骨與橫隔膜相連

肋骨與橫隔膜相連

**下視圖**

# 呼吸法

瑜伽修行者利用呼吸法 (pranayamas) 或呼吸技巧來控制他們的命根氣 (prana)，並專注在當下時刻。Prana 在梵文裡意指滲透到我們和一切事物之中的生命能量。有趣的是，命根氣同時也意指呼吸。瑜伽修行者相信藉由控制呼吸可以改變能量的流動和品質。

## 吸氣和吐氣

吸氣時，血液會被分配流向心臟和肺部去協助它們運作。壓力感受器 (p.134) 感覺到壓力增加，會下達鬆開剎車踏板的指令，讓交感神經活性提高。吐氣時，心臟會因副交感神經活性的增加而稍微放鬆。這說明了為何在進行呼吸法時，延長吐氣會給人一種放鬆紓緩的感覺。

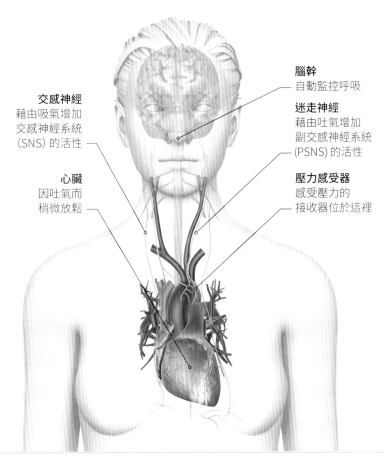

**腦幹**
自動監控呼吸

**迷走神經**
藉由吐氣增加副交感神經系統 (PSNS) 的活性

**壓力感受器**
感受壓力的接收器位於這裡

**交感神經**
藉由吸氣增加交感神經系統 (SNS) 的活性

**心臟**
因吐氣而稍微放鬆

# 呼吸技巧練習

現代的瑜伽修行者利用呼吸技巧增進健康，包括改善因為姿勢不良和壓力導致的呼吸效率低下。藉由改變呼吸去改變精神狀態。例如，練習用左鼻孔呼吸和蜂鳴式呼吸 (bee breath)，可以讓心情平靜；練習用右鼻孔呼吸和聖光呼吸法 (kapalabhati)，則可讓頭腦保持清醒。

### 聖光呼吸法
這是一種模擬過度換氣的快速呼吸方法，能增加心率和血壓。它也能鍛鍊腹部肌肉。懷孕期間或是有情緒焦慮、眼睛不適或高血壓等現象，請避免練習這種呼吸法。涉及屏住呼吸的「止息 (kumbhaka)」也有類似的效果和練習時應注意事項。

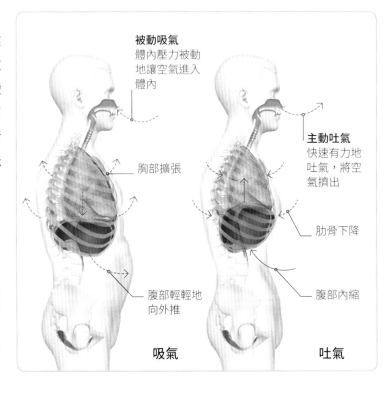

**被動吸氣**
體內壓力被動地讓空氣進入體內

**主動吐氣**
快速有力地吐氣，將空氣擠出

胸部擴張

肋骨下降

腹部輕輕地向外推

腹部內縮

吸氣

吐氣

# 鼻週期

大部份的人是兩個鼻孔輪流控制空氣流量（每0.5-4 小時輪替一次），這就是所謂的鼻週期（nasal cycle）。當鼻塞時可能會更注意到這種現象。鼻孔打開那一側的鼻腔組織會血管收縮，關閉的那一側則會血管擴張。你可以順其自然地觀察這個週期，或是刻意覆蓋一個鼻孔以達到期望的效果。

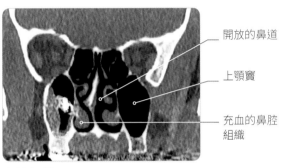

開放的鼻道

上顎竇

充血的鼻腔組織

**鼻腔組織**
這張圖片顯示了在左鼻道開放的狀態下，右鼻道充血的現象。鼻塞時充血膨脹的程度會加劇。

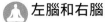 **左腦和右腦**

身體的兩側是被對側的大腦半球所控制，也就是說左手臂是由大腦右半球控制。鼻孔也是如此。這進而產生了許多推論，包括右鼻孔呼吸時，交感神經活性會整體略為增加；左鼻孔呼吸時，則是副交感神經活性會整體略為增加，然而相關的研究結果相當分歧。

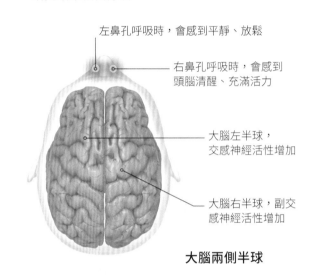

左鼻孔呼吸時，會感到平靜、放鬆

右鼻孔呼吸時，會感到頭腦清醒、充滿活力

大腦左半球，交感神經活性增加

大腦右半球，副交感神經活性增加

**大腦兩側半球**

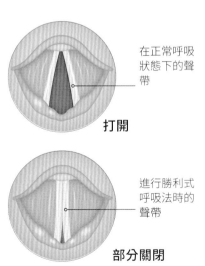

在正常呼吸狀態下的聲帶

**打開**

進行勝利式呼吸法時的聲帶

**部分關閉**

**勝利式呼吸法**
進行勝利式呼吸法 (ujjayi) 時，聲帶會部分收縮，彷彿在輕聲低語一般。它所發出像海洋的聲音，能提供意識一個專注的焦點。

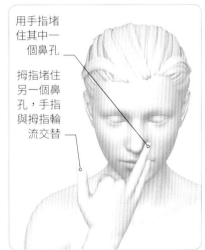

用手指堵住其中一個鼻孔

拇指堵住另一個鼻孔，手指與拇指輪流交替

**鼻孔交替呼吸法**
這種呼吸法可以使身心平靜。它能提升專注力，活化左右兩側的大腦。練習時只需記住：吐氣、吸氣、換鼻孔。

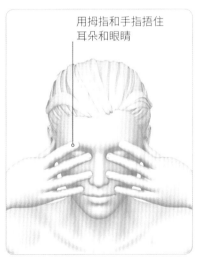

用拇指和手指摀住耳朵和眼睛

**蜂鳴式呼吸**
做法是摀住眼睛和耳朵，延長吐氣並在吐氣程中持續發出蜂鳴聲。瑜伽修行者利用這個方法來改善睡眠。研究顯示可以降低心率、血壓和焦慮感。

# 心血管系統

心血管系統是由心臟、複雜的血管網絡，以及在血管裡循環流動的血液所組成。

## 系統概述

心臟不停跳動將血液輸送至全身，以供給重要的氧氣，並帶走體內的廢物。研究顯示，瑜伽對心血管健康非常有益，包括降低罹患心臟病的風險。瑜伽在臨床上已被證實可以改善血壓、膽固醇水準和心血管彈性（p.35）。

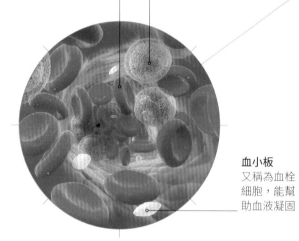

**紅血球**
又稱為紅細胞，具有運送氧氣的功能

**白血球**
又稱為白細胞，扮演抵禦入侵者的角色

**血小板**
又稱為血栓細胞，能幫助血液凝固

### 血液的組成

一般成年人體內循環流動的血液約有 5 公升，是由紅血球、白血球和懸浮在血漿裡的血小板所組成的結締組織，能提供氧氣、營養和荷爾蒙，以及清除細胞中的廢物。

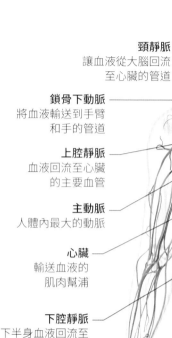
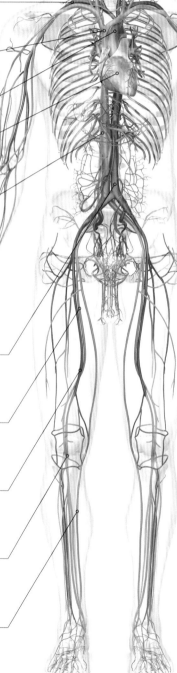

**頸靜脈**
讓血液從大腦回流至心臟的管道

**頸動脈**
輸送血液至大腦的管道

**鎖骨下動脈**
將血液輸送到手臂和手的管道

**上腔靜脈**
血液回流至心臟的主要血管

**主動脈**
人體內最大的動脈

**心臟**
輸送血液的肌肉幫浦

**下腔靜脈**
下半身血液回流至心臟的主要血管

**腹主動脈**
輸送血液至腹部和下半身的管道

**股靜脈**
將血液從下肢輸送回心臟的管道

**股動脈**
血液輸送到大腿的管道

**膕動脈**
輸送血液到膝蓋和小腿的管道

**大隱靜脈**
人體內最長的靜脈

# 心臟和血液循環

血液循環有兩個循環路徑：肺環循與體循環。靜脈將血液輸送到心臟，動脈則將血液從心臟帶走。靜脈用藍色顯示，代表去氧 (deoxygenation)；動脈用紅色顯示，代表含氧 (oxygenation)。只有肺動脈 (去氧) 和肺靜脈 (含氧) 是例外。

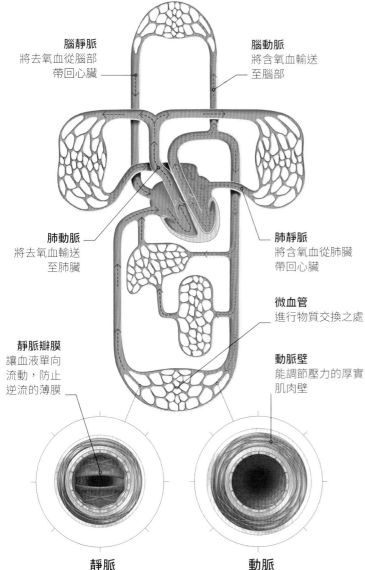

**腦靜脈**
將去氧血從腦部帶回心臟

**腦動脈**
將含氧血輸送至腦部

**肺動脈**
將去氧血輸送至肺臟

**肺靜脈**
將含氧血從肺臟帶回心臟

**微血管**
進行物質交換之處

**靜脈瓣膜**
讓血液單向流動，防止逆流的薄膜

**動脈壁**
能調節壓力的厚實肌肉壁

**靜脈**
靜脈從細胞中將血液帶回心臟。帶送的血液通常是去氧血 (含氧量低)。

**動脈**
動脈從心臟將血液輸送至細胞。輸送的血液通常是含氧血 (含氧量高)。

## 心率變異性

心率變異性 (Heart rate variability，簡稱 HRV) 是指心臟快速適應的能力。脈搏有變化會比穩定無變化要好。HRV 值高代表自主神經適應性高，並可能促進身體、情緒和認知功能的改善。瑜伽也有提高 HRV 的效果。

**心跳**

## 高血壓

研究顯示瑜伽能顯著降低血壓。全球有超過 10 億人患有高血壓。瑜伽是一種不錯的輔助療法，具成本效益而且很少或沒有副作用。若血壓有任何的變化，請諮詢醫生。

**血壓監測**

## 膽固醇

報告顯示，瑜伽可以增加「好的」膽固醇 (高密度脂蛋白，簡稱 HDL)，並降低「壞的」膽固醇 (低密度脂蛋白，簡稱 LDL)。這可以透過預防動脈狹窄來降低罹患心臟病的風險。

**動脈狹窄**

## 心臟病

一項統合分析顯示，瑜伽降低罹患心臟病風險的效果不輸給公認的運動指南，可能甚至更好。長期的臨床試驗發現，瑜伽生活方式 (包括體位法、冥想、社會支持和植物性飲食) 可以逆轉心臟病。

**心臟組織受損**

# 淋巴系統

淋巴和免疫系統共同運作以對抗入侵者，例如當你受傷時產生急性發炎，就是對抗入侵者的戰果。然而，慢性發炎則是許多重大疾病的主要原因。

## 系統概述

淋巴管負責收集和排出身體組織裡的多餘液體，還負責運送免疫細胞至全身。有證據顯示，瑜伽有助於減少慢性發炎並可提高免疫力，能讓你比較少生病或是減輕病情程度，也就是能提升身體的自癒能力。

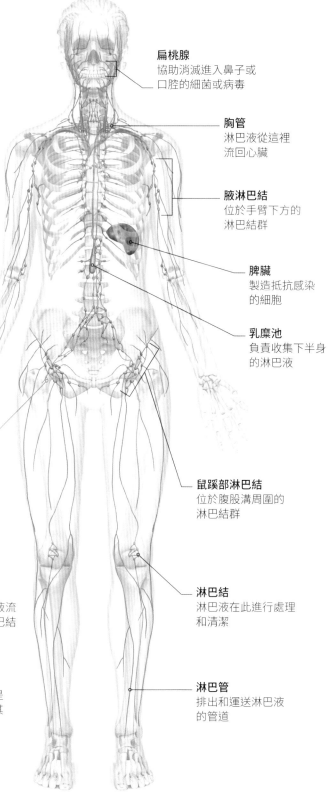

**扁桃腺**
協助消滅進入鼻子或口腔的細菌或病毒

**胸管**
淋巴液從這裡流回心臟

**腋淋巴結**
位於手臂下方的淋巴結群

**脾臟**
製造抵抗感染的細胞

**乳糜池**
負責收集下半身的淋巴液

**鼠蹊部淋巴結**
位於腹股溝周圍的淋巴結群

**淋巴結**
淋巴液在此進行處理和清潔

**淋巴管**
排出和運送淋巴液的管道

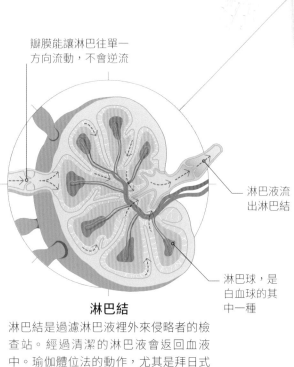

瓣膜能讓淋巴往單一方向流動，不會逆流

淋巴液流出淋巴結

淋巴球，是白血球的其中一種

### 淋巴結

淋巴結是過濾淋巴液裡外來侵略者的檢查站。經過清潔的淋巴會返回血液中。瑜伽體位法的動作，尤其是拜日式和倒立姿勢，能促進淋巴液流動。

## 白血球

白血球扮演戰士的角色，在身體裡對抗病毒、細菌和癌細胞。被摧毀的入侵者碎片被稱為抗原，其讓戰士們能夠辨識並運用正確的抗體和被稱為細胞激素 (cytokines) 的化學傳令兵進行戰略攻擊。溝通是關鍵—若溝通錯誤會導致慢性發炎。

### 樹突狀細胞
是一種抗原呈現細胞，幫助身體辨識外來入侵者。他們會啟動 T 細胞去完成任務。

### 巨噬細胞
饑餓的獵人細胞 (請見下面的吞噬作用)，也會釋放細胞激素引起發炎。

### B 細胞
一種分泌抗體的淋巴球，抗體是專門對抗特定抗原的蛋白質。

### T 細胞
一種淋巴球，若有抗原出現就會啟動進行戰鬥。T 細胞有很多不同類型。

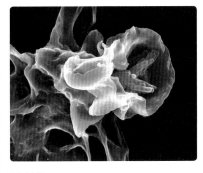

### 吞噬作用
巨噬細胞 (白色) 在體內巡邏，若遇到入侵者 (紅色)，便藉由吞噬作用的過程吞食掉入侵者。

# 發炎反應

發炎通常會有發熱、疼痛、發紅和腫脹的現象，這是白血球對抗入侵者所引發的一系列反應。自體免疫性疾病的發生，是因為白血球錯誤地攻擊身體組織。例如，類風濕關節炎 (下圖) 會引起局部或全身發炎。

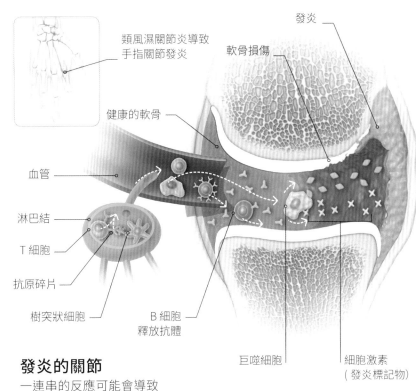

### 發炎的關節
一連串的反應可能會導致發炎、關節損傷、功能喪失，甚至導致疼痛。

### 瑜伽和發炎
瑜伽似乎能藉由降低壓力反應來減輕發炎現象，進而降低罹患疾病的風險。某項研究回顧發現練習瑜伽可減少分泌細胞激素，進而減輕發炎反應。科學家們認為在長期且規律地練習瑜伽的前題下會最有效果。

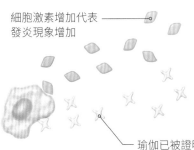

細胞激素增加代表發炎現象增加

### 細胞激素
這些都是會促進免疫反應的發炎標記物。

瑜伽已被證明能減少細胞激素的分泌，包括：IL-1beta、TNF-α、IL6 和 IL10

# 消化系統

消化道是一條能管制物質進入體內的半透性膜管道，能吸收營養物質並將廢物排出體外。

## 系統概述

食物從嘴裡咀嚼開始，經過胃部的化學分解和腸道的擠壓，被消化分解成可吸收的單位。營養素進入血液，最終進入細胞。瑜伽修行者認為「吃什麼就會變成什麼」，將「肉體」（梵文為 anamaya）與「食物體」（food body）劃上等號。

### 食物在人體內的旅程

練習瑜伽時最好空腹。這意味著上課前 2-4 小時不要進食。你可能需要策略性地準備一點小零食，尤其是如果你容易低血糖或有其他健康狀況。

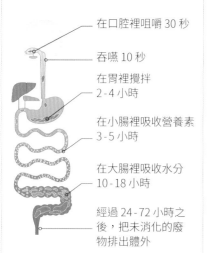

在口腔裡咀嚼 30 秒

吞嚥 10 秒

在胃裡攪拌 2-4 小時

在小腸裡吸收營養素 3-5 小時

在大腸裡吸收水分 10-18 小時

經過 24-72 小時之後，把未消化的廢物排出體外

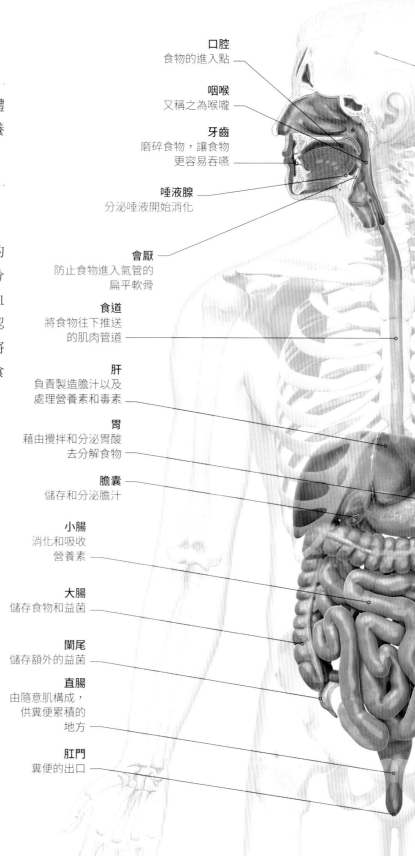

**口腔**
食物的進入點

**咽喉**
又稱之為喉嚨

**牙齒**
磨碎食物，讓食物更容易吞嚥

**唾液腺**
分泌唾液開始消化

**會厭**
防止食物進入氣管的扁平軟骨

**食道**
將食物往下推送的肌肉管道

**肝**
負責製造膽汁以及處理營養素和毒素

**胃**
藉由攪拌和分泌胃酸去分解食物

**膽囊**
儲存和分泌膽汁

**小腸**
消化和吸收營養素

**大腸**
儲存食物和益菌

**闌尾**
儲存額外的益菌

**直腸**
由隨意肌構成，供糞便累積的地方

**肛門**
糞便的出口

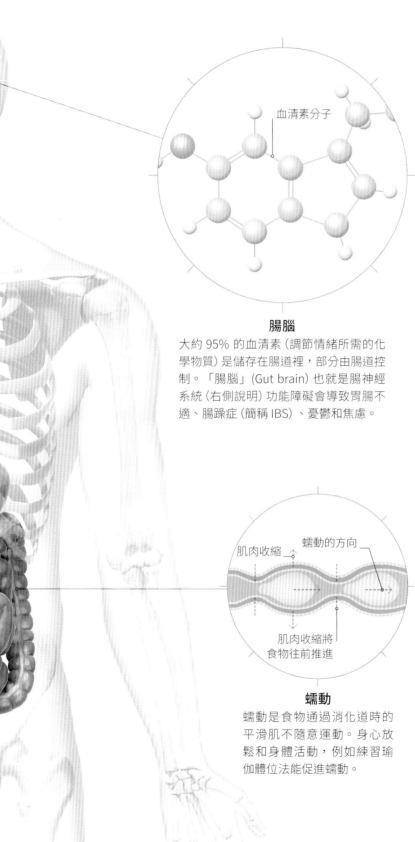

血清素分子

### 腸腦

大約 95% 的血清素（調節情緒所需的化學物質）是儲存在腸道裡，部分由腸道控制。「腸腦」(Gut brain) 也就是腸神經系統（右側說明）功能障礙會導致胃腸不適、腸躁症（簡稱 IBS）、憂鬱和焦慮。

肌肉收縮　蠕動的方向

肌肉收縮將食物往前推進

### 蠕動

蠕動是食物通過消化道時的平滑肌不隨意運動。身心放鬆和身體活動，例如練習瑜伽體位法能促進蠕動。

### 腸神經系統

科學家近年發現了半自主的腸神經系統（簡稱 ENS）。你會感到忐忑不安或是產生某種直覺，可能就是這一億個神經元在作用。瑜伽能強化身心連結，讓你對腸道狀況的感覺更敏銳。這樣的相互連結或許可以解釋為何瑜伽具有顯著改善消化和情緒的效果。

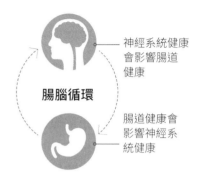

神經系統健康會影響腸道健康

腸腦循環

腸道健康會影響神經系統健康

### 不殺生飲食

瑜伽修行者經常有意識地選擇吃進自己身體的東西。不殺生飲食 (ahimsa diet) 是不加害生命的飲食方式。對許多人來說就是成為素食者，以減少其他動物的痛苦。以植物為主的飲食可以降低罹患心臟病、癌症和重大致命疾病的風險。

科學家預測，以素食為主的飲食能使全球死亡率降低 6-10%，將生產糧食的溫室氣體排放量降低 29%-70%，這對環境而言是巨大的影響。即便是固定每周一天無肉的飲食小改變，也能帶來很大的變化。

# 泌尿系統

泌尿系統過濾掉廢物和多餘的液體，以維持適當的血液量。這又會進而影響血壓，而瑜伽被證明有助於調節血壓。

## 系統概述

腎臟將血液裡的廢物處理成尿液，然後儲存在膀胱中。正常的成年人能有意識地控制尿液的排放，但有些人喪失這種控制能力而導致尿失禁。最近的一項研究顯示，瑜伽課程有助於改善尿失禁的狀況。

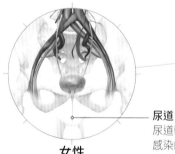

**尿道**
尿道較短會增加感染的機率

**女性**

**男性**

**下腔靜脈**
腎臟和下半身的血液回流至心臟的主要血管

**腹主動脈**
輸送血液至腎臟和下半身的管道

**腎上腺**
調節液體量

**腎**
過濾血液以製造尿液

**輸尿管**
將尿液從腎臟輸送到膀胱的管道

**膀胱**
儲存尿液的器官

**攝護腺**
又稱前列腺。圍繞著男性尿道的腺體。

**尿道**
將膀胱內的尿液排出體外的管道

### 🧘 骨盆底肌肉

骨盆底肌肉對控制膀胱至關重要。常見的問題像是頻尿、尿急或排尿疼痛，或是輕微的漏尿（例如打噴嚏或大笑時），都可以藉助瑜伽練習得到改善。例如溫和版本的「根鎖 (mula bandha)」(p.153) 和放鬆練習都可以改善骨盆底健康。

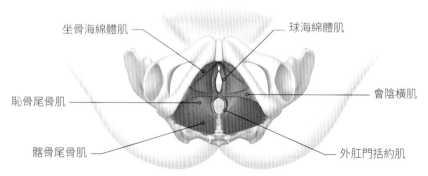

坐骨海綿體肌　　　　　　球海綿體肌

恥骨尾骨肌　　　　　　　　　　會陰橫肌

髂骨尾骨肌　　　　　　　　外肛門括約肌

**女性骨盆底的下視圖**

# 生殖系統

生殖系統的功能可藉由有性生殖達到繁衍新生命的目的。瑜伽對許多生殖健康方面都有助益，包括骨盆底健康，其對提高性滿意度和生產分娩過程都有幫助。

## 系統概述

瑜伽能間接改善骨盆健康，包括泌尿系統和生殖系統，一部分原因是瑜伽注重正確的呼吸，另一方面是因為瑜伽有助於調節壓力，可以改善生育能力和受孕機率。我們期望有更多的研究來證實。

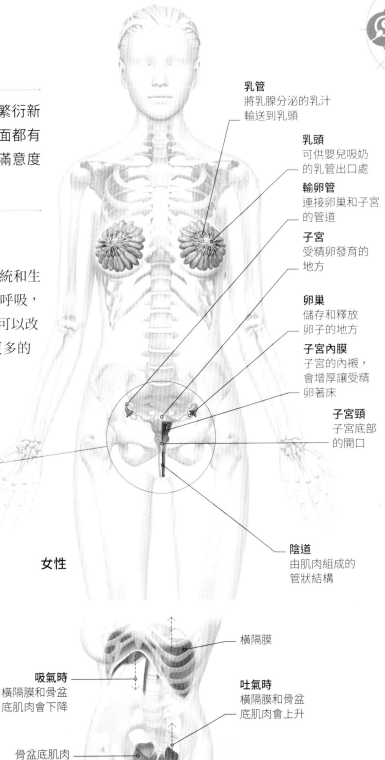

**乳管**
將乳腺分泌的乳汁輸送到乳頭

**乳頭**
可供嬰兒吸奶的乳管出口處

**輸卵管**
連接卵巢和子宮的管道

**子宮**
受精卵發育的地方

**卵巢**
儲存和釋放卵子的地方

**子宮內膜**
子宮的內襯，會增厚讓受精卵著床

**子宮頸**
子宮底部的開口

**陰道**
由肌肉組成的管狀結構

**女性**

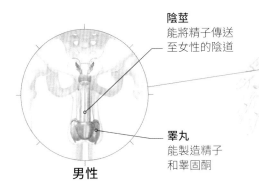

**陰莖**
能將精子傳送至女性的陰道

**睪丸**
能製造精子和睪固酮

**男性**

### 骨盆底的活動

一個健康的骨盆底能夠隨著橫隔膜的運動，配合呼吸進行全幅度的活動。瑜伽練習可以提高神經敏銳度、強化骨盆底肌肉的力量和靈活度，並能讓肌肉放鬆，進而改善膀胱、腸道、生殖和性健康。

### 呼吸

吸氣時骨盆底肌肉會下降；吐氣時骨盆底肌肉會上升。

**橫隔膜**

**吸氣時**
橫隔膜和骨盆底肌肉會下降

**吐氣時**
橫隔膜和骨盆底肌肉會上升

**骨盆底肌肉**

**骨盆底和橫隔膜**

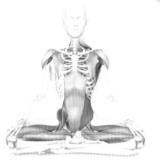

**坐姿體位法**
Pages 44–83

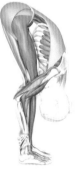

**站姿體位法**
Pages 84–121

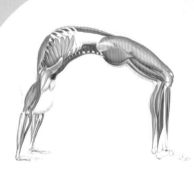

**倒立體位法**
Pages 122–143

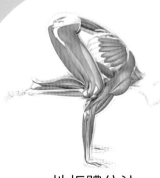

**地板體位法**
Pages 144–173

# 瑜伽體位法

本篇要帶領你深入體內的世界進行探索。藉由觀想和實際觸摸，對自己的身體感覺產生好奇心。透過學習這 30 種體位法，以比較生動有趣的方式協助你去記住各種肌肉名稱，並對解剖學、生理學和運動學的基礎知識有更深入的了解。我希望這些體位法或是它們的任何變化式，能協助你的思想與身體建立更緊密的聯結。

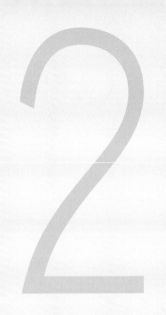

# 坐姿體位法

坐姿和跪姿體位法通常比較靜態和適合冥想,因此經常會在瑜伽課程的開始和結尾時做。這裡介紹的體位法告訴你瑜伽如何讓身體多方面受益。利用變化式和調整做法,讓身心能夠穩定輕鬆地完成動作,並請記住:只要你會呼吸,就能做瑜伽。

# 聖人式
*Siddhasana*

聖人式是很適合進行靜坐冥想的一種體位法。脊椎中立位和緊縮腹部肌肉，能讓身體以穩定舒適的方式維持姿勢不動，如果覺得有難度，可嘗試其他比較簡單的體位法。

## 動作重點

髖部外側肌肉在拉伸時，背部和腹部的肌肉會收縮。你可能會沒什麼感覺，但對許多人來說，維持脊椎和骨盆中立可能很具有挑戰性，因為可能不習慣這樣使用肌肉。

**圖例說明**
- ●--- 關節
- ○— 肌肉
- ● 主動收縮
- ● 在拉長狀態下收縮
- ● 被動伸展

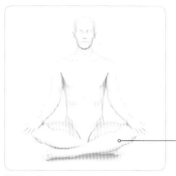

雙腿以舒服的方式交叉盤坐

**變化式**
常見的變化式是簡易坐（Sukhasana），讓雙腿在脛骨處交叉。但對許多人來說，可能不是如名字般那麼「簡單」。若覺得做起來有困難，可以坐在輔助用具上增加支撐，讓髖部上提。

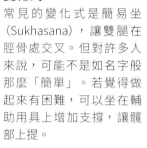

肩關節
三角肌

**手臂**
兩隻手臂放鬆，掌心朝上（旋後）。後三角肌啟動肩膀外轉，而前三角肌是稍微伸展。

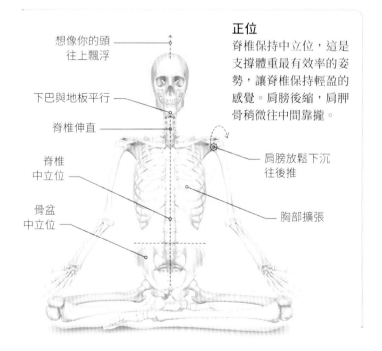

想像你的頭往上飄浮

下巴與地板平行

脊椎伸直

脊椎中立位

骨盆中立位

**正位**
脊椎保持中立位，這是支撐體重最有效率的姿勢，讓脊椎保持輕盈的感覺。肩膀後縮，肩胛骨稍微往中間靠攏。

肩膀放鬆下沉往後推

胸部擴張

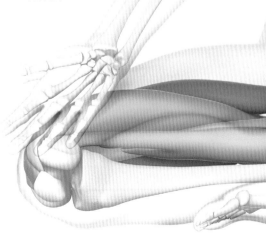

聖人式

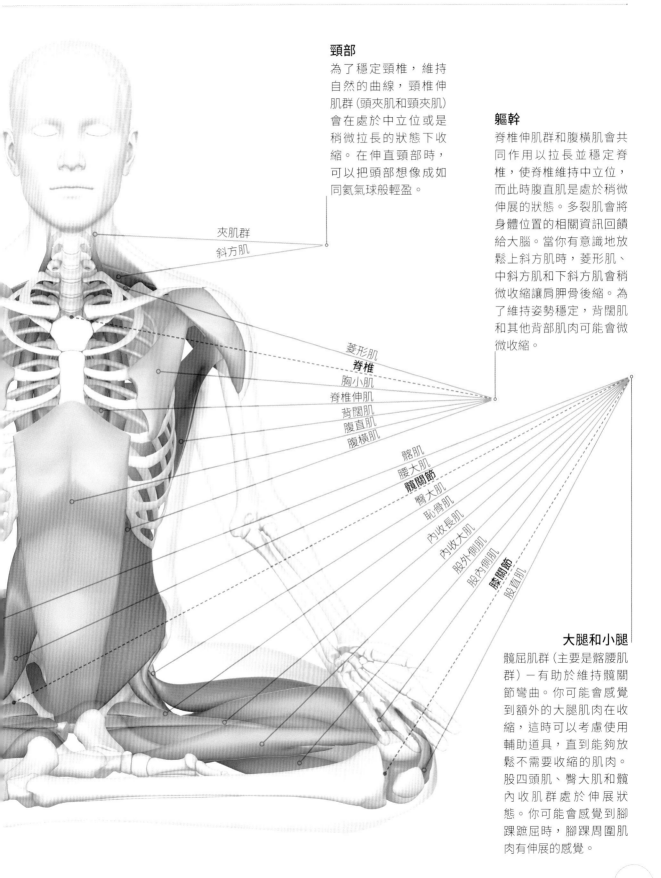

**頸部**

為了穩定頸椎，維持自然的曲線，頸椎伸肌群(頭夾肌和頸夾肌)會在處於中立位或是稍微拉長的狀態下收縮。在伸直頸部時，可以把頭部想像成如同氦氣球般輕盈。

**軀幹**

脊椎伸肌群和腹橫肌會共同作用以拉長並穩定脊椎，使脊椎維持中立位，而此時腹直肌是處於稍微伸展的狀態。多裂肌會將身體位置的相關資訊回饋給大腦。當你有意識地放鬆上斜方肌時，菱形肌、中斜方肌和下斜方肌會稍微收縮讓肩胛骨後縮。為了維持姿勢穩定，背闊肌和其他背部肌肉可能會微微收縮。

夾肌群
斜方肌

菱形肌
**脊椎**
胸小肌
脊椎伸肌
背闊肌
腹直肌
腹橫肌

髂肌
腰大肌
**髖關節**
臀大肌
恥骨肌
內收長肌
內收大肌
股外側肌
股內側肌
**膝關節**
股直肌

**大腿和小腿**

髖屈肌群(主要是髂腰肌群)一有助於維持髖關節彎曲。你可能會感覺到額外的大腿肌肉在收縮，這時可以考慮使用輔助道具，直到能夠放鬆不需要收縮的肌肉。股四頭肌、臀大肌和髖內收肌群處於伸展狀態。你可能會感覺到腳踝蹠屈時，腳踝周圍肌肉有伸展的感覺。

## ≫ 細部圖解

在進行聖人式的過程中，椎間盤是垂直往上堆疊，形成中立脊椎的自然曲線。保持背部挺直的良好坐姿，能讓胸廓在呼吸時得到充分的擴張和放鬆。

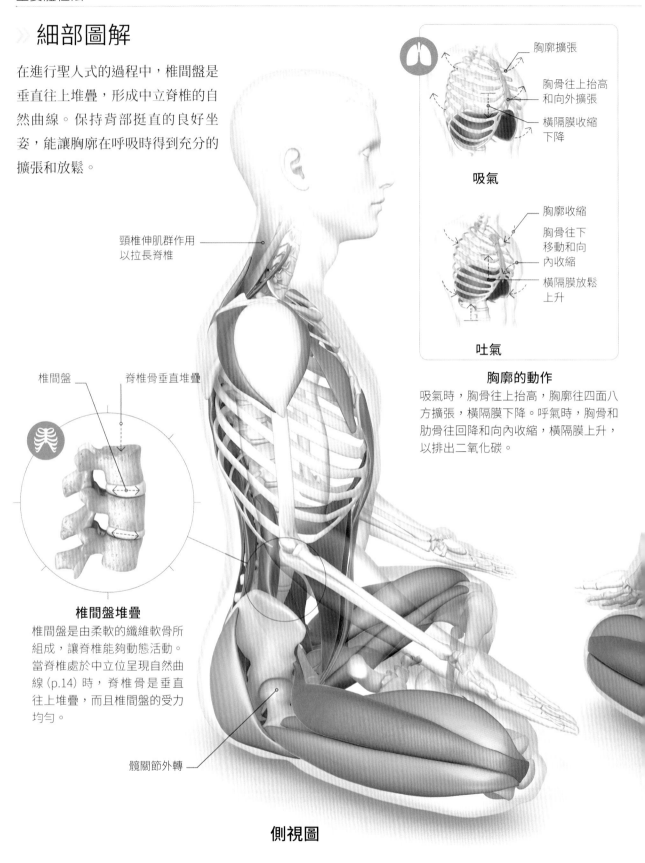

頸椎伸肌群作用以拉長脊椎

椎間盤

脊椎骨垂直堆疊

髖關節外轉

**側視圖**

**胸廓擴張**

**胸骨往上抬高和向外擴張**

**橫隔膜收縮下降**

**吸氣**

**胸廓收縮**

**胸骨往下移動和向內收縮**

**橫隔膜放鬆上升**

**吐氣**

### 胸廓的動作

吸氣時，胸骨往上抬高，胸廓往四面八方擴張，橫隔膜下降。呼氣時，胸骨和肋骨往回降和向內收縮，橫隔膜上升，以排出二氧化碳。

### 椎間盤堆疊

椎間盤是由柔軟的纖維軟骨所組成，讓脊椎能夠動態活動。當脊椎處於中立位呈現自然曲線 (p.14) 時，脊椎骨是垂直往上堆疊，而且椎間盤的受力均勻。

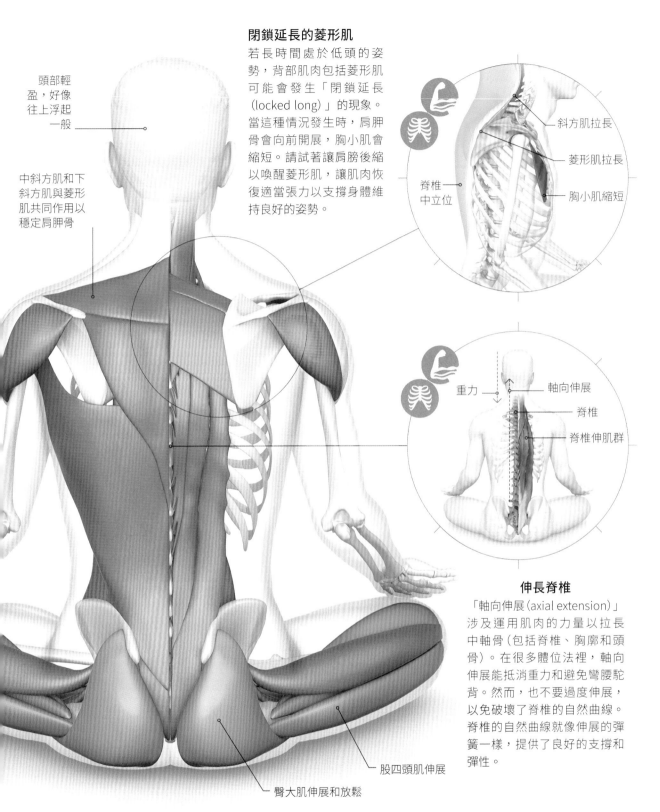

**閉鎖延長的菱形肌**

若長時間處於低頭的姿勢，背部肌肉包括菱形肌可能會發生「閉鎖延長（locked long）」的現象。當這種情況發生時，肩胛骨會向前開展，胸小肌會縮短。請試著讓肩膀後縮以喚醒菱形肌，讓肌肉恢復適當張力以支撐身體維持良好的姿勢。

頭部輕盈，好像往上浮起一般

中斜方肌和下斜方肌與菱形肌共同作用以穩定肩胛骨

斜方肌拉長

菱形肌拉長

脊椎中立位

胸小肌縮短

重力

軸向伸展

脊椎

脊椎伸肌群

**伸長脊椎**

「軸向伸展（axial extension）」涉及運用肌肉的力量以拉長中軸骨（包括脊椎、胸廓和頭骨）。在很多體位法裡，軸向伸展能抵消重力和避免彎腰駝背。然而，也不要過度伸展，以免破壞了脊椎的自然曲線。脊椎的自然曲線就像伸展的彈簧一樣，提供了良好的支撐和彈性。

股四頭肌伸展

臀大肌伸展和放鬆

**後視圖**

# 束角式

*Baddha Konasana*

束角式這個坐姿體位法具有開髖和伸展腹股溝的效果,可以紓緩骨盆痙攣,也具有改善腳踝靈活度和敏感度的效果,對做平衡體位法有幫助。

## 動作重點

大腿內側伸展,尤其是腹股溝周圍。如果柔軟度夠好,雙腳可像攤開的書本一樣,也能讓腳踝肌肉有伸展的機會。

### 圖例說明

- ●--- 關節
- ○— 肌肉
- ● 主動收縮
- ● 在拉長狀態下收縮
- ● 被動伸展

**手臂**
當肘部彎曲的雙臂伸向雙腳時,肱肌會在肱二頭肌和肱橈肌的協助下彎曲肘關節。

肩關節
肱二頭肌
肱肌
肱橈肌
肘關節

**小腿**
脛前肌使腳踝背屈,伸趾肌使腳趾伸展。如果使用雙手輔助雙足內翻,腓骨肌會伸展。

踝關節
腓骨肌
伸趾長肌
脛前肌

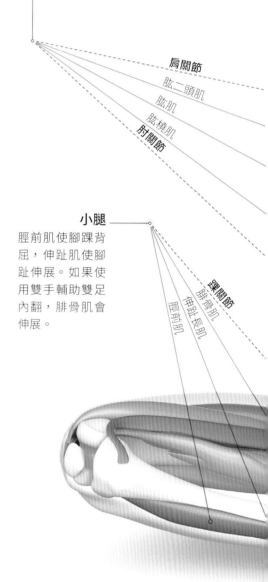

**正位**
維持脊椎穩定中立,骨盆也要保持中立位。兩隻大腿外轉張開。

脊椎伸長

肩膀放鬆下沉往後推

脊椎中立位

骨盆中立位

雙腳如書本般打開

髖關節外轉

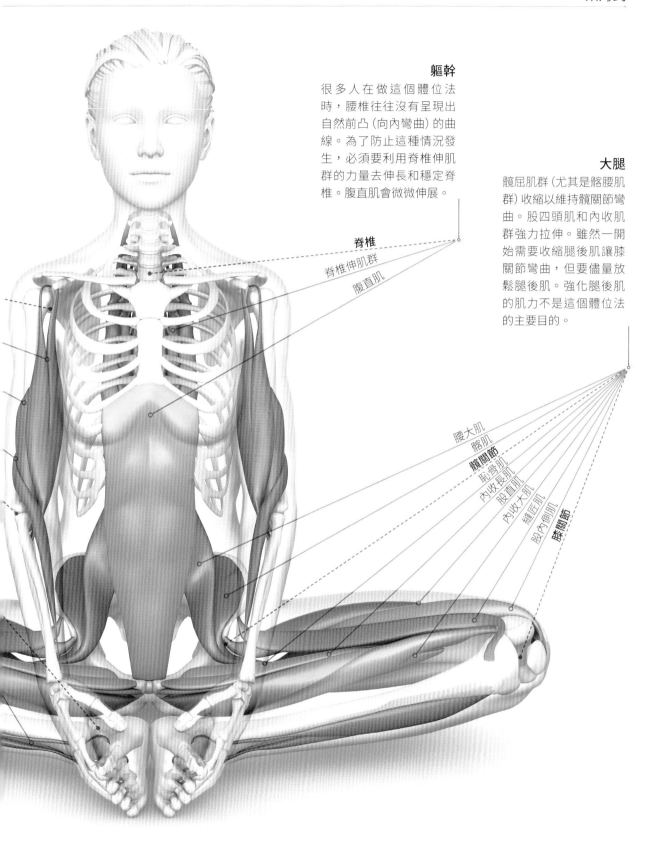

**軀幹**

很多人在做這個體位法時，腰椎往往沒有呈現出自然前凸（向內彎曲）的曲線。為了防止這種情況發生，必須要利用脊椎伸肌群的力量去伸長和穩定脊椎。腹直肌會微微伸展。

**脊椎**

脊椎伸肌群

腹直肌

**大腿**

髖屈肌群（尤其是髂腰肌群）收縮以維持髖關節彎曲。股四頭肌和內收肌群強力拉伸。雖然一開始需要收縮腿後肌讓膝關節彎曲，但要儘量放鬆腿後肌。強化腿後肌的肌力不是這個體位法的主要目的。

腰大肌

髂肌

**髖關節**

恥骨肌

內收長肌

股直肌

內收大肌

縫匠肌

股內側肌

**膝關節**

## » 細部圖解

因人而異的骨骼形狀和關節結構,決定了
你做束角式時的姿勢。有些人永遠無法讓
膝蓋下沉貼近地板,然而這無所謂,專注
在放鬆髖部就好。

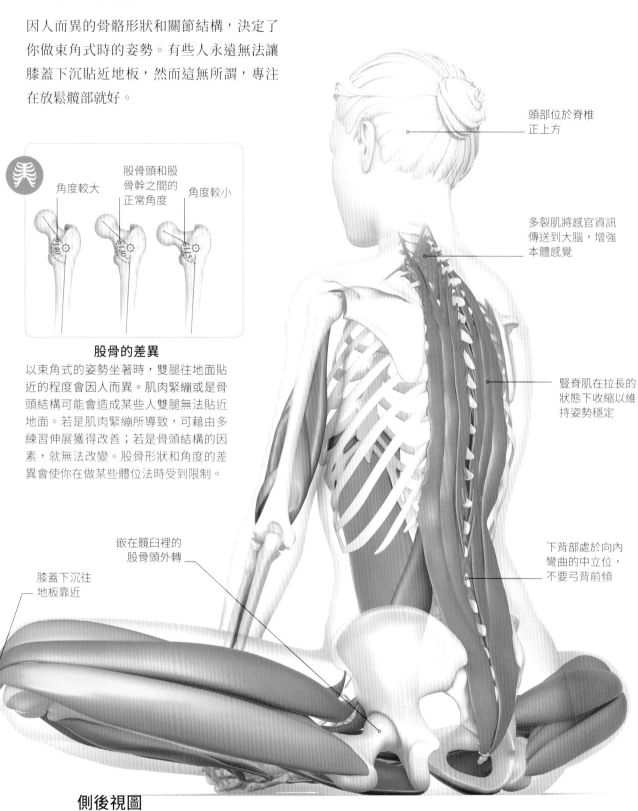

角度較大　　股骨頭和股
　　　　　　骨幹之間的　　角度較小
　　　　　　正常角度

### 股骨的差異

以束角式的姿勢坐著時,雙腿往地面貼
近的程度會因人而異。肌肉緊繃或是骨
頭結構可能會造成某些人雙腿無法貼近
地面。若是肌肉緊繃所導致,可藉由多
練習伸展獲得改善;若是骨頭結構的因
素,就無法改變。股骨形狀和角度的差
異會使你在做某些體位法時受到限制。

頭部位於脊椎
正上方

多裂肌將感官資訊
傳送到大腦,增強
本體感覺

豎脊肌在拉長的
狀態下收縮以維
持姿勢穩定

嵌在髖臼裡的
股骨頭外轉

下背部處於向內
彎曲的中立位,
不要弓背前傾

膝蓋下沉往
地板靠近

### 側後視圖

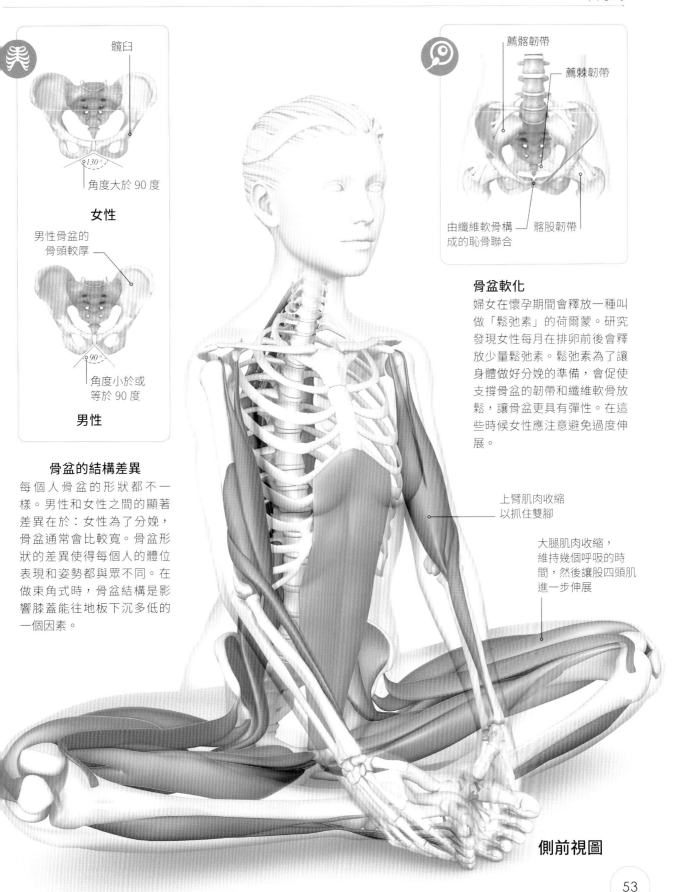

髖臼

130°

角度大於 90 度

**女性**

男性骨盆的
骨頭較厚

90°

角度小於或
等於 90 度

**男性**

薦髂韌帶

薦棘韌帶

由纖維軟骨構
成的恥骨聯合

髂股韌帶

### 骨盆的結構差異

每個人骨盆的形狀都不一
樣。男性和女性之間的顯著
差異在於：女性為了分娩，
骨盆通常會比較寬。骨盆形
狀的差異使得每個人的體位
表現和姿勢都與眾不同。在
做束角式時，骨盆結構是影
響膝蓋能往地板下沉多低的
一個因素。

### 骨盆軟化

婦女在懷孕期間會釋放一種叫
做「鬆弛素」的荷爾蒙。研究
發現女性每月在排卵前後會釋
放少量鬆弛素。鬆弛素為了讓
身體做好分娩的準備，會促使
支撐骨盆的韌帶和纖維軟骨放
鬆，讓骨盆更具有彈性。在這
些時候女性應注意避免過度伸
展。

上臂肌肉收縮
以抓住雙腳

大腿肌肉收縮，
維持幾個呼吸的時
間，然後讓股四頭肌
進一步伸展

**側前視圖**

# 貓式
*Marjaryasana*

這是個溫和的跪姿體位法，姿勢就像一隻受驚嚇的貓，能讓脊椎、髖部和肩膀的關節暖身。在進入這個體位時，試著吐氣。貓式通常會搭配牛式 (p.56) 一起做，配合吐氣和吸氣將貓式牛式串連起來。

## 動作重點

當身體前方的肌肉（包括胸部和腹部肌肉）主動收縮時，背部肌肉會被動伸展。利用雙臂的力量支撐穩定身體。收縮胸廓，加深吐氣程度以進入這個體位。

### 正位

雙臂和雙腿固定好位置，膝蓋位於髖部正下方，雙手置於肩膀正下方（或是稍微往前）。背部拱起，盡量讓脊椎保持均勻的圓弧曲線。

脊椎呈現均勻的弧線

肩胛骨張開

膝蓋打開與髖部同寬

雙手打開與肩膀同寬

五指分開，掌心朝下緊貼地面

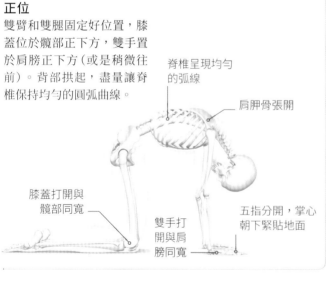

### 下軀幹部位

腰椎彎曲，腰方肌伸展。腹部肌肉收縮，讓肚臍往脊椎方向內縮。骨盆往後傾斜。

腹內斜肌
腹直肌
髂腰肌群
髖關節

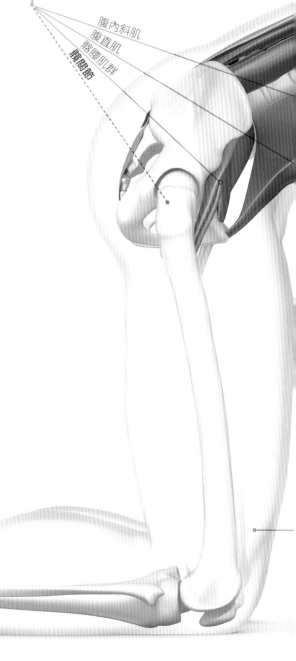

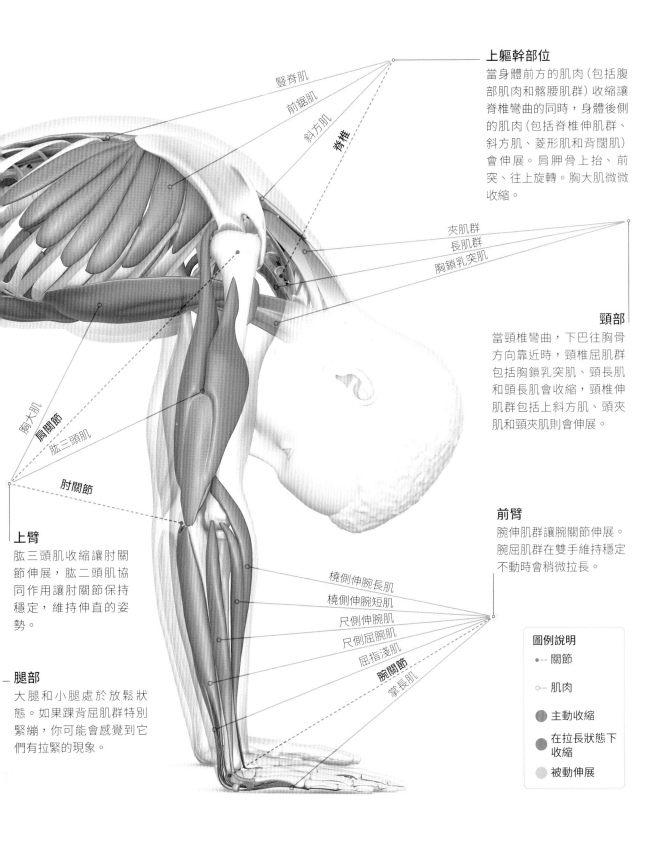

豎脊肌
前鋸肌
斜方肌
脊椎

**上軀幹部位**
當身體前方的肌肉（包括腹部肌肉和髂腰肌群）收縮讓脊椎彎曲的同時，身體後側的肌肉（包括脊椎伸肌群、斜方肌、菱形肌和背闊肌）會伸展。肩胛骨上抬、前突、往上旋轉。胸大肌微微收縮。

夾肌群
長肌群
胸鎖乳突肌

**頸部**
當頸椎彎曲，下巴往胸骨方向靠近時，頸椎屈肌群包括胸鎖乳突肌、頸長肌和頭長肌會收縮，頸椎伸肌群包括上斜方肌、頭夾肌和頸夾肌則會伸展。

胸大肌
肩關節
肱三頭肌

肘關節

**上臂**
肱三頭肌收縮讓肘關節伸展，肱二頭肌協同作用讓肘關節保持穩定，維持伸直的姿勢。

**前臂**
腕伸肌群讓腕關節伸展。腕屈肌群在雙手維持穩定不動時會稍微拉長。

橈側伸腕長肌
橈側伸腕短肌
尺側伸腕肌
尺側屈腕肌
屈指淺肌
腕關節
掌長肌

**腿部**
大腿和小腿處於放鬆狀態。如果踝背屈肌群特別緊繃，你可能會感覺到它們有拉緊的現象。

**圖例說明**
●--● 關節
○─○ 肌肉
● 主動收縮
● 在拉長狀態下收縮
● 被動伸展

# 牛式
## *Bitilasana*

這個體位法是模仿牛的背部微微內凹的姿態。這個溫和的跪姿體位法包含了後彎的動作。練習此體位法能讓脊椎、髖部和肩膀得到暖身。進入體位時要吸氣。牛式也可以結合貓式，配合呼吸交替輪流進行。

## 動作重點

在背部肌肉（包括脊椎伸肌群）收縮的同時，腹部和胸部肌肉伸展。胸廓擴張，盡可能地深吸氣。背部後彎同時頭部抬高，形成均勻微彎的弧線。

### 正位

雙臂和雙腿固定好位置，膝蓋位於髖部正下方，雙手置於肩膀正下方（或是稍微往前）。背部後彎時盡可能均勻伸展脊椎，專注於頸部的伸展，形成均勻微彎的弧線。

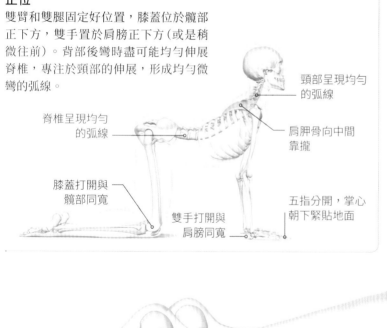

脊椎呈現均勻的弧線

頸部呈現均勻的弧線

肩胛骨向中間靠攏

膝蓋打開與髖部同寬

雙手打開與肩膀同寬

五指分開，掌心朝下緊貼地面

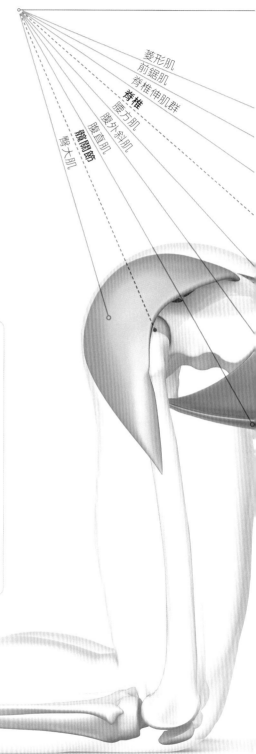

菱形肌
前鋸肌
脊椎伸肌群
**脊椎**
腹方肌
腹外斜肌
腹直肌
髖關節
臀大肌

**軀幹**

當脊椎伸肌群收縮讓脊椎伸展時，腹部肌肉是處於伸展的狀態。上斜方肌和下斜方肌讓肩胛骨後縮，前鋸肌則扮演穩定肩胛骨的角色。

**頸部**

當下巴微微抬起時，頸椎伸肌群會收縮，同時頸椎屈肌群微幅伸展。在做這個動作時可想像頸部後面有一顆雞蛋，盡量不要極度伸展以免壓破它。

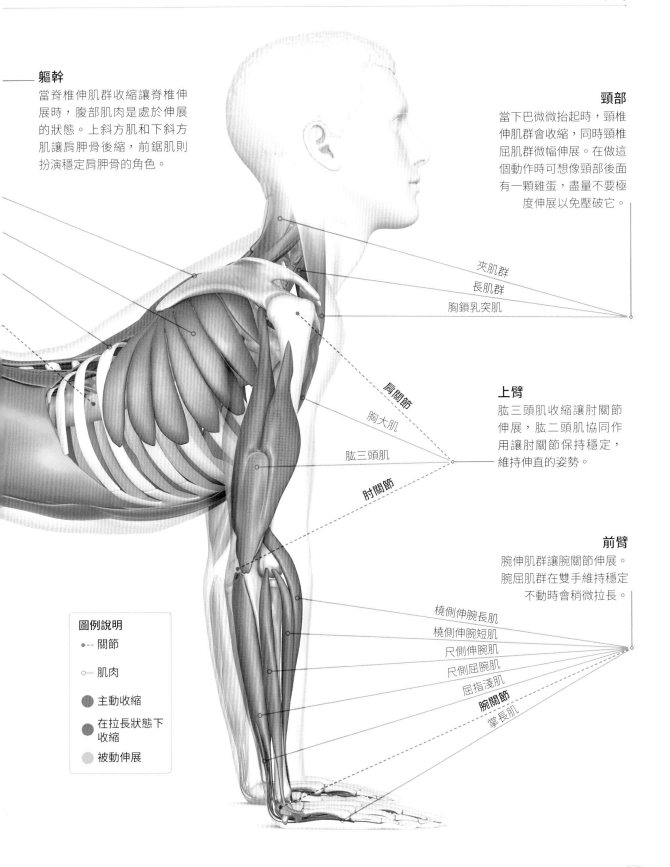

夾肌群
長肌群
胸鎖乳突肌

**肩關節**

胸大肌

肱三頭肌

**肘關節**

**上臂**

肱三頭肌收縮讓肘關節伸展，肱二頭肌協同作用讓肘關節保持穩定，維持伸直的姿勢。

**前臂**

腕伸肌群讓腕關節伸展。腕屈肌群在雙手維持穩定不動時會稍微拉長。

橈側伸腕長肌
橈側伸腕短肌
尺側伸腕肌
尺側屈腕肌
屈指淺肌
**腕關節**
掌長肌

**圖例說明**

●--關節

○—肌肉

● 主動收縮

● 在拉長狀態下收縮

● 被動伸展

# 細部圖解

隨著深吸氣和深吐氣從貓式的彎曲，轉換至牛式的伸展，能夠強化心身連結以及改善本體感覺。

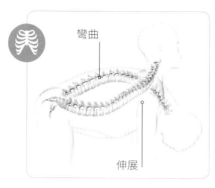

**脊椎的彎曲和伸展**

當脊椎彎曲時，身體前方的肌肉會收縮，而身體後方的肌肉會拉伸；當脊椎伸展，進入後彎狀態時，身體後方的肌肉會收縮，而身體前方的肌肉會拉伸。脊椎伸肌群是這個伸展動作的主要作用肌。

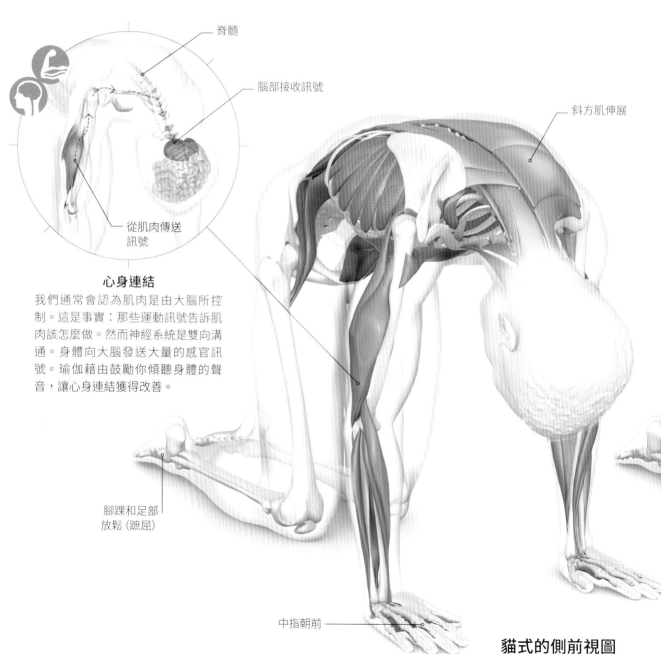

脊髓

腦部接收訊號

斜方肌伸展

從肌肉傳送訊號

**心身連結**

我們通常會認為肌肉是由大腦所控制。這是事實：那些運動訊號告訴肌肉該怎麼做。然而神經系統是雙向溝通。身體向大腦發送大量的感官訊號。瑜伽藉由鼓勵你傾聽身體的聲音，讓心身連結獲得改善。

腳踝和足部放鬆 (蹠屈)

中指朝前

**貓式的側前視圖**

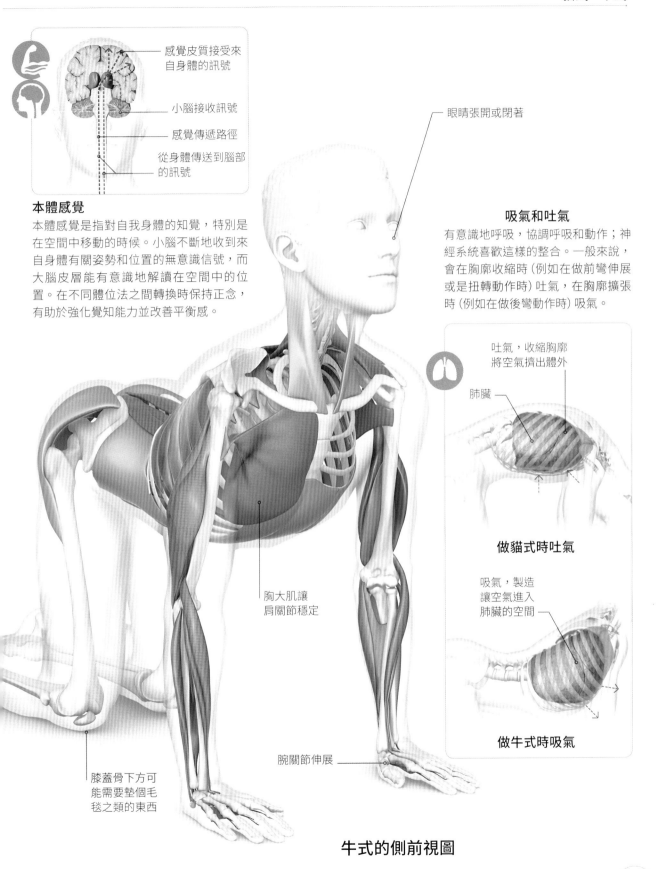

感覺皮質接受來
自身體的訊號

小腦接收訊號

感覺傳遞路徑

從身體傳送到腦部
的訊號

**本體感覺**

本體感覺是指對自我身體的知覺,特別是
在空間中移動的時候。小腦不斷地收到來
自身體有關姿勢和位置的無意識信號,而
大腦皮層能有意識地解讀在空間中的位
置。在不同體位法之間轉換時保持正念,
有助於強化覺知能力並改善平衡感。

眼睛張開或閉著

**吸氣和吐氣**

有意識地呼吸,協調呼吸和動作;神
經系統喜歡這樣的整合。一般來說,
會在胸廓收縮時 (例如在做前彎伸展
或是扭轉動作時) 吐氣,在胸廓擴張
時 (例如在做後彎動作時) 吸氣。

吐氣,收縮胸廓
將空氣擠出體外

肺臟

**做貓式時吐氣**

吸氣,製造
讓空氣進入
肺臟的空間

**做牛式時吸氣**

胸大肌讓
肩關節穩定

膝蓋骨下方可
能需要墊個毛
毯之類的東西

腕關節伸展

**牛式的側前視圖**

# 牛面式
## *Gomukhasana*

這個坐姿體位法的肩關節獨特動作，有助於伸展緊繃的肩膀，特別是如果你的工作性質需要長時間坐在辦公桌前打字。但如果旋轉肌袖有受傷時就該避免做。兩隻手臂要交替使用，並且要留意自己是否感覺得到兩邊有差異。

## 動作重點

在做這個坐姿體位法的過程中，會特別伸展到肩膀附近以及髖關節與臀部外側的肌肉。同時也會運用到一些主要的姿勢肌，讓身體挺直，避免弓背前傾。

**圖例說明**
- ●--關節
- ○—肌肉
- ● 主動收縮
- ● 在拉長狀態下收縮
- ● 被動伸展

**上位手臂**
肩屈肌群 (前三角肌和胸大肌) 讓肩關節彎曲。中三角肌和棘上肌讓肩關節穩定和外展。棘下肌、小圓肌和後三角肌收縮以產生外轉動作。在肘屈肌群收縮的同時，肱三頭肌拉伸。

**軀幹**
脊椎伸肌群和腹橫肌收縮讓脊椎稍微伸展並保持穩定，而此時腹直肌會拉伸。菱形肌收縮使肩胛骨後縮。

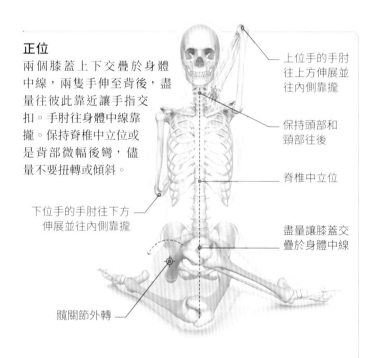

**正位**
兩個膝蓋上下交疊於身體中線，兩隻手伸至背後，盡量往彼此靠近讓手指交扣。手肘往身體中線靠攏。保持脊椎中立位或是背部微幅後彎，儘量不要扭轉或傾斜。

下位手的手肘往下方伸展並往內側靠攏

髖關節外轉

上位手的手肘往上方伸展並往內側靠攏

保持頭部和頸部往後

脊椎中立位

盡量讓膝蓋交疊於身體中線

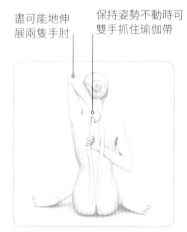

盡可能地伸展兩隻手肘

保持姿勢不動時可雙手抓住瑜伽帶

**變化式**
如果兩隻手在背後無法彼此碰觸，可利用瑜伽帶或毛巾增加伸展度。如果能維持姿勢大約 10 次呼吸的時間，你可能會發現手指能夠更往彼此靠近。

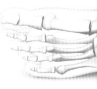

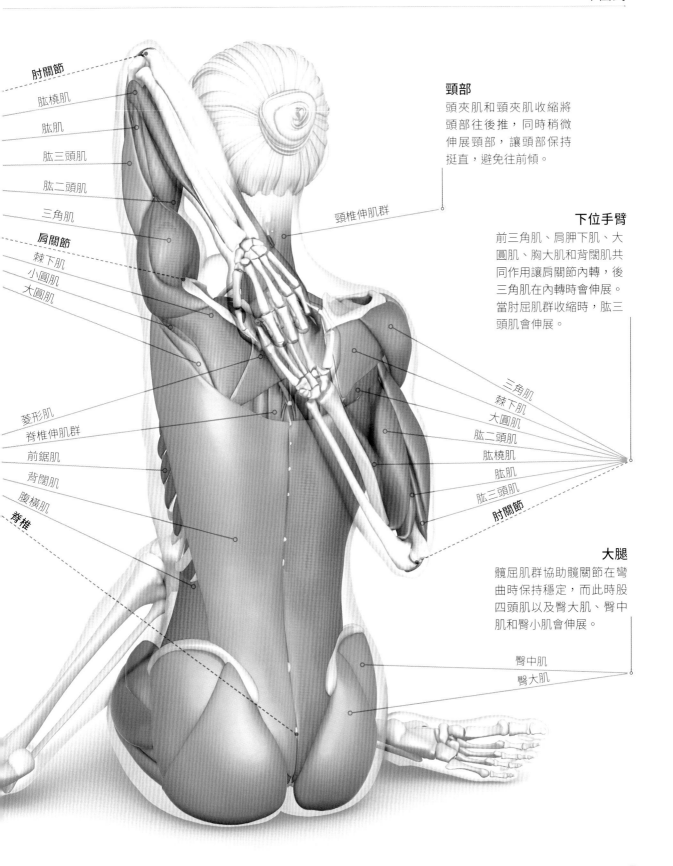

**肘關節**

肱橈肌

肱肌

肱三頭肌

肱二頭肌

三角肌

**肩關節**

棘下肌

小圓肌

大圓肌

菱形肌

脊椎伸肌群

前鋸肌

背闊肌

腹橫肌

**脊椎**

頸椎伸肌群

**頸部**

頭夾肌和頸夾肌收縮將
頭部往後推，同時稍微
伸展頸部，讓頭部保持
挺直，避免往前傾。

**下位手臂**

前三角肌、肩胛下肌、大
圓肌、胸大肌和背闊肌共
同作用讓肩關節內轉，後
三角肌在內轉時會伸展。
當肘屈肌群收縮時，肱三
頭肌會伸展。

三角肌

棘下肌

大圓肌

肱二頭肌

肱橈肌

肱肌

肱三頭肌

**肘關節**

**大腿**

髖屈肌群協助髖關節在彎
曲時保持穩定，而此時股
四頭肌以及臀大肌、臀中
肌和臀小肌會伸展。

臀中肌

臀大肌

## 細部圖解

牛面式會充分運用到包括三角肌在內的
肩膀肌肉。對肩關節施加壓力也能促進
局部和全身性的血液循環。

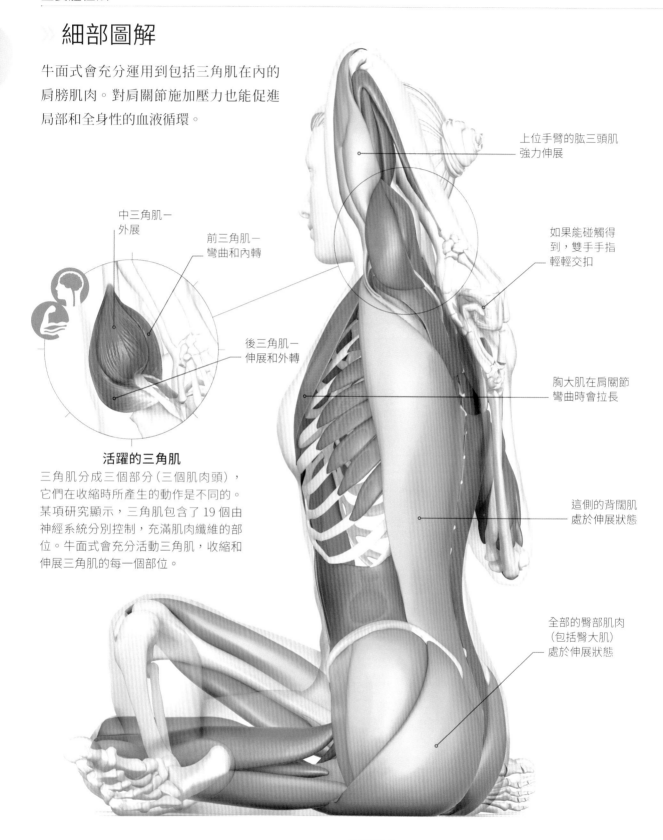

上位手臂的肱三頭肌
強力伸展

如果能碰觸得
到，雙手手指
輕輕交扣

中三角肌－
外展

前三角肌－
彎曲和內轉

後三角肌－
伸展和外轉

胸大肌在肩關節
彎曲時會拉長

這側的背闊肌
處於伸展狀態

**活躍的三角肌**

三角肌分成三個部分（三個肌肉頭），
它們在收縮時所產生的動作是不同的。
某項研究顯示，三角肌包含了 19 個由
神經系統分別控制，充滿肌肉纖維的部
位。牛面式會充分活動三角肌，收縮和
伸展三角肌的每一個部位。

全部的臀部肌肉
（包括臀大肌）
處於伸展狀態

**側視圖**

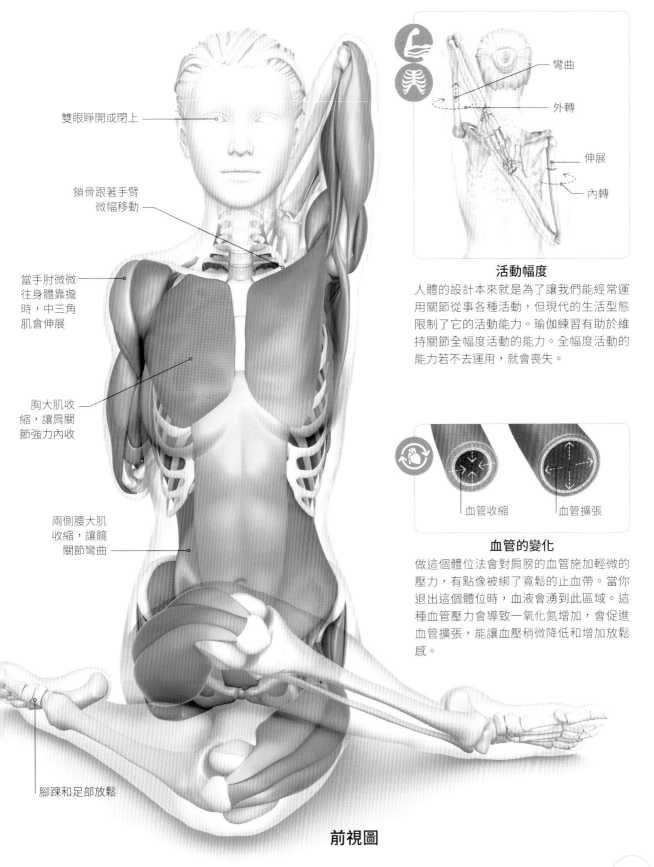

雙眼睜開或閉上

鎖骨跟著手臂
微幅移動

當手肘微微
往身體靠攏
時，中三角
肌會伸展

胸大肌收
縮，讓肩關
節強力內收

兩側腰大肌
收縮，讓髖
關節彎曲

腳踝和足部放鬆

**前視圖**

彎曲

外轉

伸展

內轉

### 活動幅度

人體的設計本來就是為了讓我們能經常運用關節從事各種活動，但現代的生活型態限制了它的活動能力。瑜伽練習有助於維持關節全幅度活動的能力。全幅度活動的能力若不去運用，就會喪失。

血管收縮　　　血管擴張

### 血管的變化

做這個體位法會對肩膀的血管施加輕微的壓力，有點像被綁了寬鬆的止血帶。當你退出這個體位時，血液會湧到此區域。這種血管壓力會導致一氧化氮增加，會促進血管擴張，能讓血壓稍微降低和增加放鬆感。

# 反轉頭碰膝式

*Parivrtta Janu Sirsasana*

側向伸展是日常生活比較少用到的動作,這個體位法能夠活絡脊椎,提升脊椎的活動度,對椎間盤、神經系統和筋膜都有幫助。

## 動作重點

深度側彎的動作能伸展和強化沿著脊椎分佈的肌肉。肩膀肌肉會參與作用,讓手臂能夠越過頭部伸展。兩邊的大腿肌肉以不同的方式伸展。

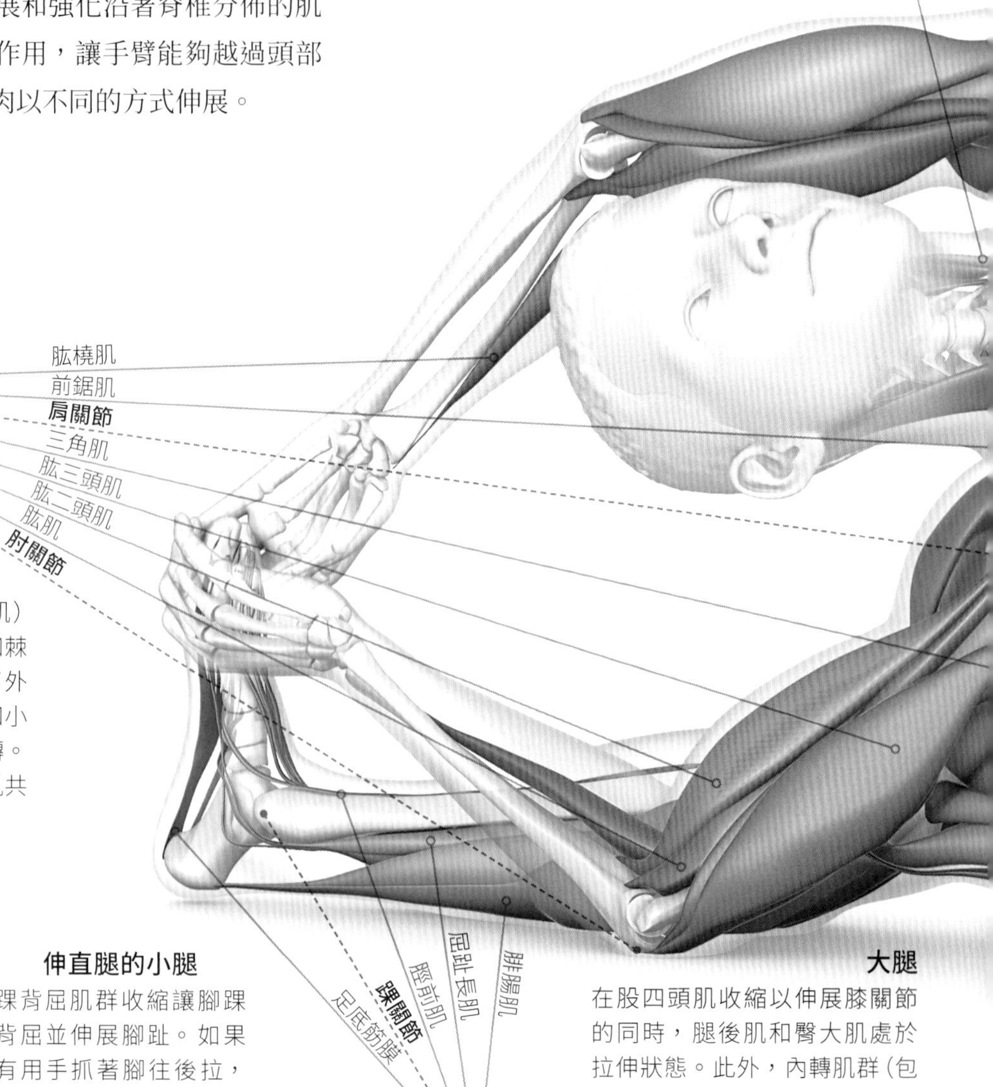

**頸部**

為了旋轉頸部,朝地面那側(圖示裡人體的右側)的迴旋肌、多裂肌、胸鎖乳突肌和頸半棘肌會收縮,而朝上那側的這些肌肉則會伸展。朝上那側(圖示裡人體的左側)的頭夾肌和頸夾肌會收縮,朝地面那側的這些肌肉則會伸展。

胸鎖乳突肌

肱橈肌
前鋸肌
**肩關節**
三角肌
肱三頭肌
肱二頭肌
肱肌
**肘關節**

**手臂**

肩屈肌群(包括前三角肌)會參與作用。中三角肌和棘上肌共同作用讓肩關節外展,後三角肌、棘下肌和小圓肌則負責讓肩關節外轉。肱肌、肱二頭肌和肱橈肌共同作用讓肘關節彎曲。

**圖例說明**
- ●--- 關節
- ○— 肌肉
- ● 主動收縮
- ● 在拉長狀態下收縮
- ● 被動伸展

**伸直腿的小腿**

踝背屈肌群收縮讓腳踝背屈並伸展腳趾。如果有用手抓著腳往後拉,你可能會感受到小腿後肌、足底肌肉和足底筋膜有拉緊的感覺。

屈趾長肌
脛前肌
**踝關節**
腓腸肌
足底筋膜

**大腿**

在股四頭肌收縮以伸展膝關節的同時,腿後肌和臀大肌處於拉伸狀態。此外,內轉肌群(包括臀中肌、臀小肌和闊筋膜張肌)會在拉長的狀態下收縮。你可能也會感受到髂脛束在伸展。

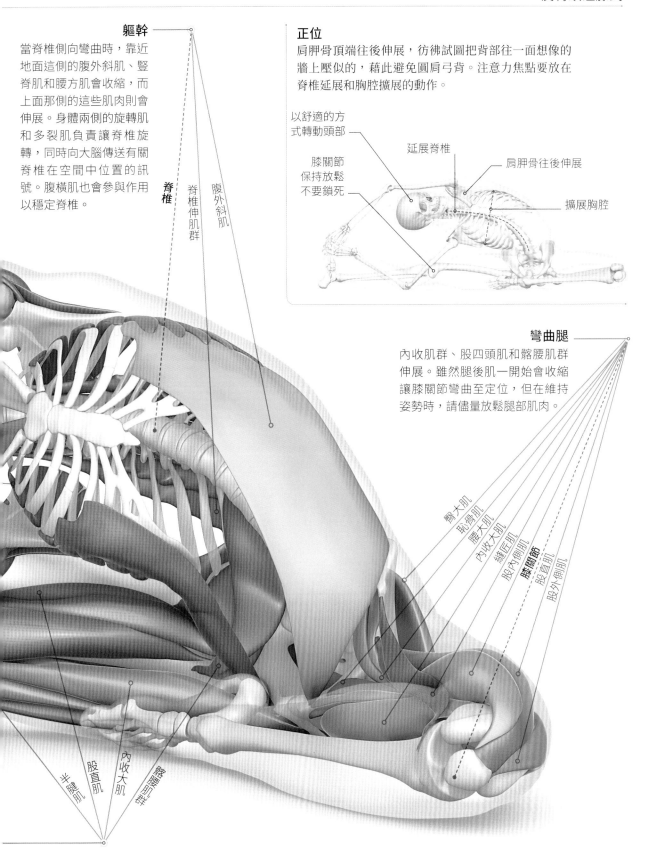

**軀幹**

當脊椎側向彎曲時，靠近地面這側的腹外斜肌、豎脊肌和腰方肌會收縮，而上面那側的這些肌肉則會伸展。身體兩側的旋轉肌和多裂肌負責讓脊椎旋轉，同時向大腦傳送有關脊椎在空間中位置的訊號。腹橫肌也會參與作用以穩定脊椎。

脊椎
脊椎伸肌群
腹外斜肌

**正位**

肩胛骨頂端往後伸展，彷彿試圖把背部往一面想像的牆上壓似的，藉此避免圓肩弓背。注意力焦點要放在脊椎延展和胸腔擴展的動作。

以舒適的方式轉動頭部
延展脊椎
肩胛骨往後伸展
膝關節保持放鬆不要鎖死
擴展胸腔

**彎曲腿**

內收肌群、股四頭肌和髂腰肌群伸展。雖然腿後肌一開始會收縮讓膝關節彎曲至定位，但在維持姿勢時，請儘量放鬆腿部肌肉。

臀大肌
恥骨肌
腰大肌
內收大肌
縫匠肌
股內側肌
膝關節
股直肌
股外側肌

半腱肌
股直肌
內收大肌
腰大肌
髂肌

# 細部圖解

坐姿側彎屬於單邊動作，能鍛鍊腹部肌肉、背部肌肉和椎間盤。即使手碰不到腳也可以做這個體位法，只需兩隻手臂往同一側伸展即可。

## 椎間盤的健康

在做側彎（脊椎側向彎曲）動作時，椎間盤會向往側邊推動。往右側彎曲時，椎間盤會往左側推動（反之亦然）。就是椎間盤這個脊椎裡的軟骨組織，讓脊椎能夠側向彎曲。

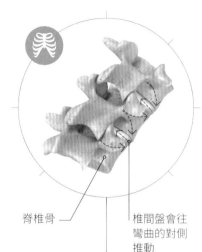

脊椎骨

椎間盤會往彎曲的對側推動

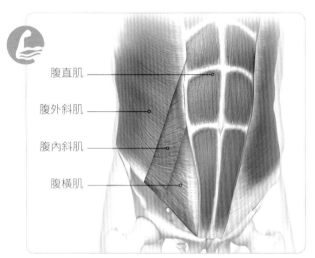

腹直肌

腹外斜肌

腹內斜肌

腹橫肌

## 腹部結構

縱橫交錯的腹部肌肉為內臟器官提供了多層的支撐，同時讓軀幹能夠活動。據說西元 1888 年有一位外科醫生鄧洛普，看見兒子騎三輪車時因為車輪設計不當使車子顛簸，進而導致頭痛，他從腹肌結構得到靈感設計出輪胎，讓車子騎起來更平穩，噪音更小。

位於上側的腰方肌伸展

位於下側的腰方肌收縮

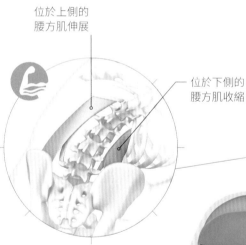

上側這邊的背闊肌伸展

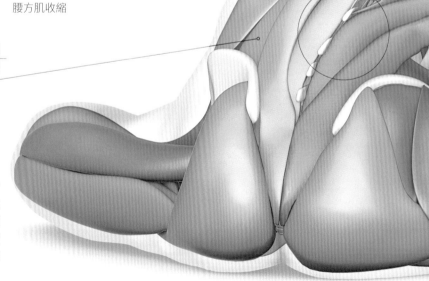

## 單邊動作

腰方肌是保持姿勢的重要肌肉。當豎脊肌無力，就需由腰方肌來代償。保持脊椎挺直對這塊小肌肉而言是繁重的工作，容易導致肌肉疲勞甚至疼痛。這個姿勢藉由伸展和收縮腰方肌達到改善效果。

**壓力和平衡**

在做這個體位法時，請留意並感受到身體與地板接觸點的感覺。這對每個人而言會有些不同。請留意進入或退出這個體位法時，壓力點是如何變化。

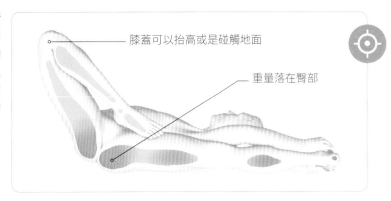

膝蓋可以抬高或是碰觸地面

重量落在臀部

後三角肌在拉長的狀態下收縮，肩關節外轉

身體朝上這側的豎脊肌伸展

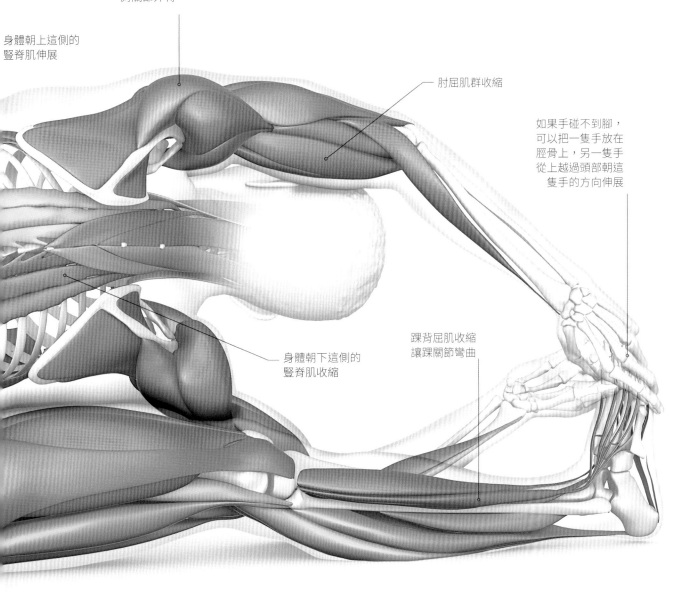

肘屈肌群收縮

如果手碰不到腳，可以把一隻手放在脛骨上，另一隻手從上越過頭部朝這隻手的方向伸展

身體朝下這側的豎脊肌收縮

踝背屈肌收縮讓踝關節彎曲

**後視圖**

# 半魚王式
*Ardha Matsyendrasana*

這種坐姿扭轉體位法可喚醒脊椎上的小肌肉，並且可刺激消化。集中意識練習瑜伽扭轉體位法有助預防日常生活中扭轉動作所造成的傷害。如果有椎間盤問題或骨質疏鬆症，請小心不要過度扭轉。

## 動作重點

在旋轉脊椎的過程中，背部肌肉和腹部肌肉會收縮和伸展。大腿和髖部（特別是臀部周圍）的肌肉在向外旋轉時會伸展。後側手臂往地面下壓，加強脊椎的伸展度。

**圖例說明**
- ●--- 關節
- ○— 肌肉
- ● 主動收縮
- ● 在拉長狀態下收縮
- ● 被動伸展

### 正位

脊椎伸展要優先於脊椎旋轉。如果你想要更深度的旋轉，請儘量使用核心肌群，而不是用手臂的外力拉引。

- 脊椎伸展
- 盡可能保持水平旋轉
- 骨盆微幅跟著上半身旋轉
- 手臂往地面下壓

### 頸部

頸部旋轉時，軸向旋轉對側（與旋轉方向相反的那一側，圖示裡人體左側）的旋轉肌、多裂肌、胸鎖乳突肌和頸半棘肌會收縮，而同側（旋轉方向的那一側）的這些肌肉會伸展；同側的頭夾肌和頸夾肌會收縮，對側的這些肌肉則會伸展。

胸鎖乳突肌

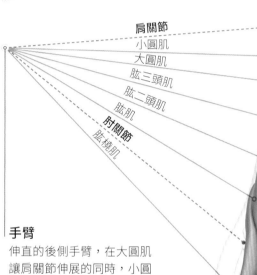

**肩關節**
- 小圓肌
- 大圓肌
- 肱三頭肌
- 肱二頭肌
- 肱肌

**肘關節**
- 肱橈肌

### 手臂

伸直的後側手臂，在大圓肌讓肩關節伸展的同時，小圓肌會收縮讓肩關節外轉和保持穩定。肘屈肌群和肱三頭肌會在拉長的狀態下收縮，協助手臂保持向地面下壓的姿勢，以加強脊椎的伸展。彎曲的前側手臂，肘屈肌群會收縮，肱三頭肌則是稍微伸展。

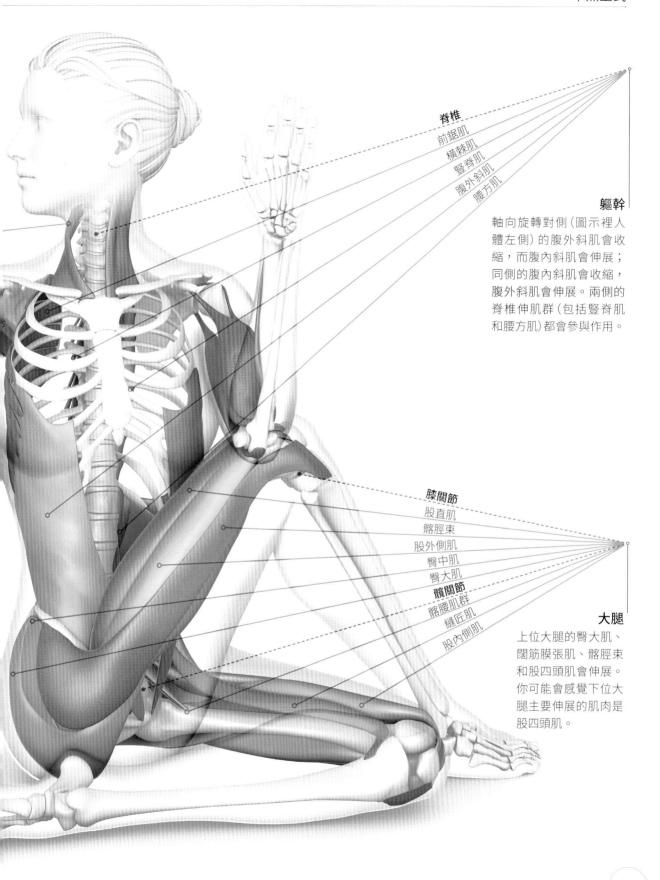

**脊椎**
前鋸肌
橫棘肌
豎脊肌
腹外斜肌
腰方肌

**軀幹**
軸向旋轉對側（圖示裡人體左側）的腹外斜肌會收縮，而腹內斜肌會伸展；同側的腹內斜肌會收縮，腹外斜肌會伸展。兩側的脊椎伸肌群（包括豎脊肌和腰方肌）都會參與作用。

**膝關節**
股直肌
髂脛束
股外側肌
臀中肌
臀大肌
**髖關節**
髂腰肌群
縫匠肌
股內側肌

**大腿**
上位大腿的臀大肌、闊筋膜張肌、髂脛束和股四頭肌會伸展。你可能會感覺下位大腿主要伸展的肌肉是股四頭肌。

# 細部圖解

脊椎扭轉對脊椎骨之間的椎間盤和薦髂關節有益處。雖然這個體位法不見得像某些人宣稱能藉由扭轉「將毒素擰掉」，但它確實會促進腸道內有助消化的活動，也就是所謂的蠕動。

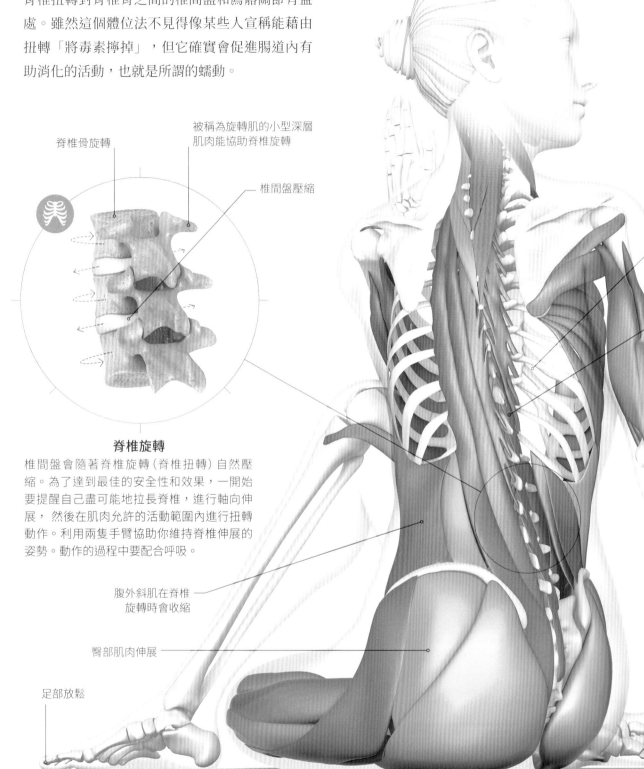

脊椎骨旋轉

被稱為旋轉肌的小型深層肌肉能協助脊椎旋轉

椎間盤壓縮

## 脊椎旋轉

椎間盤會隨著脊椎旋轉（脊椎扭轉）自然壓縮。為了達到最佳的安全性和效果，一開始要提醒自己盡可能地拉長脊椎，進行軸向伸展，然後在肌肉允許的活動範圍內進行扭轉動作。利用兩隻手臂協助你維持脊椎伸展的姿勢。動作的過程中要配合呼吸。

腹外斜肌在脊椎旋轉時會收縮

臀部肌肉伸展

足部放鬆

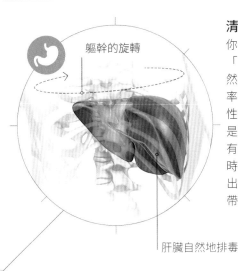

軀幹的旋轉

肝臟自然地排毒

## 清除毒素

你可能聽過旋轉脊椎可以「將毒素擰掉」的說法。然而，肝臟平常就會有效率地處理毒素。雖然物理性壓縮器官可能有益，但是並沒有證據顯示這樣做有助於排毒。不過在旋轉時一邊想像像負面能量被排出去的景象，或多或少會帶來心理上的助益。

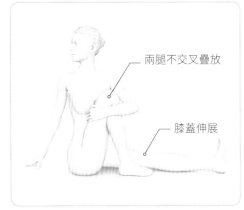

兩腿不交叉疊放

膝蓋伸展

## 變化式

若想要做比較溫和的扭轉，可以讓其中一條腿伸展，抬高的那條腿則不超越身體中線。在扭轉時，用手臂環抱抬高的那條腿讓自己坐直。

位於豎脊肌深層的多裂肌亦會參與作用

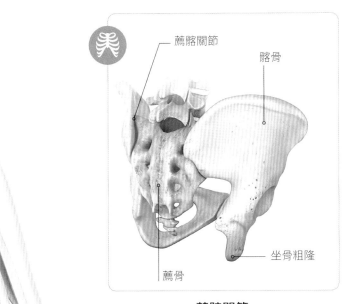

薦髂關節

髂骨

坐骨粗隆

薦骨

## 薦髂關節

允許坐骨隨著扭轉稍微在地面上移動。如果讓坐骨固定在一個位置，扭轉時會給薦髂關節的結構帶來很大的壓力，可能會引起疼痛。然而，薦髂關節活動過度也會導致疼痛，因此必須替身體找到折衷平衡的做法。

側後視圖

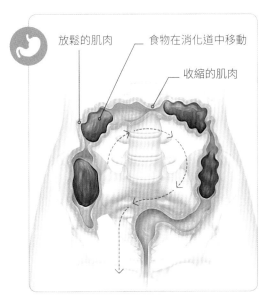

放鬆的肌肉

食物在消化道中移動

收縮的肌肉

## 刺激蠕動

消化道蠕動是為了讓食物在消化道前進，而產生的平滑肌不隨意運動 (p.39)。幸虧我們不必有意識地告訴胃要把食物清空，讓它們進入小腸。壓力和久坐的生活型態會影響蠕動，導致消化問題。扭轉可以刺激腸胃健康的蠕動。

# 嬰兒式
*Balasana*

模擬胎兒的姿勢,整個身體在地板上放鬆。嬰兒式具恢復效果的前彎動作,對許多人來說可能是一種深度放鬆、平靜舒緩的姿勢。它能讓背部肌肉獲得溫和的深度伸展,帶來身心的平靜。

## 動作重點

盡可能讓肌肉不要用力,讓身體完全放鬆。背部肌肉、臀部和腳踝要盡可能地伸展。深呼吸時,胸廓內部和周圍的肌肉會隨著每次呼吸反覆地收縮和伸展。

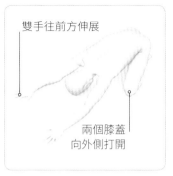

雙手往前方伸展

兩個膝蓋
向外側打開

**變化式**
另一種做法是兩個膝蓋打開,雙手往前伸展,為軀幹創造更多空間。這個變化式在連貫體位法(例如拜日式)裡是很常見的一種休息姿勢。

**頸部和上臂**
頭夾肌和頸夾肌伸展,頸部肌肉完全放鬆。當肩關節處於內轉狀態時,後三角肌稍微伸展。前臂旋前,手臂肌肉完全放鬆,雙手手背朝下置於地面。

三角肌

頸夾肌

頭夾肌

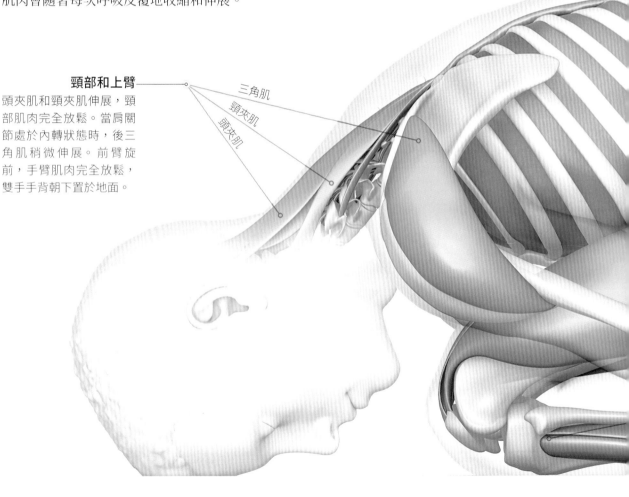

## 正位

當身體完全放鬆，體重往下壓時，腹部會受到壓縮。
頭部自然垂放，額頭靠在地板上，或是下面墊個枕頭
或毯子作為支撐。

肩膀前側
朝前垂放

兩隻腳踝
併攏

額頭靠在地板上

膝蓋併攏

兩隻手臂放鬆，
置於地面

## 軀幹

隨著脊椎輕微彎曲，脊椎
伸肌群跟著伸展。特別是
當你有意識地深吸氣和深
吐氣時，脊椎上的深層小
肌肉會和緩地伸展。

肋間肌

脊椎伸肌群

脊椎

腰方肌

### 圖例說明

•-- 關節

○— 肌肉

● 在拉長狀態下
收縮

● 被動伸展

## 大腿和小腿

當你試圖放鬆大腿周圍的所
有肌肉時，股四頭肌和臀大
肌會伸展。當足部蹠曲置於
地面時，踝背屈肌會伸展。

股直肌

股內側肌

臀大肌

脛前肌

伸趾長肌

伸拇趾長肌

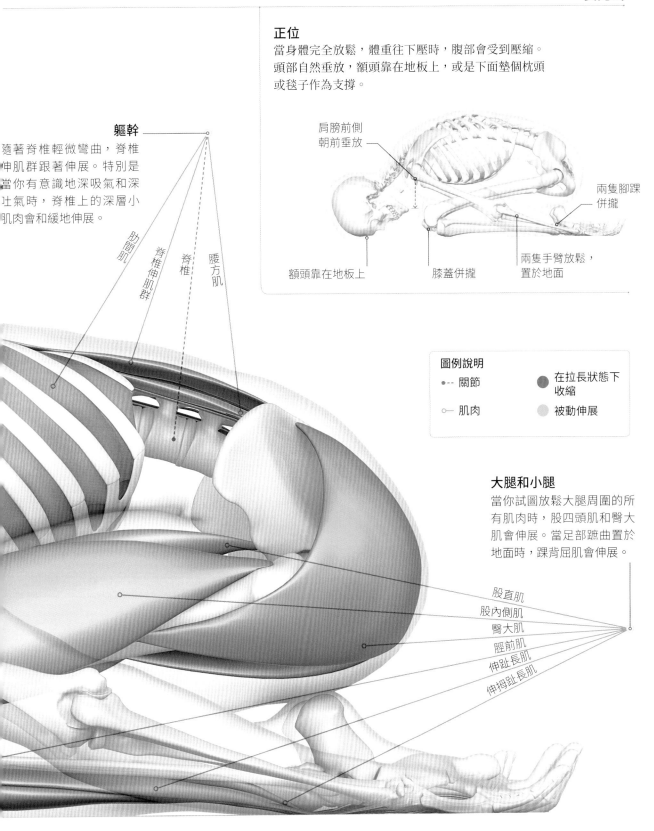

# 細部圖解

做嬰兒式可以藉機休息、深呼吸和放鬆疲勞肌肉並體驗到安全感。在具挑戰性的體位法之間，也可以利用嬰兒式作為一種休息和恢復。

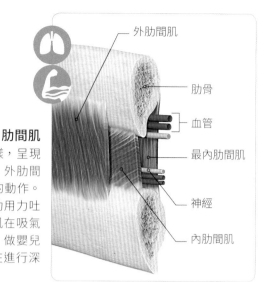

## 肋間肌

肋間肌跟腹部肌肉一樣，呈現縱橫交錯的多層排列。外肋間肌會收縮以協助吸氣的動作。內肋間肌會收縮以協助用力吐氣的動作。最內肋間肌在吸氣時會伸展以穩定肋骨。做嬰兒式時請感受一下肋骨在進行深呼吸時是如何活動的。

外肋間肌
肋骨
血管
最內肋間肌
神經
內肋間肌

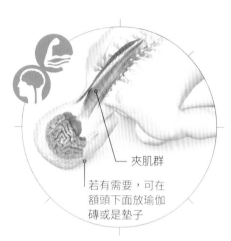

夾肌群

若有需要，可在額頭下面放瑜伽磚或是墊子

## 頭部的休息

頸部肌肉一整天都頂著約莫 5 公斤重的頭部。這種肌肉活動使神經系統持續處於輕度警戒的狀態。讓頸部和頭部的肌肉完全放鬆，會讓神經系統知道它可以放鬆警戒，安心休息。

頸部肌肉完全放鬆

股四頭肌伸展

**側上視圖**

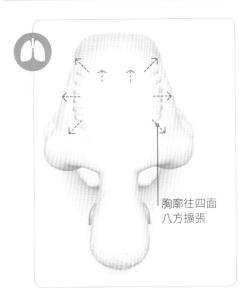

胸廓往四面
八方擴張

### 胎兒姿勢

這個姿勢模擬胎兒在子宮裡的姿態，具有撫慰身心的效果。身體處於胎兒姿勢時，大部分的關節都是彎曲狀態，能保護腹部器官免於傷害。留意身體在呼吸時是怎麼活動的：吸氣時，軀幹會上抬和擴張；吐氣時，軀幹會下降回縮。

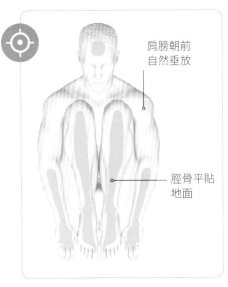

肩膀朝前
自然垂放

脛骨平貼
地面

### 壓力點

讓身體完全放鬆，脛骨、雙腳、兩隻前臂、雙手和額頭都靠在地上。如果身體無法做好這個姿勢，可利用毯子和輔助道具提供支撐。

當脊椎放鬆處於彎曲狀態時，脊椎伸肌群會伸展

肋間肌隨著每一次深呼吸動態收縮和拉伸

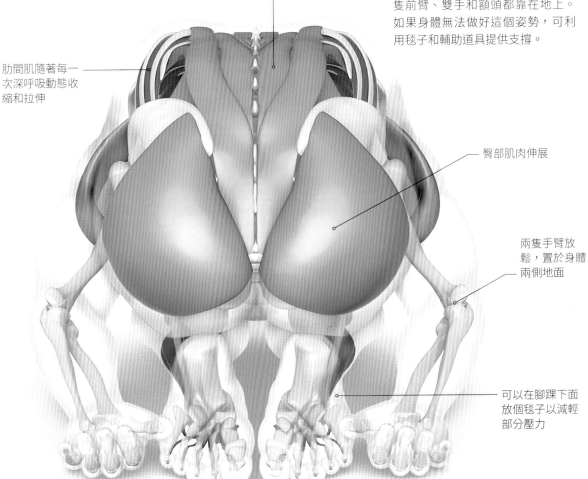

臀部肌肉伸展

兩隻手臂放鬆，置於身體兩側地面

可以在腳踝下面放個毯子以減輕部分壓力

**後視圖**

# 駱駝式
*Ustrasana*

駱駝式是有助提振精神的一種後彎體位法，能帶給人信心，準備迎接新的一天。這個體位法藉由擴張胸部來抵消現代生活身體長時間處於彎曲狀態的不良影響，相當具有挑戰性，雙手無法碰觸到雙腳的人可以適度調整做法。

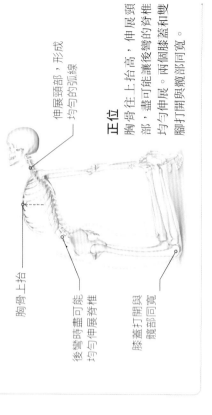

胸骨上抬

後彎時盡可能
均勻伸展後脊椎

膝蓋打開與
髖部同寬

伸展頸部，形成
均勻的弧線

## 正位

胸骨往上抬高，伸展頸部，盡可能讓後彎的脊椎均勻伸展。兩個膝蓋和雙腳打開與髖部同寬。

## 動作重點

身體前方的肌肉（包括腹部和大腿肌肉）會伸展，身體後方的肌肉（包括背部、臀部和大腿肌肉）則是收縮。當腳趾跖踮腳尖撐地時，你可能也會感受到腳底的伸展。

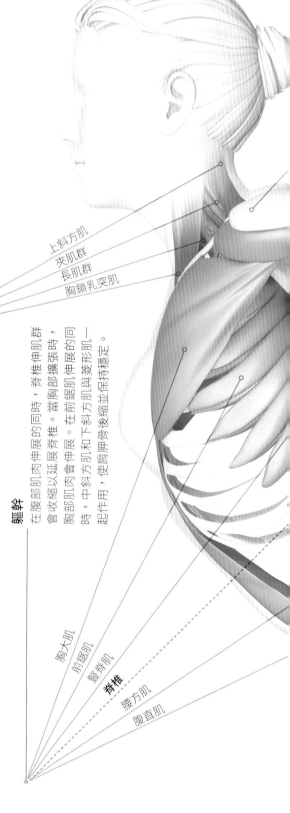

### 頸部

頸椎伸肌群收縮以伸展頸部，同時頸椎屈肌群協助穩定，避免頭部往後仰，讓頸項部呈現均勻和緩的弧線。

上斜方肌
夾肌群
長肌群
胸鎖乳突肌

### 軀幹

在腹部肌肉伸展的同時，脊椎伸肌群會收縮以延展脊椎。當胸部擴張時，胸部肌肉會伸展。在前鋸肌伸展的同時，中斜方肌和下斜方肌與菱形肌一起作用，使肩胛骨後縮並保持穩定。

胸大肌
前鋸肌
豎脊肌

### 脊椎

腰方肌
腹直肌

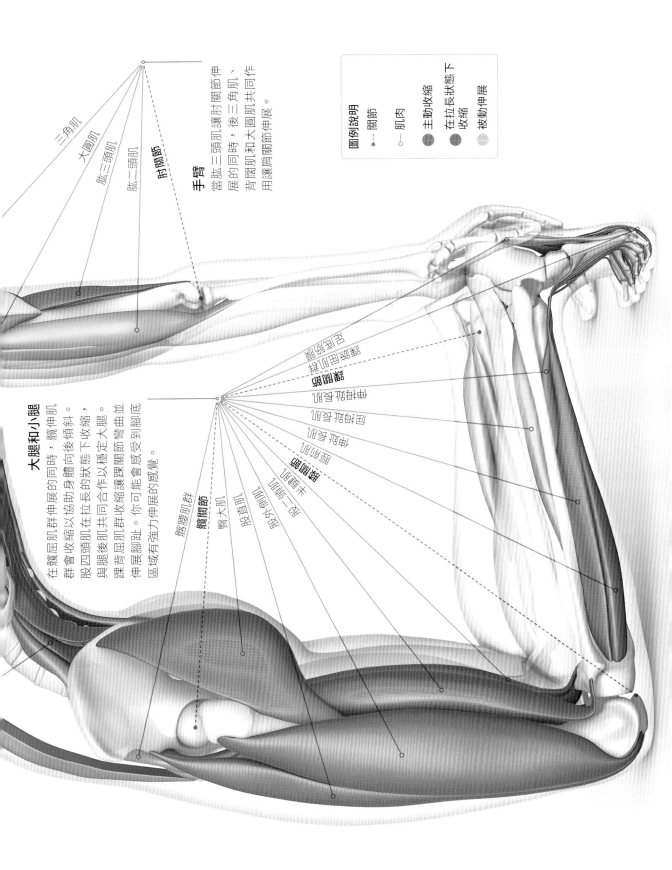

三角肌
大圓肌
肱三頭肌
肱二頭肌
肘關節

## 手臂

當肱三頭肌讓肘關節伸展的同時，後三角肌、背闊肌和大圓肌共同作用讓肩關節伸展。

## 大腿和小腿

在髖屈肌群伸展的同時，髖伸肌群會收縮以協助身體向後傾斜。股四頭肌在拉長的狀態下收縮，與股後肌共同合作讓膝關節彎曲並伸展腳趾。踝背屈肌群收縮讓踝關節彎曲並伸展腳趾。你可能會感受到腳底區域有強力伸展的感覺。

膝關節
踝關節區內
伸趾長肌
屈趾長肌
屈趾長肌
腓腸肌

踝關節
髂腰肌群
髖關節
臀大肌
股直肌
股外側肌
股二頭肌

# 細部圖解

駱駝式對於體態和椎間盤健康很有幫助。但是，
請記得要先暖身，而且要小心頸部的姿勢和位置。

這種輕微、適度的頸部
伸展能保護小型、複雜
的關節結構

腹部肌肉主要是
被動伸展，或許
會稍微收縮

脊椎骨　　椎間盤

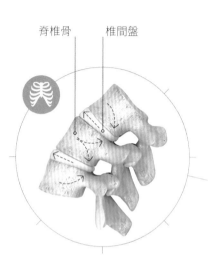

### 脊椎伸展

後彎（脊椎伸展）會把椎間盤稍微往
前推動，同時強化背部肌肉。這對椎
間盤的健康非常有幫助，並且對椎間
盤毛病有治療效果。請先諮詢醫生和
合格的瑜伽專業人員，針對個人狀況
提供相關應注意事項。

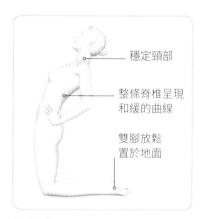

穩定頸部

整條脊椎呈現
和緩的曲線

雙腳放鬆
置於地面

### 變化式

另一種比較溫和的後彎方式是當身
體稍微向後傾斜後彎時，雙手放在
髖部。你也可以放瑜伽磚在兩個脛
骨外側，然後雙手往瑜伽磚伸展。

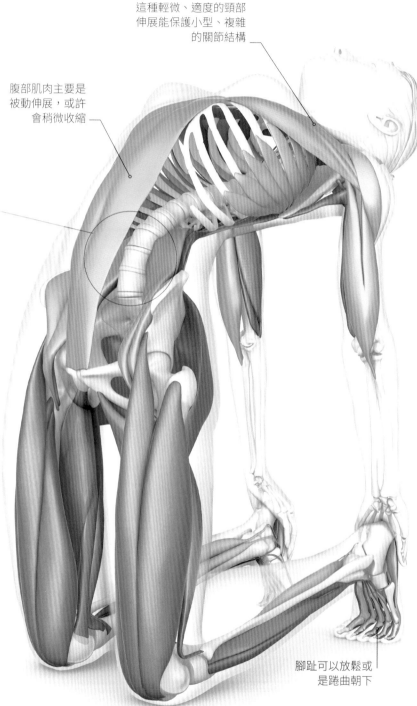

腳趾可以放鬆或
是蹻曲朝下

**側前視圖**

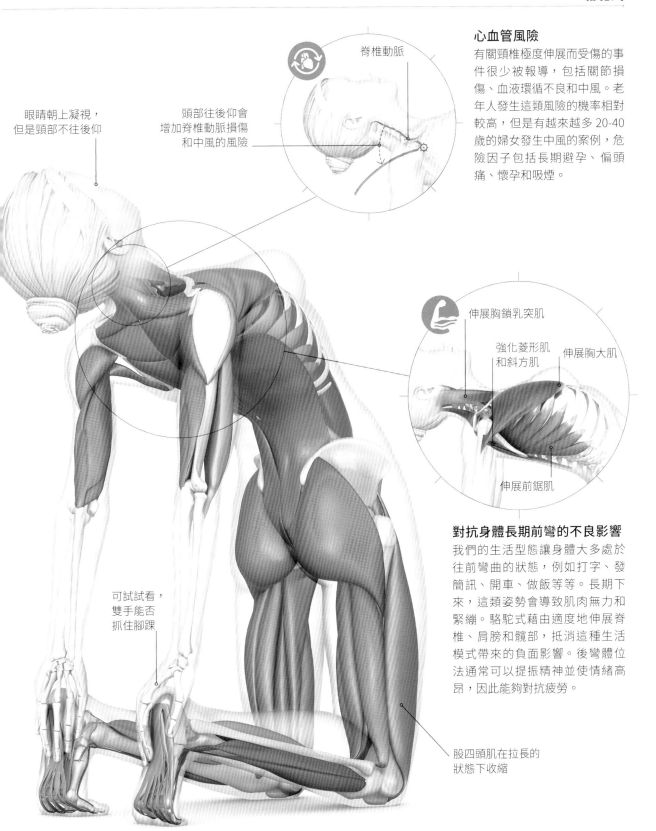

### 心血管風險

有關頸椎極度伸展而受傷的事件很少被報導，包括關節損傷、血液環循不良和中風。老年人發生這類風險的機率相對較高，但是有越來越多 20-40 歲的婦女發生中風的案例，危險因子包括長期避孕、偏頭痛、懷孕和吸煙。

脊椎動脈

眼睛朝上凝視，但是頸部不往後仰

頭部往後仰會增加脊椎動脈損傷和中風的風險

伸展胸鎖乳突肌

強化菱形肌和斜方肌

伸展胸大肌

伸展前鋸肌

### 對抗身體長期前彎的不良影響

我們的生活型態讓身體大多處於往前彎曲的狀態，例如打字、發簡訊、開車、做飯等等。長期下來，這類姿勢會導致肌肉無力和緊繃。駱駝式藉由適度地伸展脊椎、肩膀和髖部，抵消這種生活模式帶來的負面影響。後彎體位法通常可以提振精神並使情緒高昂，因此能夠對抗疲勞。

可試試看，雙手能否抓住腳踝

股四頭肌在拉長的狀態下收縮

**側後視圖**

# 鴿王式
## *Eka Pada Rajakapotasana*

今日人們練習的鴿式，並不是傳統的瑜伽體位法。這種現代瑜伽的跪姿後彎體位法可以依照個人的需求來調整做法，提供改善坐骨神經痛和背部疼痛的治療效果。事前一定要暖身，慢慢地進入這個體位。

## 動作重點

這個版本的鴿王式能深度伸展髖部、臀部、大腿、腹部、胸部和肩膀。手臂、背部和髖部的肌肉共同作用以保持姿勢不動，防止身體傾倒。

**圖例說明**
- ●-- 關節
- ○ 肌肉
- ● 主動收縮
- ● 在拉長狀態下收縮
- ● 被動伸展

### 正位

髖關節點朝向前方。如果覺得下背部有壓迫疼痛感，可試試比較溫和的做法。眼睛朝斜上方，往牆面與天花板交接處凝視。

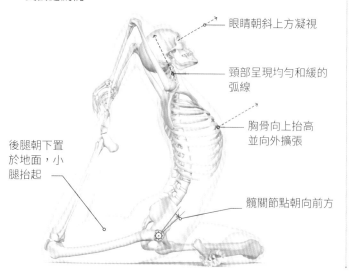

眼睛朝斜上方凝視

頸部呈現均勻和緩的弧線

胸骨向上抬高並向外擴張

後腿朝下置於地面，小腿抬起

髖關節點朝向前方

### 手臂

肩屈肌群參與作用。三角肌收縮讓手臂能往後伸展抓到腳尖，然後協助你將小腿往身體方面拉近。在肱三頭肌伸展的同時，肱肌、肱二頭肌和肱橈肌共同作用讓肘關節彎曲。

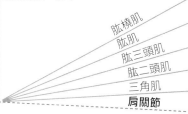

肱橈肌
肱肌
肱三頭肌
肱二頭肌
三角肌
**肩關節**

### 後腿

在股四頭肌維持膝關節彎曲的同時，髖伸肌群會作用讓髖部伸展。髖屈肌群會強力拉伸。

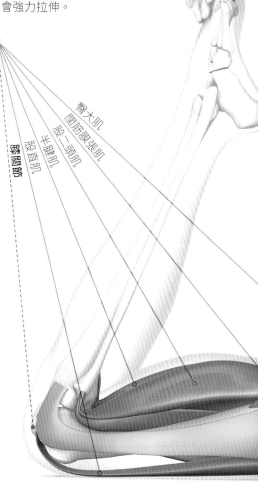

腰大肌
闊筋膜張肌
股二頭肌
半腱肌
股直肌
膝關節

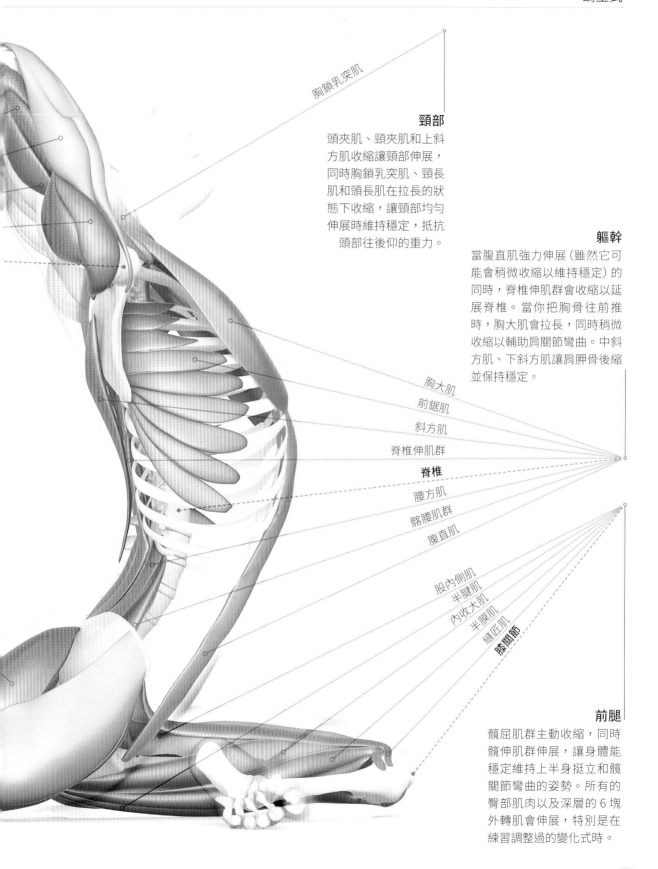

胸鎖乳突肌

**頸部**
頭夾肌、頸夾肌和上斜
方肌收縮讓頸部伸展，
同時胸鎖乳突肌、頸長
肌和頭長肌在拉長的狀
態下收縮，讓頸部均勻
伸展時維持穩定，抵抗
頭部往後仰的重力。

**軀幹**
當腹直肌強力伸展（雖然它可
能會稍微收縮以維持穩定）的
同時，脊椎伸肌群會收縮以延
展脊椎。當你把胸骨往前推
時，胸大肌會拉長，同時稍微
收縮以輔助肩關節彎曲。中斜
方肌、下斜方肌讓肩胛骨後縮
並保持穩定。

胸大肌
前鋸肌
斜方肌
脊椎伸肌群

**脊椎**
腰方肌
髂腰肌群
腹直肌

股內側肌
半腱肌
內收大肌
半膜肌
縫匠肌
膝關節

**前腿**
髖屈肌群主動收縮，同時
髖伸肌群伸展，讓身體能
穩定維持上半身挺立和髖
關節彎曲的姿勢。所有的
臀部肌肉以及深層的 6 塊
外轉肌會伸展，特別是在
練習調整過的變化式時。

# 細部圖解

鴿王式對某些人來說是有難度的體位法，但是可以藉助輔助道具或是躺下，調整成比較輕鬆的做法，紓緩關節的壓力。

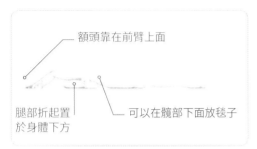

額頭靠在前臂上面

腿部折起置於身體下方

可以在髖部下面放毯子

## 變化式

難度較低的版本，是上半身往前伸展，面朝下趴著。你會感受到雙手或前臂充分伸展。可以在髖部下面墊個毯子或枕頭。或是可以仰躺，雙腿擺放成 4 的形狀，也能獲得類似的益處。

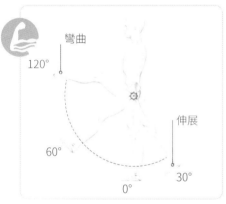

彎曲

120°

伸展

60°

30°

0°

## 梨狀肌

梨狀肌通常是扮演讓髖關節外轉的角色。然而，當髖關節彎曲超過 60 度時，梨狀肌的功能就會轉變成內轉動作。這代表它在進行外轉和彎曲動作時會深度拉伸，像鴿王式很多版本裡的前腿髖部便是如此。

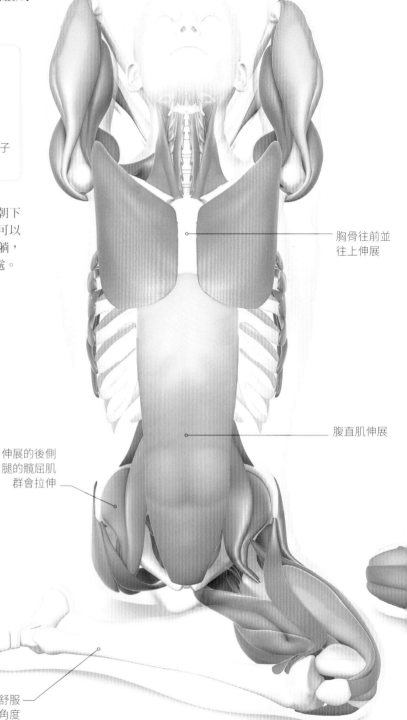

胸骨往前並往上伸展

腹直肌伸展

伸展的後側腿的髖屈肌群會拉伸

找到讓膝蓋比較舒服的腿部擺放角度

**前視圖**

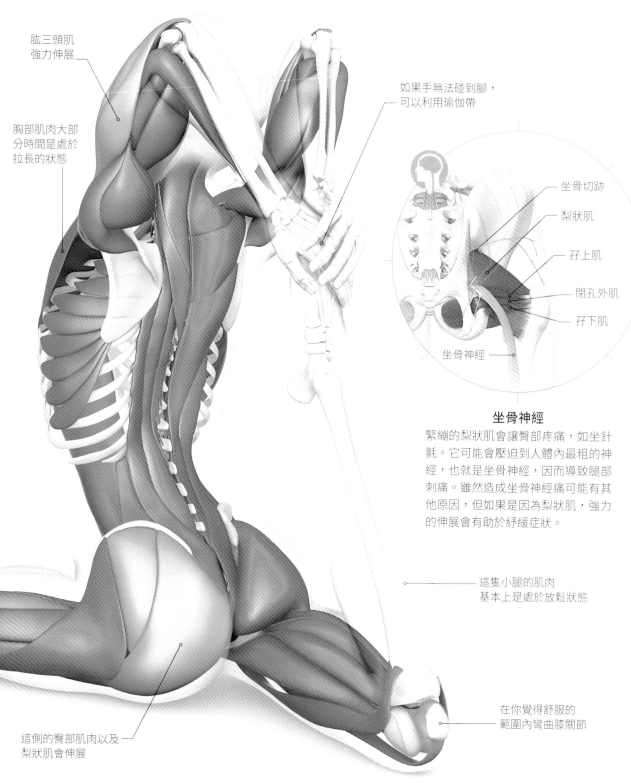

肱三頭肌
強力伸展

胸部肌肉大部
分時間是處於
拉長的狀態

如果手無法碰到腳，
可以利用瑜伽帶

坐骨切跡

梨狀肌

孖上肌

閉孔外肌

孖下肌

坐骨神經

### 坐骨神經

緊繃的梨狀肌會讓臀部疼痛，如坐針
氈。它可能會壓迫到人體內最粗的神
經，也就是坐骨神經，因而導致腿部
刺痛。雖然造成坐骨神經痛可能有其
他原因，但如果是因為梨狀肌，強力
的伸展會有助於紓緩症狀。

這隻小腿的肌肉
基本上是處於放鬆狀態

這側的臀部肌肉以及
梨狀肌會伸展

在你覺得舒服的
範圍內彎曲膝關節

**側後視圖**

# 3

# 站姿體位法

本篇的站姿體位法是為了改善姿勢和平衡感特別挑選出來的。
姿勢會影響到身體所有的結構、精神狀況、認知和自信心。這
些姿勢的用意是希望能夠減少疼痛、傷害、改善體態,並讓你
在做每一件事都能達到動作最佳化。

# 山式
## *Tadasana*

這個站姿體位法基本上就是人體解剖姿勢。山式是全身處於中立位的理想站姿，能讓身體與地面之間產生穩定連結。許多肌肉會微幅收縮以支撐身體保持直立並抵抗重力。

## 動作重點

雖然目標是盡可能不要啟動肌肉，但身體有很多肌肉會任處於中立位或是拉長狀態下輕微收縮，以防止身體往任何方向傾斜或倒下。你可能會隱約感受到小腿、大腿、髖部、背部肌肉和腹部肌肉任做微施力。

### 軀幹

脊椎伸肌群和腹橫肌共同作用以伸展並穩定脊椎。菱形肌、中斜方肌和下斜方肌收縮以穩定肩胛骨。為了讓肋骨往上抬高，胸小肌可能會收縮。

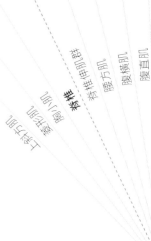

### 頸部

頸椎伸肌群在拉長或中立位的狀態下收縮，讓頸椎伸展時能保持中立、內彎的曲線。

### 手臂

後三角肌稍微收縮讓肩關節外轉，而此時前三角肌會伸展。旋後肌收縮讓掌心朝前。

夾肌群

肩關節

三角肌

肘關節

旋後肌

脊椎

上斜方肌

中斜方肌

菱形肌

脊椎伸肌群

腰方肌

腹橫肌

腹直肌

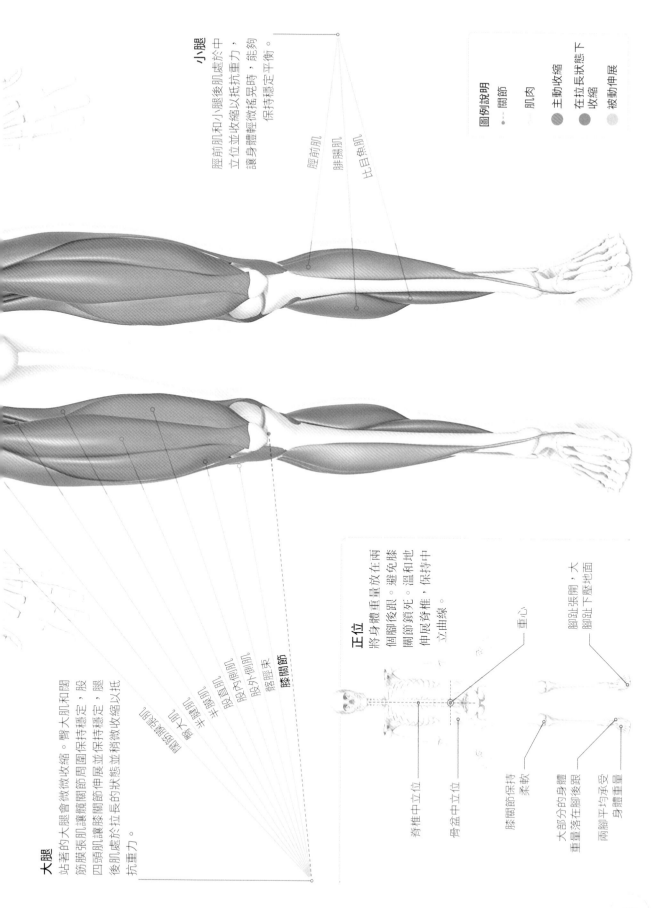

## 小腿

脛前肌和小腿後肌處於中立位並收縮以托抗重力，讓身體輕微搖晃時，能夠保持穩定平衡。

脛前肌

腓腸肌

比目魚肌

## 大腿

站著的大腿會微微收縮。臀大肌和闊筋膜張肌讓髖關節周圍保持穩定，股四頭肌讓膝關節伸展並保持穩定，腿後肌處於拉長的狀態並稍微收縮以托抗重力。

縫匠肌

臀大肌

闊筋膜張肌

半腱肌

股直肌

股內側肌

股外側肌

髂脛束

膝關節

## 正位

將身體重量放在兩個腳後跟。避免膝關節鎖死。溫和地伸展脊椎，保持中立曲線。

脊椎中立位

骨盆中立位

膝關節保持柔軟

大部分的身體重量落在腳後跟

兩腳平均承受身體重量

重心

腳趾張開，大腳趾下壓地面

87

# 細部圖解

練習山式有助於身體找到穩定平衡的良好站姿。而雙腳的
姿勢和位置是穩固站姿的重要基石。

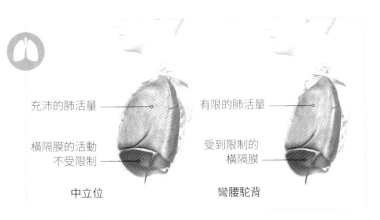

充沛的肺活量

有限的肺活量

橫隔膜的活動
不受限制

受到限制的
橫隔膜

中立位　　　　　　彎腰駝背

### 呼吸和姿勢

彎腰駝背的時候，肺活量會受限，同時也會限制到橫隔膜的活動。
從瑜伽的角度來看，當呼吸不良的時候，命根氣（也就是生命的能
量）就不能順暢流動。從生理的角度來看，當呼吸系統的運作效率
不佳時，也會連帶影響到心血管、消化、內分泌或神經系統的運
作。所以要抬頭挺胸站直，讓身體發揮最佳的作用。

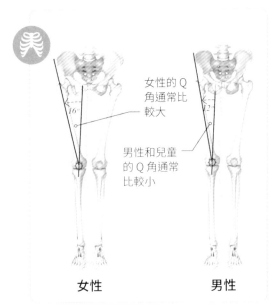

女性的 Q
角通常比
較大

男性和兒童
的 Q 角通常
比較小

女性　　　　　　男性

### 雙腳打開與髖部同寬

某些派別的瑜伽在做山式
時，雙腳是併攏的。然
而，許多現代瑜伽的體位
法當初是為了青春期前的
印度男孩發展出來的，他
們的髖部相當窄，但現在
修習瑜伽的人大多數是成
年婦女，她們的髖部比較
寬。對許多人來說，雙腳
打開與髖部同寬，會站得
更平穩，Q 角（左圖）會縮
小並且減輕膝蓋的壓力。

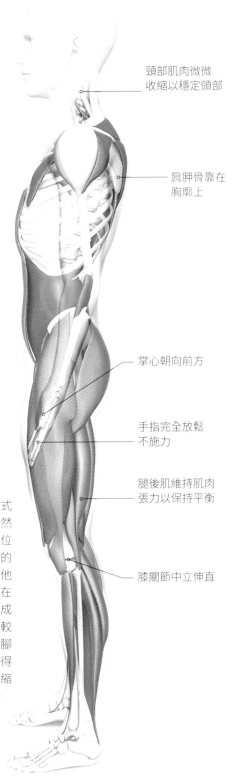

頸部肌肉微微
收縮以穩定頭部

肩胛骨靠在
胸廓上

掌心朝向前方

手指完全放鬆
不施力

腿後肌維持肌肉
張力以保持平衡

膝關節中立伸直

**側視圖**

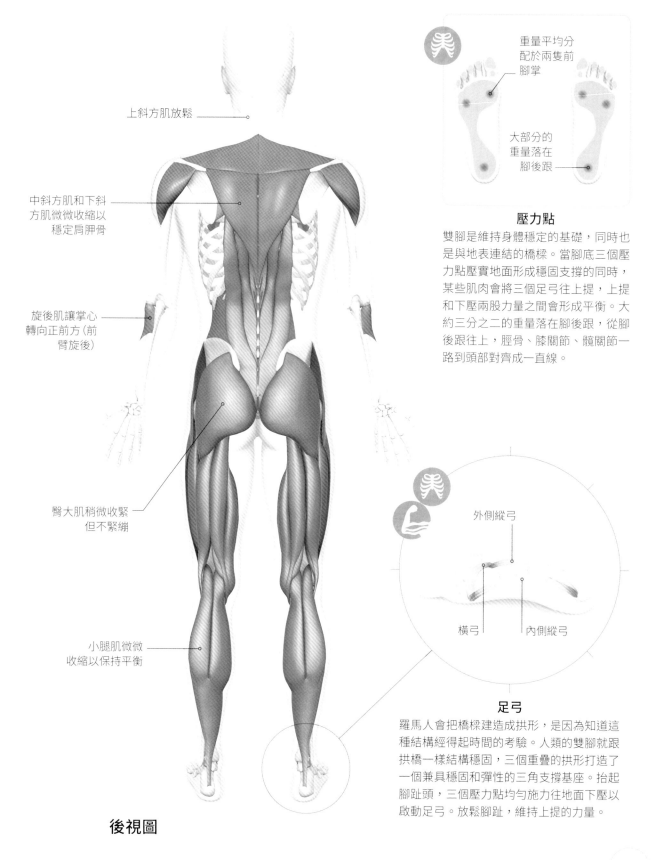

上斜方肌放鬆

中斜方肌和下斜
方肌微微收縮以
穩定肩胛骨

旋後肌讓掌心
轉向正前方（前
臂旋後）

臀大肌稍微收緊
但不緊繃

小腿肌微微
收縮以保持平衡

**後視圖**

重量平均分
配於兩隻前
腳掌

大部分的
重量落在
腳後跟

**壓力點**

雙腳是維持身體穩定的基礎，同時也
是與地表連結的橋樑。當腳底三個壓
力點壓實地面形成穩固支撐的同時，
某些肌肉會將三個足弓往上提，上提
和下壓兩股力量之間會形成平衡。大
約三分之二的重量落在腳後跟，從腳
後跟往上，脛骨、膝關節、髖關節一
路到頭部對齊成一直線。

外側縱弓

橫弓　　　　內側縱弓

**足弓**

羅馬人會把橋樑建造成拱形，是因為知道這
種結構經得起時間的考驗。人類的雙腳就跟
拱橋一樣結構穩固，三個重疊的拱形打造了
一個兼具穩固和彈性的三角支撐基座。抬起
腳趾頭，三個壓力點均勻施力往地面下壓以
啟動足弓。放鬆腳趾，維持上提的力量。

# 站姿前彎式
## *Uttanasana*

站姿前彎式有助於改善靈活度。進入和退出這個體位的連貫動作（例如做拜日式時），有助於應付日常生活裡常見的功能性動作。做這個體位法時可視個人的狀況去調整前彎的程度。

## 動作重點

整個身體後側會處於伸展狀態，包括小腿後肌、大腿、臀部和背部肌肉。身體前側的肌肉，尤其是腿部，會作用讓身體在進行深度前彎時能保持穩定。

### 頸部與軀幹

當上半身順著重力往地面方向彎曲時，所有脊椎伸肌群和背闊肌都會伸展。

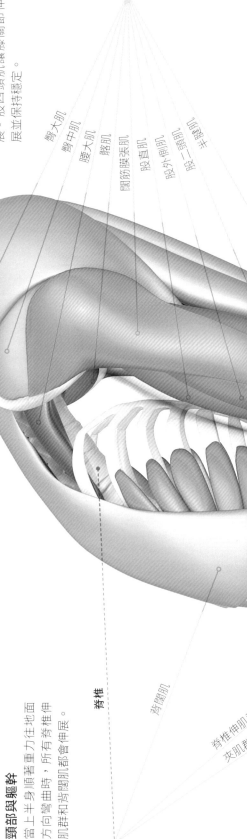

### 正位

雙腳打開與髖部同寬，形成穩固的基礎。如果沒有脊椎問題或是肩部疼痛，可放鬆頸部肌肉並讓頭部順著重力自然垂落。

膝關節保持柔軟，不要鎖死

髖關節的彎曲

骨盆前傾

脊椎稍微彎曲

頭部自然垂落

雙腳打開與髖部同寬

### 大腿

做這個體位法時，在髖屈肌群收縮的同時，臀大肌、臀中肌、臀小肌會強力伸展。股四頭肌讓膝關節伸展並保持穩定。

臀大肌

臀中肌

腰大肌

髂肌

闊筋膜張肌

股直肌

股外側肌

股二頭肌

半腱肌

脊椎

背闊肌

脊椎伸肌群

夾肌群

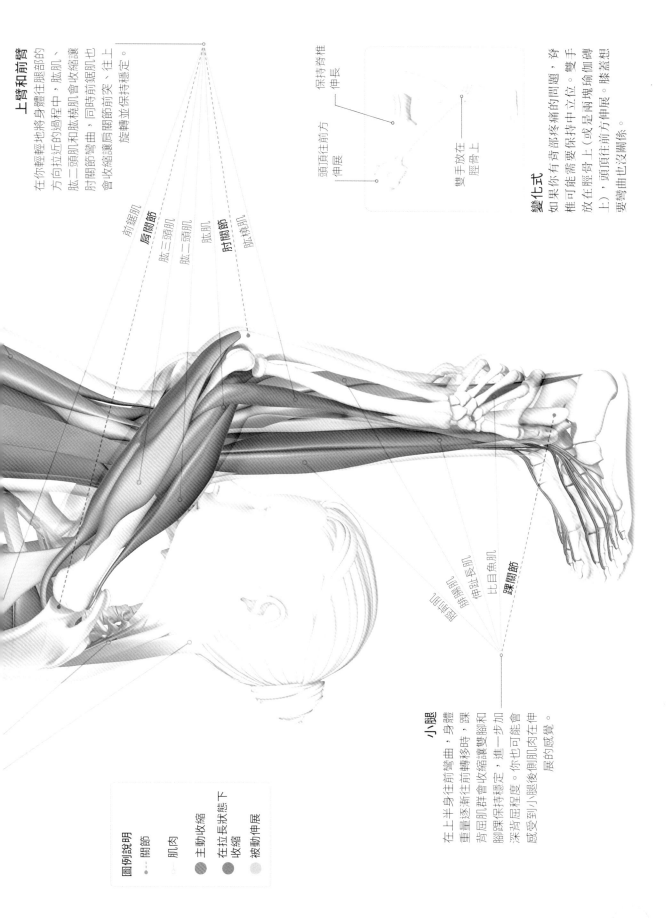

## 上臂和前臂

在你輕輕地將身體往腿部的方向拉近的過程中，肱肌、肱二頭肌和肱橈肌會收縮讓肘關節彎曲，同時前鋸肌也會收縮讓肩關節前突、往上旋轉並保持穩定。

前鋸肌

**肩關節**

肱三頭肌

肱二頭肌

肱肌

**肘關節**

肱橈肌

頭頂往前方伸展

保持脊椎伸長

雙手放在脛骨上

### 變化式

如果你有背部疼痛的問題，脊椎可能需要保持中立位。雙手放在脛骨上（或是兩塊磚偏往腰上），頭頂往前方伸展。膝蓋想要彎曲也沒關係。

## 小腿

在上半身往前彎曲，身體重量逐漸往前轉移時，踝背屈肌群收縮讓雙腳和腳踝保持穩定，進一步加深背屈程度。你也可能會感受到小腿後側肌肉往伸展的感覺。

脛前肌

趾長伸肌

伸趾長肌

比目魚肌

**踝關節**

### 圖例說明

- - - 關節

肌肉

主動收縮

在拉長狀態下收縮

被動伸展

91

# 細部圖解

前彎體位讓脊椎有深度伸展的機會，有助於改善背部健康和減少背部疼痛。然而，有椎間盤問題的人需注意，應盡可能減少腰椎的負擔。

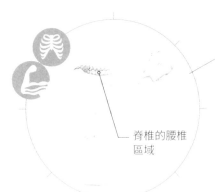

脊椎的腰椎區域

## 腰椎負擔

站姿前彎體位會對腰椎造成不小的負擔。下背部在進入和退出體位的過程中特別容易受傷。如果你有任何背痛、關節炎、椎間盤問題、骨質缺乏症或骨質疏鬆症，要盡可能保持脊椎中立位，在進出體位時彎曲膝蓋並緊縮核心肌肉。

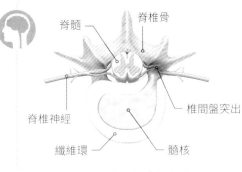

脊髓　　脊椎骨

脊椎神經

椎間盤突出

纖維環　　髓核

## 椎間盤突出

椎間盤就像塗了果醬的甜甜圈。當部分的髓核（果醬）溢出纖維環（甜甜圈）外，就會導致椎間盤突出。因為大多數發生於身體側後方的椎間盤突出，是脊椎彎動作導致，因此若有椎間盤問題，請盡量放慢動作或避免深度彎曲。

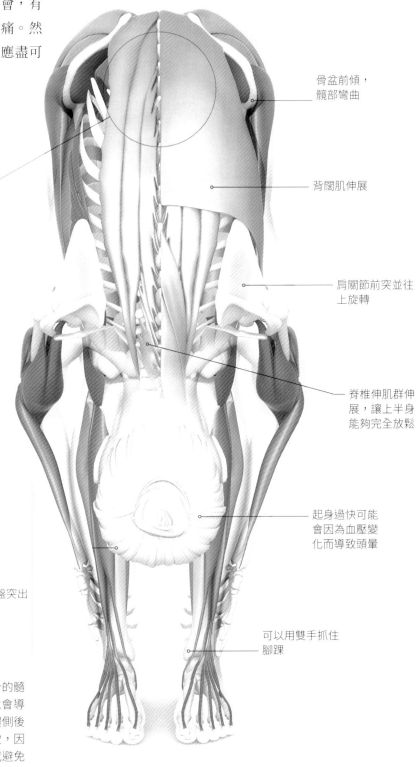

骨盆前傾，髖部彎曲

背闊肌伸展

肩關節前突並往上旋轉

脊椎伸肌群伸展，讓上半身能夠完全放鬆

起身過快可能會因為血壓變化而導致頭暈

可以用雙手抓住腳踝

**前視圖**

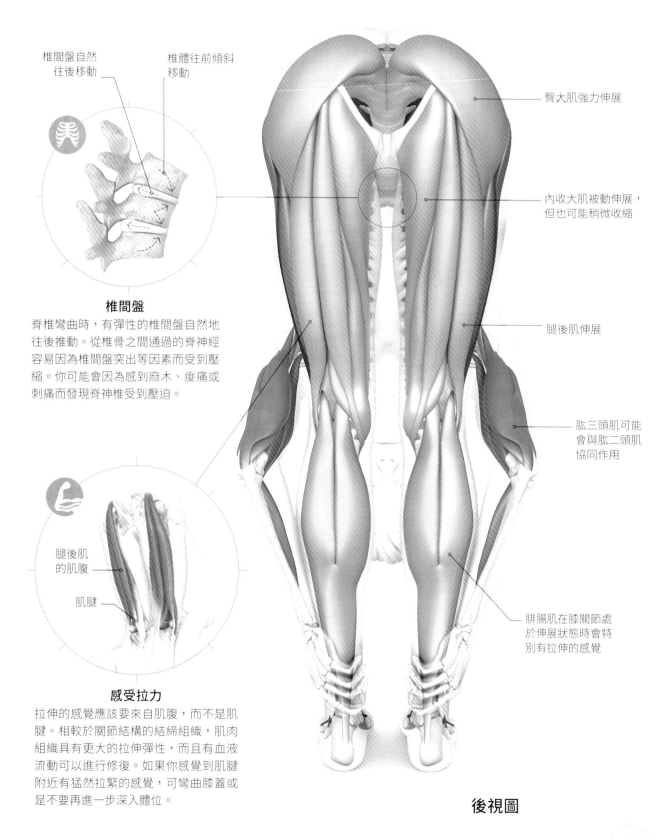

椎間盤自然
往後移動

椎體往前傾斜
移動

臀大肌強力伸展

內收大肌被動伸展，
但也可能稍微收縮

**椎間盤**

脊椎彎曲時，有彈性的椎間盤自然地
往後推動。從椎骨之間通過的脊神經
容易因為椎間盤突出等因素而受到壓
縮。你可能會因為感到麻木、痠痛或
刺痛而發現脊神椎受到壓迫。

腿後肌伸展

肱三頭肌可能
會與肱二頭肌
協同作用

腿後肌
的肌腹

肌腱

腓腸肌在膝關節處
於伸展狀態時會特
別有拉伸的感覺

**感受拉力**

拉伸的感覺應該要來自肌腹，而不是肌
腱。相較於關節結構的結締組織，肌肉
組織具有更大的拉伸彈性，而且有血液
流動可以進行修復。如果你感覺到肌腱
附近有猛然拉緊的感覺，可彎曲膝蓋或
是不要再進一步深入體位。

**後視圖**

# 椅子式
## *Utkatasana*

椅子式會啟動人體最大的肌肉，促進心臟跳動，並強力緊縮核心肌群。這個充滿能量的站姿體位法能提升大腿肌力，而根據某些研究顯示，大腿肌力是延長壽命的一個關鍵因素。

## 動作重點

**大腿、髖部和核心周圍的肌肉為了讓身體維持下蹲姿勢會強力收縮。雙手高舉過頭會加考驗核心肌力並鍛鍊到肩膀肌肉。或者，你也可以把雙手放在髖部以減輕負擔。**

**軀幹**

脊椎伸肌群和腹橫肌共同作用讓脊椎中立並保持穩定。腹直肌主要是伸展。菱形肌與中斜方肌、下斜方肌共同作用讓肩胛骨後縮和維持穩定。背闊肌在肩關節處於彎曲狀態時會伸展。

**頸部**

雖然上斜方肌會稍微收縮以上抬肩胛骨，但是要盡量讓這個區域保持柔軟以釋放緊繃壓力。頸椎伸肌群收縮，以防止頭部往前垂落。

**手臂**

肩屈肌群收縮帶動兩隻手臂高舉過頭。三角肌作用讓手臂外展到高舉過頭的位置，並協助手臂在肩關節彎曲的狀態下保持靜止不動。肱三頭肌讓肘關節伸展。

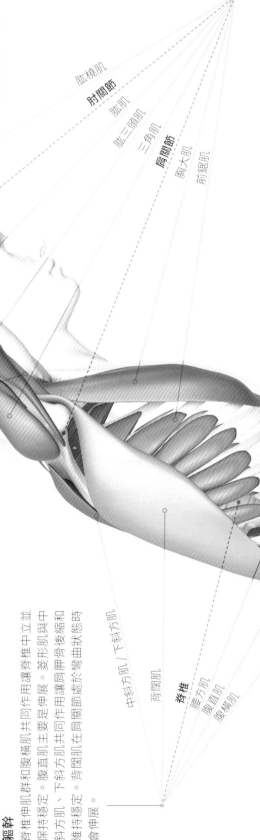

頸椎伸肌群

**肘關節**
肱橈肌
肱肌
肱二頭肌
三角肌
**肩關節**
胸大肌
前鋸肌

中斜方肌
背闊肌
**脊椎**
腰方肌
腹直肌
腹橫肌

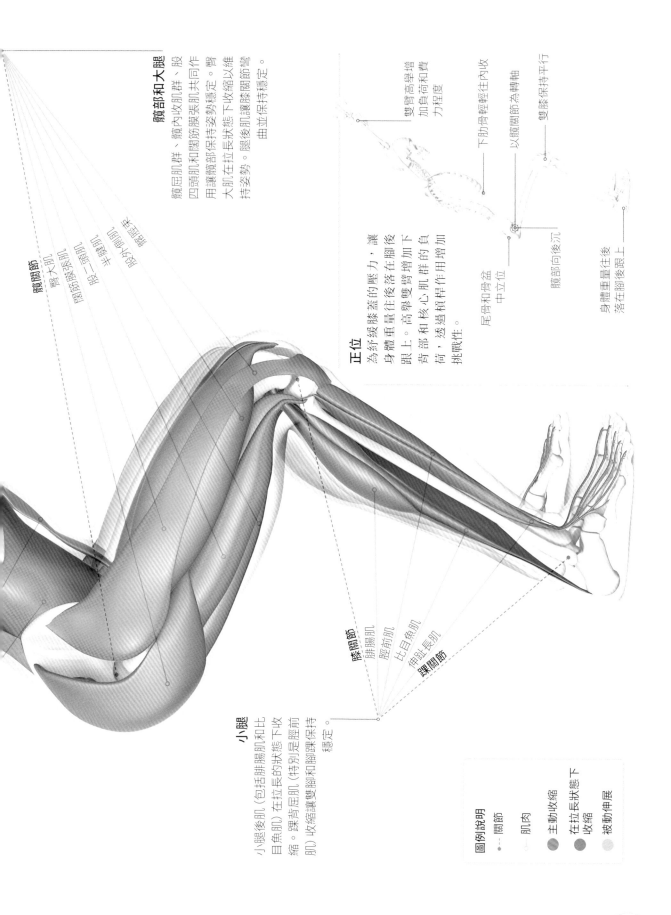

## 髖部和大腿

髖屈肌群、髖內收肌群、股四頭肌和闊筋膜張肌共同作用讓髖部保持姿勢穩定。臀大肌在拉長狀態下收縮以維持姿勢。腿後肌讓膝關節彎曲並保持穩定。

**髖關節**
臀大肌
闊筋膜張肌
股二頭肌
半腱肌
股外側肌
髂脛束

## 正位

為紓緩膝蓋的壓力，讓身體重量往後落在腳後跟上。高舉雙臂增加下背部和核心肌群的負荷，透過槓桿作用增加挑戰性。

雙臂高舉增加負荷和費力程度

下肋骨輕輕往內收

以髖關節的為轉軸

雙膝保持平行

尾骨和骨盆中立位

髖部向後沉

身體重量往後落在腳後跟上

**膝關節**
腓腸肌
脛前肌
比目魚肌
伸趾長肌
**踝關節**

## 小腿

小腿後肌（包括腓腸肌和比目魚肌）在拉長的狀態下收縮。踝背屈肌（特別是脛前肌）收縮讓雙腳和腳踝保持穩定。

**圖例說明**
關節
肌肉
主動收縮
在拉長狀態下收縮
被動伸展

# 細部圖解

椅子式會產生全身性的影響。
例如,高舉雙臂會使血壓升
高。高舉雙臂也會增加腰椎負
荷,這對心血管系統和核心肌
肉是一種考驗。

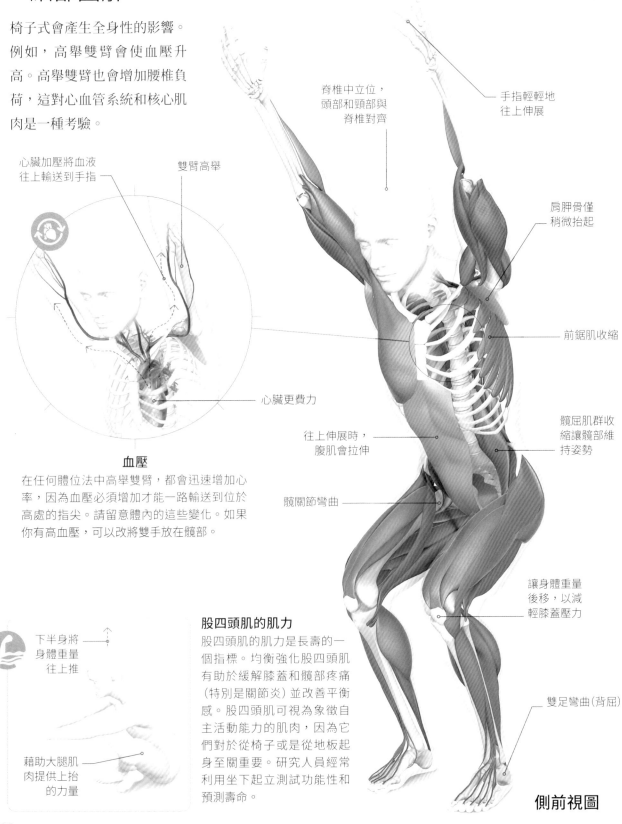

心臟加壓將血液
往上輸送到手指

雙臂高舉

脊椎中立位,
頭部和頸部與
脊椎對齊

手指輕輕地
往上伸展

肩胛骨僅
稍微抬起

前鋸肌收縮

心臟更費力

往上伸展時,
腹肌會拉伸

髖屈肌群收
縮讓髖部維
持姿勢

髖關節彎曲

讓身體重量
後移,以減
輕膝蓋壓力

雙足彎曲(背屈)

**側前視圖**

## 血壓

在任何體位法中高舉雙臂,都會迅速增加心
率,因為血壓必須增加才能一路輸送到位於
高處的指尖。請留意體內的這些變化。如果
你有高血壓,可以改將雙手放在髖部。

下半身將
身體重量
往上推

藉助大腿肌
肉提供上抬
的力量

## 股四頭肌的肌力

股四頭肌的肌力是長壽的一
個指標。均衡強化股四頭肌
有助於緩解膝蓋和髖部疼痛
(特別是關節炎)並改善平衡
感。股四頭肌可視為象徵自
主活動能力的肌肉,因為它
們對於從椅子或是從地板起
身至關重要。研究人員經常
利用坐下起立測試功能性和
預測壽命。

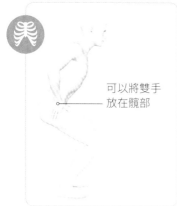

肱二頭肌會拉長讓
雙臂能往上伸展，
然後會收縮讓手臂
保持穩定

肱橈肌處於伸展
的狀態

### 增加腰椎負荷
高舉雙臂會增加腰椎的負荷。這對強化核心肌群很有效果。然而，對某些人來說，這個動作可能過於吃力，超過核心肌群和脊椎所能負荷的程度，因而導致下背部拉傷。如果有這種情況，可以改把雙手放在髖部。

脊椎伸肌群
讓脊椎維持穩定，
保持中立位

髖部往後並往
地板方向下沉

豎脊肌

橫隔膜

腰方肌

髂腰肌群

骨盆底

腹直肌

腹橫肌

試著將身體
重量轉移至
腳後跟以保
護膝蓋

### 核心肌力
對於核心肌群包括哪些肌肉有許多定義，但通常會包括所有的腹部肌肉、骨盆底和背部肌肉，例如豎脊肌、呼吸肌的橫隔膜，有時也會包括髂腰肌群，像椅子式這樣的體位法有助於強化核心肌群功能和身體覺察能力，進而改善姿勢體態、平衡感和日常生活的功能性動作。

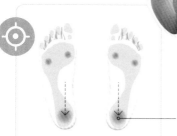

### 壓力和平衡
讓身體重量往後落在腳後跟可以減輕膝蓋的壓力。試著讓腳趾頭張開並上抬，感覺身體重量往後方轉移。然後，維持重心在後方的同時，輕輕地放下腳趾。

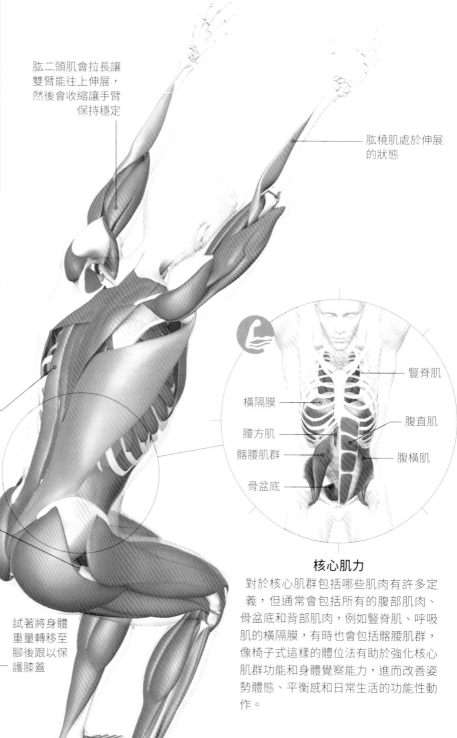

腳趾頭張開並放輕鬆，
不要蹺曲或用力夾緊

**側後視圖**

# 新月式
*Anjaneyasana*

新月式是對抗久坐很好的一個體位法。它對跑者或是從事涉及跑步的運動的人也很有益處，因為它能強化跨步的肌肉，並能伸展髖屈肌群。

## 動作重點

在做這個體位法時，髖部與臀部的肌肉都必須參與並作用以保持姿勢平衡。核心肌群負責讓脊椎在微幅後彎的狀態下保持穩定，大腿肌肉則是穩定髖部和膝蓋的重要角色。

### 頸部

頸椎伸肌群施力讓頸椎伸展，同時頸椎屈肌群會產生拮抗作用而拉伸，讓頸部保持穩定，避免頭部往後仰。

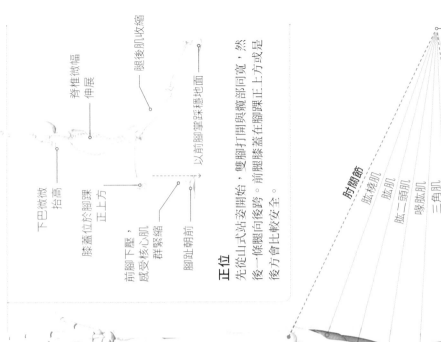

**正位**

先從山式站姿開始，雙腳打開與髖部同寬，然後一條腿向後跨。前腿膝蓋在腳踝正上方或是後方會比較安全。

以前腳腳掌穩踩地面
腳趾朝前
膝蓋位於腳踝正上方
前腳下踩，感受腳心肌群緊縮

下巴微微抬高
脊椎微幅伸展
腿後肌收縮

**手臂**

肩屈肌群收縮。前三角肌輔助肩關節的彎曲的動作，後三角肌則處於拉長的狀態，腳趾肌肉纖維會收縮讓肩關節外轉並保持穩定。肱三頭肌作用讓肘關節伸展。當手臂往上伸直時，肩關節要有舒展開來的感覺，而不是僵硬的感覺。

肘關節
肱橈肌
肱肌
肱二頭肌
喙肱肌
三角肌
肩關節
前鋸肌

長肌群
胸鎖乳突肌
斜角肌群

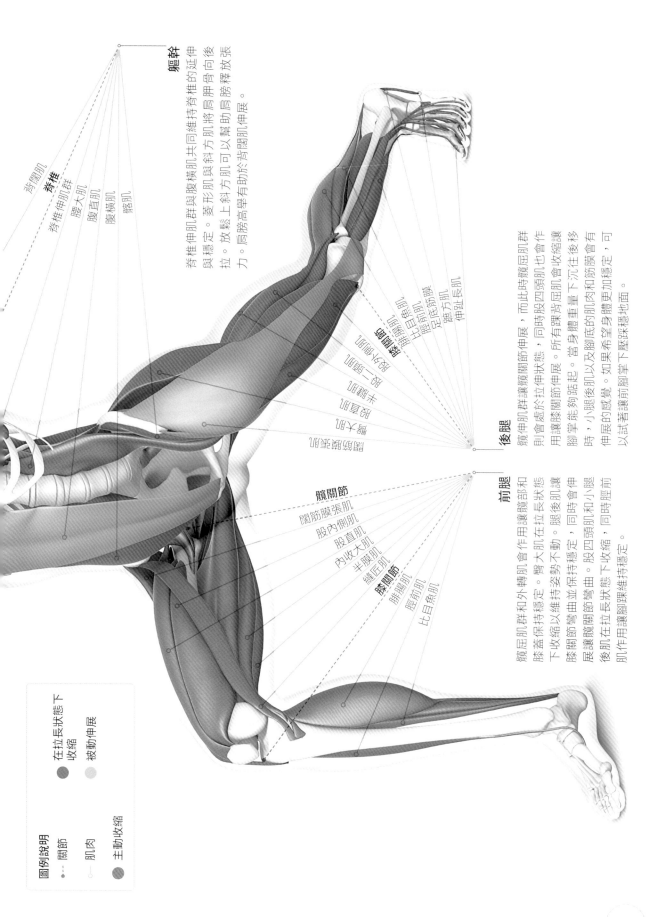

軀幹

背闊肌
脊椎
脊椎伸肌群
腰大肌
腹直肌
腹橫肌
骼肌

脊椎伸肌群與腹橫肌共同維持脊椎的延伸與穩定。菱形肌與斜方肌將肩胛骨向後拉。放鬆高舉肩胛釋放張力。肩膀高舉有助於背闊肌伸展。

後腿

腓腸肌
比目魚肌
脛骨後肌
腓骨長肌
蹠方肌
伸趾長肌
股二頭肌
股二頭肌（短頭）
股二頭肌（長頭）
半腱肌
半膜肌
大內收肌
臀大肌
股四頭肌
臀中肌

髖伸肌群讓髖關節伸展，而此時髖屈肌群則讓處於拉伸狀態，同時股四頭屈肌也會作用讓膝關節伸展。所有腳踝背屈肌會收縮讓腳掌能夠踮起。當身體重量下沉往後腳時，小腿後肌以及腳底的肌肉和筋膜會有伸展的感覺。如果希望身體更加穩定，可以試著讓前腳掌下壓踩穩地面。

髖關節
闊筋膜張肌
股內側肌
股直肌
內收大肌
半膜肌
縫匠肌

膝關節
腓腸肌
脛前肌
比目魚肌

前腿

髖屈肌群和外轉肌會作用讓髖部和膝蓋保持穩定。臀大肌在拉長狀態下收縮以維持姿勢不動。腿後肌讓膝關節彎曲並保持穩定，同時會伸展讓髖關節彎曲。股四頭肌和小腿後肌在拉長狀態下收縮，同時脛前肌作用讓腳踝維持穩定。

圖例說明

關節
肌肉
主動收縮
在拉長狀態下收縮
被動伸展

## 細部圖解

你也可以試著調整，找到比較舒服和有效率的姿勢和做法。穩固體位法能夠紓緩容易累積壓力和緊繃僵硬的肌肉，例如上斜方肌和胸大肌。

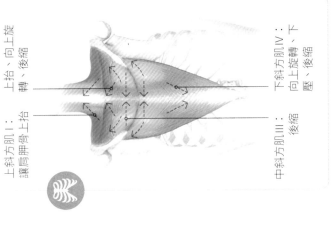

上斜方肌 I：
讓肩胛骨上抬

中斜方肌 II：
上抬、向上旋轉、後縮

中斜方肌 III：
後縮

下斜方肌 IV：
向上旋轉、下壓、後縮

### 斜方肌徵召

斜方肌分成三個部分和四種纖維排列方向。肩關節彎曲時，所有部位的斜方肌都會產生不同程度的收縮。上斜方肌稍微收縮以上抬肩胛骨，然而有很多人過度收縮以上抬肩胛骨，因而造成肌肉緊繃。主要使用的肌肉應該是中斜方肌和下斜方肌。

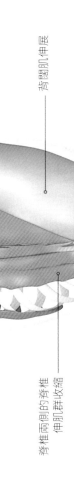

斜方肌收縮

背闊肌伸展

頭部輕輕地往斜上方抬高

手指輕輕地往上伸展

位於斜方肌深處的菱形肌讓肩胛骨保持穩定

脊椎兩側的脊椎伸肌群保持穩定

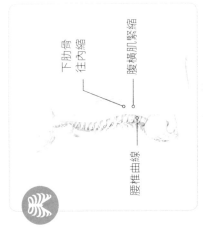

腰椎曲線

下肋骨往內縮

腹橫肌緊縮

### 脊椎彈性

柔軟度好的人經常盆骨往前傾，使得脊椎形成過度彎曲的弧線 (pp.14-15)。

如果你也有這種情況，請把下肋骨內縮並且緊縮腹部肌肉，特別是腹橫肌。但是，也不要尾骨內縮，讓腰椎失去自然曲線，而造成過度代償。

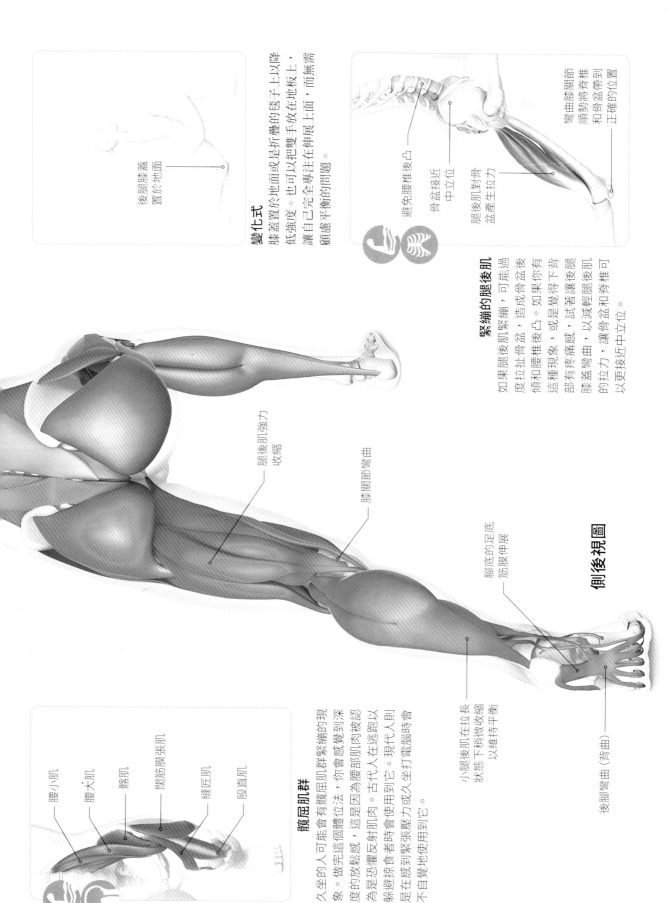

**變化式**

膝蓋置於地面或是折疊的毯子上以降低強度。也可以把雙手放在地板上，讓自己完全專注在伸展上面，而無需顧慮惡平衡的問題。

後腿膝蓋置於地面

避免腰椎後凸

骨盆接近中立位

腿後肌對骨盆產生拉力

彎曲膝關節順勢將脊椎和骨盆帶到正確的位置

**緊繃的腿後肌**

如果腿後肌緊繃，可能過度拉扯骨盆，造成骨盆後傾和腰椎後凸。如果你有這種現象，或是覺得下背部有疼痛感，試著讓腿後肌膝蓋彎曲，以減輕腿後肌的拉力，讓骨盆和脊椎可以更接近中立位。

**側後視圖**

腿後肌強力收縮

膝關節彎曲

腳底的足底筋膜伸展

小腿後肌在拉長狀態下稍微收縮以維持平衡

後腳彎曲(背曲)

**髖屈肌群**

腰小肌

腰大肌

髂肌

闊筋膜張肌

縫匠肌

股直肌

久坐的人可能會有髖屈肌群緊繃的現象。做完這個體位法，你會感覺到深度的放鬆感，這是因為腰部肌肉被認為是恐懼反射肌肉。古代人在逃跑以躲避掠食者時會使用到它。現代人則是在感到緊張或久坐打電腦時會不自覺地使用到它。

# 戰士二式

*Virabhadrasana II*

戰士二式是一種講求靜態穩定、充滿力量的站姿體位
法。維持戰士二式的姿勢一段時間能改善平衡感和強
化肌力。這個體位法提供了很好的機會去觀察自己處
於困難挑戰下的思維反應。

## 動作重點

這個體位法會使用到大腿肌肉與核心
肌群。兩隻手臂往兩側伸展以創造關
節的空間，肘關節或指關節要保持柔
軟不鎖死。

**圖例說明**

- ●-- 關節
- ⌒ 肌肉
- ● 主動收縮
- ● 在拉長狀態下收縮
- ● 被動伸展

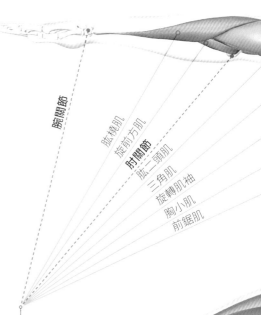

腕關節

肱橈肌
旋前方肌
肘關節
肱二頭肌
三角肌
旋轉肌袖
胸小肌
前鋸肌

### 手臂

中三角肌和棘上肌讓肩關
節外轉。當所有三角肌參
與作用讓肩關節保持穩定
不動的同時，前三角肌會
協助背闊肌讓關節內轉。
肱三頭肌讓肘關節伸展，
旋前肌讓前臂往掌心朝下
的方向轉動。兩側胸肌處
於拉長狀態，協助維持穩
定。

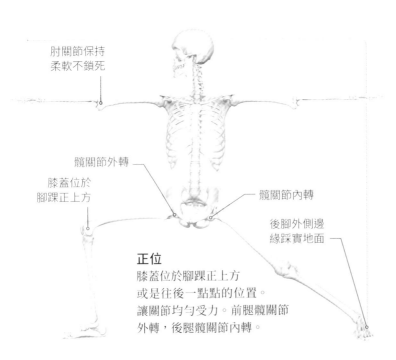

肘關節保持
柔軟不鎖死

髖關節外轉

膝蓋位於
腳踝正上方

髖關節內轉

後腳外側邊
緣踩實地面

### 正位

膝蓋位於腳踝正上方
或是往後一點點的位置。
讓關節均勻受力。前腿髖關節
外轉，後腿髖關節內轉。

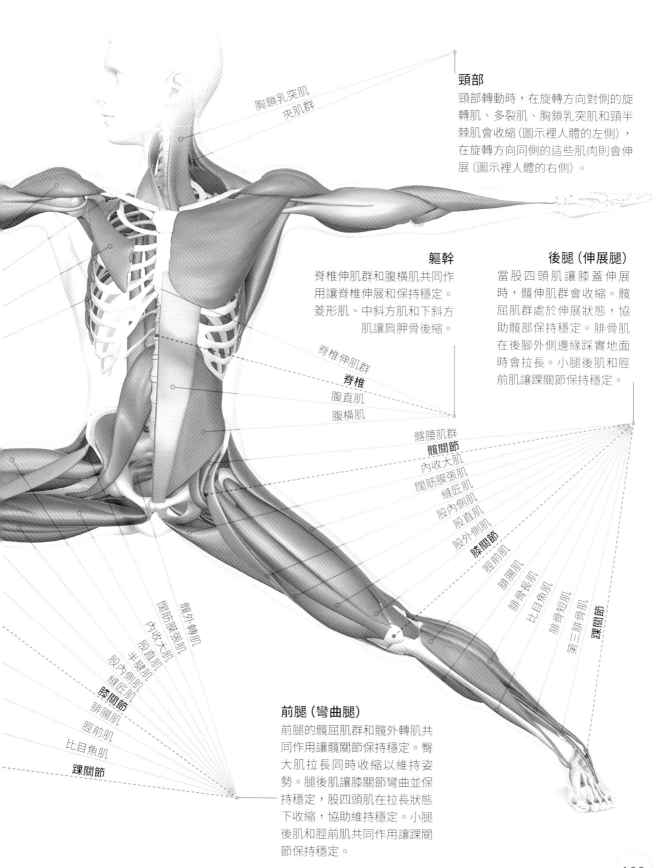

### 頸部

頸部轉動時，在旋轉方向對側的旋轉肌、多裂肌、胸鎖乳突肌和頸半棘肌會收縮（圖示裡人體的左側），在旋轉方向同側的這些肌肉則會伸展（圖示裡人體的右側）。

胸鎖乳突肌
夾肌群

### 軀幹

脊椎伸肌群和腹橫肌共同作用讓脊椎伸展和保持穩定。菱形肌、中斜方肌和下斜方肌讓肩胛骨後縮。

脊椎伸肌群

**脊椎**
腹直肌
腹橫肌

### 後腿（伸展腿）

當股四頭肌讓膝蓋伸展時，髖伸肌群會收縮。髖屈肌群處於伸展狀態，協助髖部保持穩定。腓骨肌在後腳外側邊緣踩實地面時會拉長。小腿後肌和脛前肌讓踝關節保持穩定。

髂腰肌群

**髖關節**
內收大肌
闊筋膜張肌
縫匠肌
股內側肌
股直肌
股外側肌

**膝關節**
脛前肌
腓腸肌
比目魚肌
腓骨長肌
腓骨短肌
第三腓骨肌

**踝關節**

髖外轉肌
闊筋膜張肌
內收大肌
股直肌
半腱肌
股內側肌
縫匠肌

**膝關節**
腓腸肌
脛前肌
比目魚肌

**踝關節**

### 前腿（彎曲腿）

前腿的髖屈肌群和髖外轉肌共同作用讓髖關節保持穩定。臀大肌拉長同時收縮以維持姿勢。腿後肌讓膝關節彎曲並保持穩定，股四頭肌在拉狀態下收縮，協助維持穩定。小腿後肌和脛前肌共同作用讓踝關節保持穩定。

# 細部圖解

做戰士二式時，達到正位能預防關節結構受傷，特別是膝關節，它是人體內結構最複雜的一個關節，因此避免損傷易非常重要。

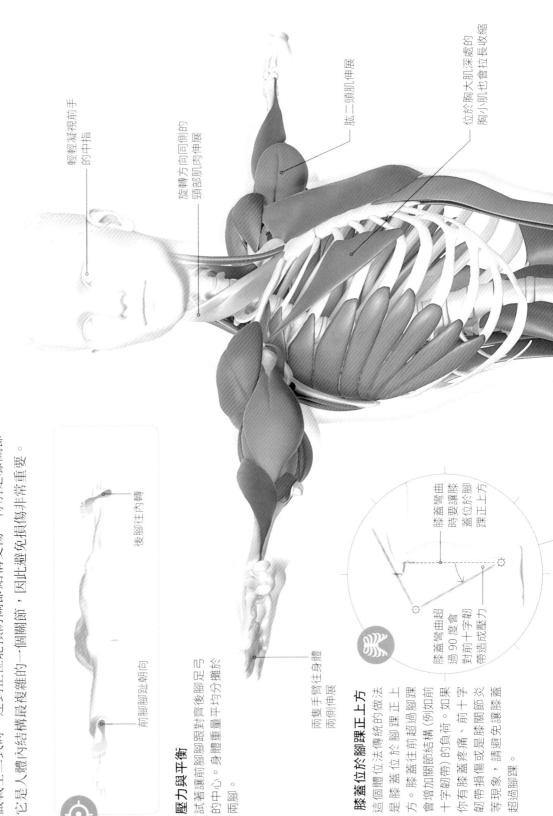

**輕輕凝視前手的中指**

**旋轉方向同側的頸部肌肉伸展**

**肱二頭肌伸展**

**位於胸大肌深處的胸小肌也會拉長收縮**

**前腳腳趾朝向**

**後腳往內轉**

## 壓力與平衡

試著讓前腳腳跟對齊後腳足弓的中心。身體重量平均分攤於兩腳。

**兩隻手臂往身體兩側伸展**

## 膝蓋位於腳踝上方

這個體位法傳統的做法是膝蓋位於腳踝正上方。膝蓋往前超過腳踝會增加關節結構（例如前十字韌帶）的負荷。如果你有膝蓋疼痛、前十字韌帶損傷或是膝關節炎等現象，請避免讓膝蓋超過腳踝。

**膝蓋彎曲時要讓膝蓋位於腳踝正上方**

**膝蓋彎曲超過90度會對前十字韌帶造成壓力**

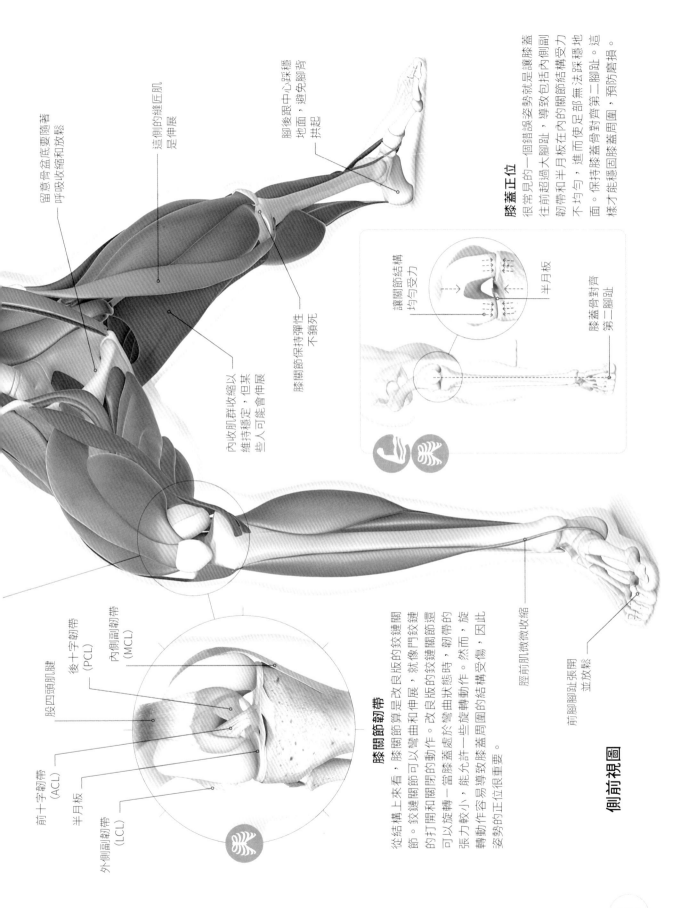

留意骨盆底要隨著
呼吸收縮和放鬆

這側的縫匠肌
是伸展

腳後跟中心踩穩
地面，避免腳背
拱起

**膝蓋正位**

很常見的一個錯誤姿勢就是讓膝蓋
往前超過大腳趾，導致內側副
韌帶和半月板在內的關節結構受力
不均勻，進而使足部無法踩穩地
面。保持膝蓋骨對齊第二腳趾。這
樣才能穩固膝蓋關節、預防磨損。

讓關節結構
均勻受力

半月板

膝蓋骨對齊
第二腳趾

內收肌群收縮以
維持穩定，但某
些人可能會伸展

膝關節保持彈性
不鎖死

脛前肌微微收縮

前腳腳趾張開
並放鬆

**膝關節韌帶**

股四頭肌腱

後十字韌帶
（PCL）

內側副韌帶
（MCL）

前十字韌帶
（ACL）

半月板

外側副韌帶
（LCL）

從結構上來看，膝關節算是改良良版的鉸鏈關
節。鉸鏈關節可以彎曲和伸展，就像閘門鉸鏈
的打開和關門的動作。改良良版的鉸鏈關節還
可以旋轉──當於膝蓋處於彎曲狀態時，韌帶的
張力較小，能允許一些旋轉動作。然而，旋
轉動作若易導致膝蓋周圍的結構受傷，因此
姿勢的正位很重要。

**側前視圖**

# 戰士三式
## *Virabhadrasana III*

戰士三式是講求力量和站立平衡的體位法，有助於提升注意力和協調性。當頭部與地面呈平行時，讓負責監測身體位置與協助保持直立的內耳結構受到影響，使得身體更難以保持平衡。

## 動作重點

當你試圖保持單腿站立平衡時，會鍛鍊到大腿、小腿和腳踝的肌肉。核心肌群、臀部和肩膀周圍的肌肉都必須參與作用，讓身體其他部位維持水平。

骨盆中立位，
髖關節點朝下

脊椎中立位

兩邊肩膀
保持平行

膝蓋位於髖部
正下方，小腿
壓實地面

手位於肩
膀正下
方，手掌
壓實地面

### 變化式

太陽鳥式（chakravakasana）維持姿勢穩定比較容易，但同樣也能訓練平衡感。一開始四肢著地，然後一隻手臂抬至肩膀的高度，同時對側腿抬至髖部的高度。

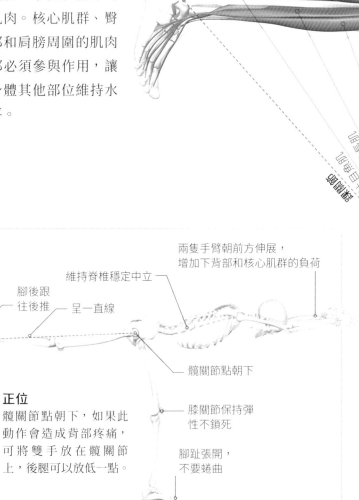

伸趾長肌
脛前肌
膕膀肌
膝關節
內收大肌
闊筋膜張肌
股外側肌
股二頭肌
股直肌
臀大肌

比目魚肌
腓腸肌

兩隻手臂朝前方伸展，
增加下背部和核心肌群的負荷

腳後跟
往後推

呈一直線

維持脊椎穩定中立

髖關節點朝下

### 上抬腿

髖伸肌群收縮的同時，髖屈肌群伸展。當股四頭肌收縮讓膝關節伸展時，腿後肌會拉長並且收縮。將腳後跟往後推，並感受踝背屈肌群施力的感覺，彷彿身後有一面牆，腳底穩穩踩在上面一樣。這會有助於整個身體保持平衡與穩定。

膝關節保持彈
性不鎖死

腳趾張開，
不要蜷曲

### 正位

髖關節點朝下，如果此動作會造成背部疼痛，可將雙手放在髖關節上，後腿可以放低一點。

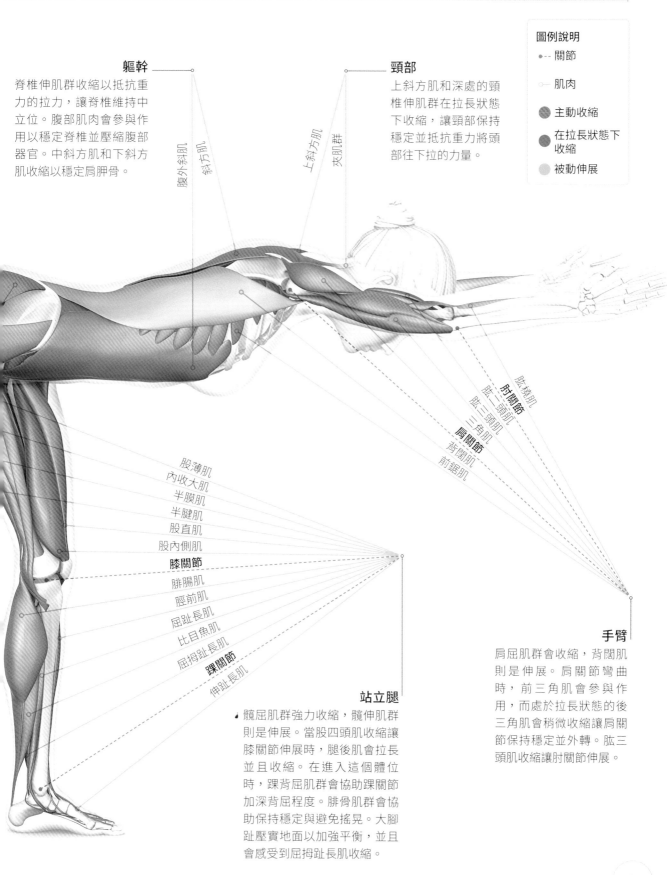

**圖例說明**
- ●--  關節
- ○—  肌肉
- ●  主動收縮
- ●  在拉長狀態下收縮
- ●  被動伸展

**軀幹**

脊椎伸肌群收縮以抵抗重力的拉力，讓脊椎維持中立位。腹部肌肉會參與作用以穩定脊椎並壓縮腹部器官。中斜方肌和下斜方肌收縮以穩定肩胛骨。

**頸部**

上斜方肌和深處的頸椎伸肌群在拉長狀態下收縮，讓頸部保持穩定並抵抗重力將頭部往下拉的力量。

腹外斜肌
斜方肌

上斜方肌
夾肌群

肱橈肌
**肘關節**
肱二頭肌
肱三頭肌
三角肌
**肩關節**
背闊肌
前鋸肌

股薄肌
內收大肌
半膜肌
半腱肌
股直肌
股內側肌
**膝關節**
腓腸肌
脛前肌
屈趾長肌
比目魚肌
屈拇趾長肌
**踝關節**
伸趾長肌

**手臂**

肩屈肌群會收縮，背闊肌則是伸展。肩關節彎曲時，前三角肌會參與作用，而處於拉長狀態的後三角肌會稍微收縮讓肩關節保持穩定並外轉。肱三頭肌收縮讓肘關節伸展。

**站立腿**

髖屈肌群強力收縮，髖伸肌群則是伸展。當股四頭肌收縮讓膝關節伸展時，腿後肌會拉長並且收縮。在進入這個體位時，踝背屈肌群會協助踝關節加深背屈程度。腓骨肌群會協助保持穩定與避免搖晃。大腳趾壓實地面以加強平衡，並且會感受到屈拇趾長肌收縮。

# 細部圖解

人體有三大平衡機制：內耳、視
覺和本體感覺輸入。練習戰士
三式會同時考驗這三種平衡機
制，在進入這個體位時的一連
串動作有助於改善動態平衡，
而在維持姿勢不動時，則有助
於改善靜態平衡。

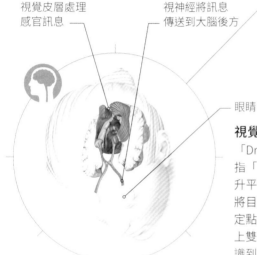

視覺皮層處理感官訊息

視神經將訊息傳送到大腦後方

眼睛

### 視覺輸入

「Drishti」這個瑜伽術語意
指「凝視點」，其有助於提
升平衡感和專注力。輕輕地
將目光凝聚在前面的一個固
定點上。你也可以嘗試著閉
上雙眼一會兒，很快就會意
識到視覺輸入對保持平衡感
有多大的作用。

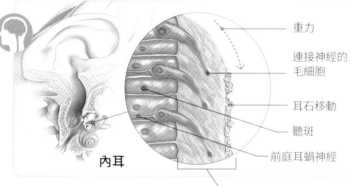

重力

連接神經的毛細胞

耳石移動

聽斑

前庭耳蝸神經

內耳

耳石膜含有凝膠狀液體

### 內耳輸入

內耳裡面有一個充滿液體的骨性迷路
（bony labyrinth），其具有控制平衡的
作用。當頭部改變方向時，液體會推
動敏感的毛細胞。毛細胞連接的神經
會通知大腦頭部往哪個方向移動，以
調整平衡。

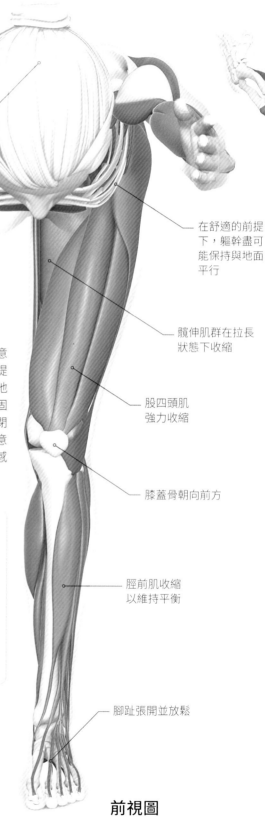

在舒適的前提下，軀幹盡可能保持與地面平行

髖伸肌群在拉長狀態下收縮

股四頭肌強力收縮

膝蓋骨朝向前方

脛前肌收縮以維持平衡

腳趾張開並放鬆

前視圖

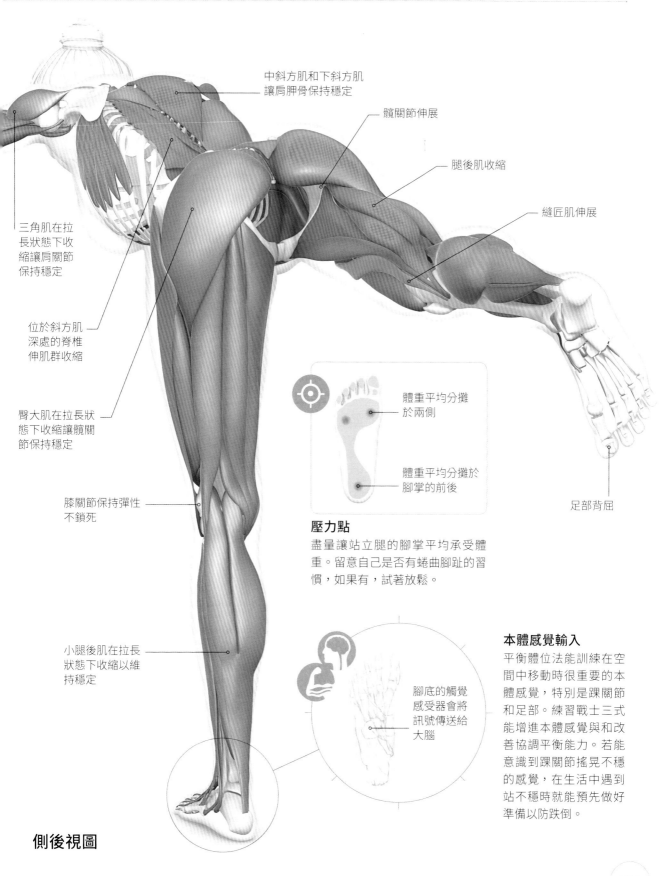

中斜方肌和下斜方肌
讓肩胛骨保持穩定

髖關節伸展

腿後肌收縮

縫匠肌伸展

三角肌在拉
長狀態下收
縮讓肩關節
保持穩定

位於斜方肌
深處的脊椎
伸肌群收縮

臀大肌在拉長狀
態下收縮讓髖關
節保持穩定

膝關節保持彈性
不鎖死

小腿後肌在拉長
狀態下收縮以維
持穩定

**壓力點**

盡量讓站立腿的腳掌平均承受體
重。留意自己是否有蜷曲腳趾的習
慣，如果有，試著放鬆。

體重平均分攤
於兩側

體重平均分攤於
腳掌的前後

足部背屈

腳底的觸覺
感受器會將
訊號傳送給
大腦

**本體感覺輸入**

平衡體位法能訓練在空
間中移動時很重要的本
體感覺，特別是踝關節
和足部。練習戰士三式
能增進本體感覺與和改
善協調平衡能力。若能
意識到踝關節搖晃不穩
的感覺，在生活中遇到
站不穩時就能預先做好
準備以防跌倒。

**側後視圖**

站姿體位法

# 樹式
*Vrksasana*

練習樹式時配合平穩順暢的呼吸，並保持專注能夠訓

練靜態平衡的能力。在做這個具代表性的瑜伽體位法

時，搖晃不穩是很自然的現象。搖晃代表你正在強化

對關節穩定至關重要的肌肉。

## 動作重點

站立腿的大腿和小腿上的大塊肌肉會參與作

用，提供身體平穩的支撐。軀幹肌肉和上抬

腿的大腿肌肉會共同作用讓腿部保持上抬

和外轉。上半身保持中立穩定。

**軀幹**

脊椎伸肌群和腹橫肌共同作

用，讓脊椎伸展並維持穩定

的中立曲線。菱形肌、中斜

方肌和下斜方肌收縮讓肩胛

骨後縮。

腹直肌
腹橫肌

菱形肌
脊椎伸肌群
脊椎

**手臂**

肱肌、肱二頭肌、肱橈肌

負責讓肘關節彎曲，胸大

肌則負責協助肩關節內

收。當雙手在胸前用力合

掌時，腕伸肌群會收縮，

同時腕屈肌群會伸展。

肩關節
胸大肌
肱三頭肌
腕關節
肱二頭肌
橈側屈
腕肌

—— 兩隻手臂高舉過頭

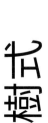

## 變化式

雙臂高舉過頭讓重心上移。若

想要進一步考驗平衡感，可以抬

高視線。也可以讓兩隻手臂向外張

開成大 V 字型。

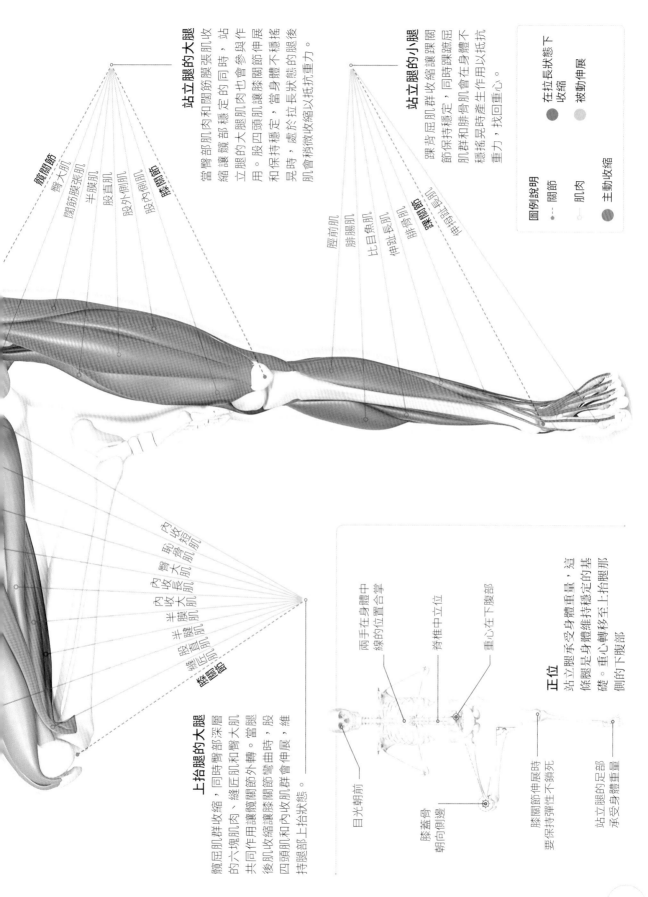

## 站立腿的大腿

髖關節
臀大肌
闊筋膜張肌
半膜肌
股直肌
股內側肌
股外側肌
膝關節

當臀部肌肉和闊筋膜張肌收縮讓髖部穩定的同時，站立腿的大腿肌肉也會參與作用。股四頭肌讓膝關節伸展和保持穩定，當身體不穩搖晃時，處於拉長狀態的腿後肌會稍微收縮以抵抗重力。

## 站立腿的小腿

脛前肌
腓腸肌
比目魚肌
伸趾長肌
腓骨肌
踝關節
伸拇趾長肌

踝背屈肌群收縮讓踝關節保持穩定，同時踝蹠屈肌群和腓骨肌會作用在身體不穩搖晃時產生收回重心。

**圖例說明**

在拉長狀態下 收縮
被動伸展
關節
肌肉
主動收縮

## 上拾腿的大腿

髖關節
臀大肌
內收長肌
恥骨肌
內收短肌
半膜肌
半腱肌
股薄肌
縫匠肌
股直肌
膝關節
內收大肌

髖屈肌群收縮，同時臀部深層的六塊肌肉、縫匠肌和臀大肌共同作用讓髖關節外轉。當腿後肌收縮讓膝關節彎曲時，股四頭肌收縮讓膝關節伸展，維持腿部上拾狀態。

## 正位

目光朝前
兩手在身體中線的位置合掌
脊椎中立位
重心在下腹部
膝蓋骨朝向側邊
膝關節伸展時要保持彈性不鎖死
站立腿的足部承受身體重量

站立腿承受身體重量，這條腿是身體維持穩定的基礎。重心轉移至上拾腿那側的下腹部。

# 細部圖解

樹式以獨特的姿勢穩定髖部。維持這個姿勢可以提升身體覺察能力，特別是站立腿的腳底。做這個體位法時要平穩呼吸同時保持專注。

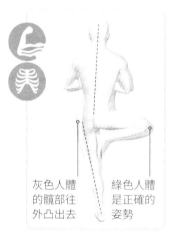

灰色人體的髖部往外凸出去　　綠色人體是正確的姿勢

### 髖外展肌群

站立腿的髖外展肌群若沒有收縮，特別是臀中肌，會讓髖部往外凸出去，導致身體難以維持平衡。很多人會不自覺地做出這樣的錯誤姿勢，為了糾正這種狀況，要將站立腿的髖部往內推，順勢將骨盆帶回中立位。

上斜方肌放鬆

當雙手在胸前合掌時，肱二頭肌會收縮

股四頭肌在膝關節彎曲時會伸展

脊椎伸肌群收縮以維持姿勢

臀部肌肉強力收縮讓髖部維持正位

梨狀肌

上孖肌

閉孔內肌

股方肌

下孖肌

足部和大腿以相同程度、相反方向的力量相互推壓

腿後肌在拉長狀態下收縮以保持平衡

### 臀部深層的六塊肌肉

想讓髖部往外側旋轉，必須運用到髖關節深處的一組六塊小肌肉。講求力量的站姿體位法 (例如樹式) 能強化並伸展到這六塊位於深處的髖外轉肌 (閉孔外肌在後側)。要讓這些肌肉獲得更深入的伸展，可以嘗試像鴿王式 (pp.80–83) 的伸展動作。

腳踝周圍的韌帶協助維持穩定

**後視圖**

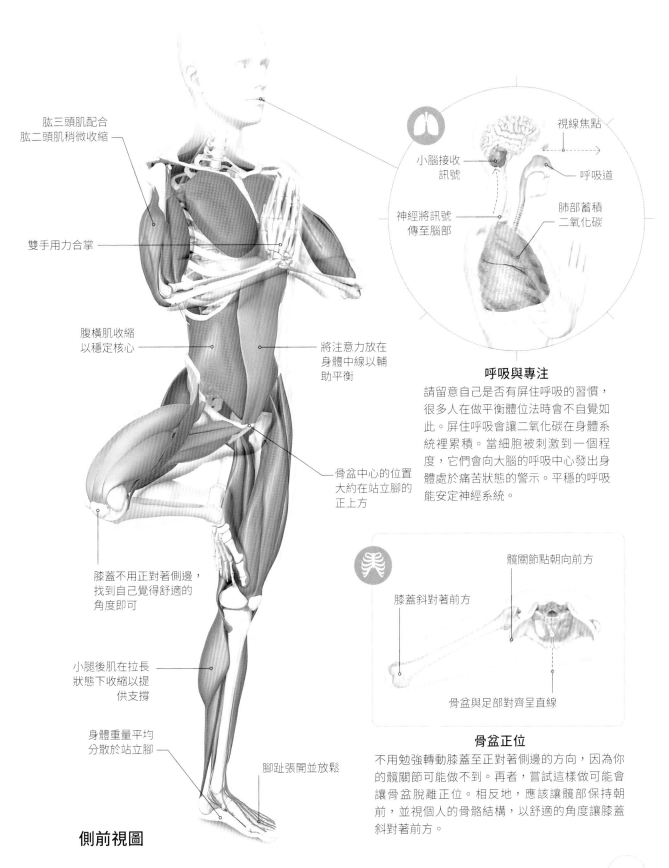

肱三頭肌配合
肱二頭肌稍微收縮

雙手用力合掌

腹橫肌收縮
以穩定核心

膝蓋不用正對著側邊，
找到自己覺得舒適的
角度即可

小腿後肌在拉長
狀態下收縮以提
供支撐

身體重量平均
分散於站立腳

腳趾張開並放鬆

**側前視圖**

將注意力放在
身體中線以輔
助平衡

骨盆中心的位置
大約在站立腳的
正上方

視線焦點

小腦接收
訊號

呼吸道

神經將訊號
傳至腦部

肺部蓄積
二氧化碳

### 呼吸與專注

請留意自己是否有屏住呼吸的習慣，很多人在做平衡體位法時會不自覺如此。屏住呼吸會讓二氧化碳在身體系統裡累積。當細胞被刺激到一個程度，它們會向大腦的呼吸中心發出身體處於痛苦狀態的警示。平穩的呼吸能安定神經系統。

髖關節點朝向前方

膝蓋斜對著前方

骨盆與足部對齊呈直線

### 骨盆正位

不用勉強轉動膝蓋至正對著側邊的方向，因為你的髖關節可能做不到。再者，嘗試這樣做可能會讓骨盆脫離正位。相反地，應該讓髖部保持朝前，並視個人的骨骼結構，以舒適的角度讓膝蓋斜對著前方。

# 舞王式
*Natarajasana*

舞王式是非常具挑戰性的靜態平衡體位法，它還可以增強肌力、靈活度和敏捷性。想要優雅地進入和退出這個體位需要動態平衡技巧，當然你也可以藉由扶著牆壁或是椅子保持穩定平衡。

## 動作重點

單腿站立要保持平衡會大量運用到站立腿那側的髖部、大腿和小腿的大塊肌肉。當上抬腿往後踢以加強平衡時，上抬腿髖部和大腿的前側肌肉會伸展。做後彎動作時，背部肌肉會收縮，同時胸部和腹部肌肉會伸展。頸部伸長，同時肩膀放鬆。

**圖例說明**

- ●--- 關節
- ○ 肌肉
- ● 主動收縮
- ● 在拉長狀態下收縮
- ● 被動伸展

### 手臂

前方手臂的肱三頭肌收縮讓肘關節伸展，同時前三角肌、胸大肌和喙肱肌共同作用讓肩關節彎曲。後方手臂的肱三頭肌收縮讓肘關節伸展，同時後三角肌、背闊肌和大圓肌共同作用讓肩關節伸展。當手在對抗上抬腿後踢力量將腿往內拉時，肘屈肌群會在拉長狀態下收縮。

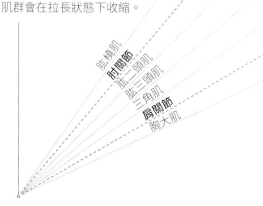

肱橈肌
肘關節
肱二頭肌
三角肌
肩關節
胸大肌

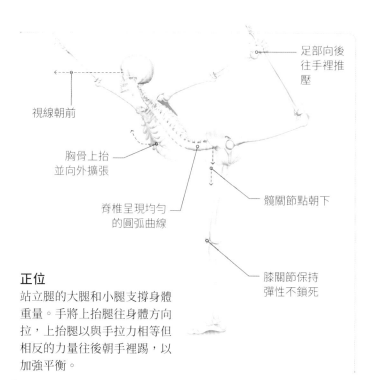

視線朝前

胸骨上抬並向外擴張

脊椎呈現均勻的圓弧曲線

足部向後往手裡推壓

髖關節點朝下

膝關節保持彈性不鎖死

#### 正位

站立腿的大腿和小腿支撐身體重量。手將上抬腿往身體方向拉，上抬腿以與手拉力相等但相反的力量往後朝手裡踢，以加強平衡。

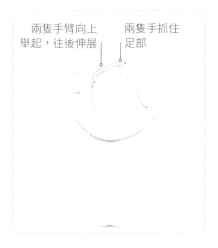

兩隻手臂向上舉起，往後伸展

兩隻手抓住足部

#### 變化式

想要更有挑戰性，可以兩隻手臂向上舉起，然後往後伸展抓住大腳趾。如果覺得下背部有疼痛感，不要做深度後彎動作，可以拿一條瑜伽帶繞過腳踝，然後雙手抓著帶子。

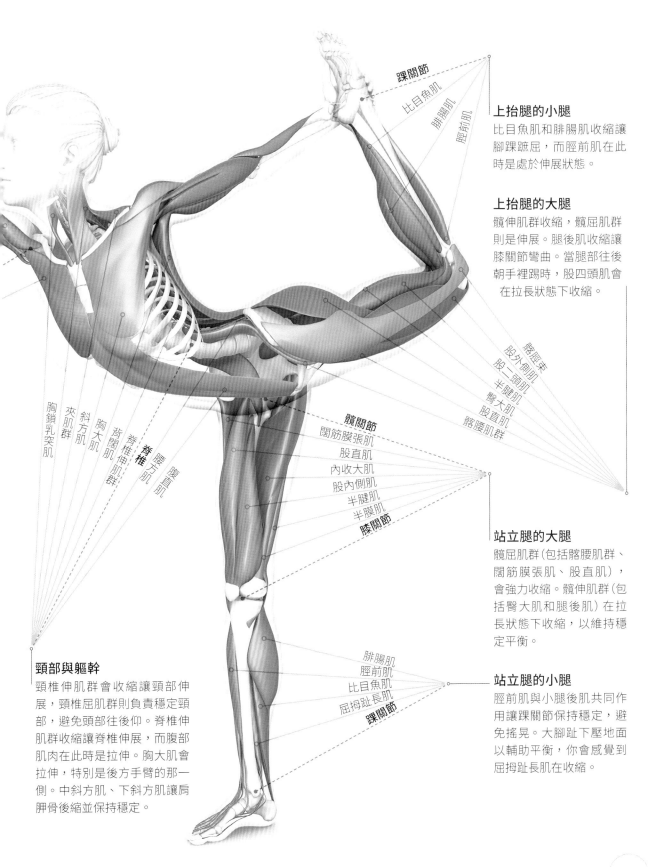

踝關節
比目魚肌
腓腸肌
脛前肌

**上抬腿的小腿**
比目魚肌和腓腸肌收縮讓
腳踝蹠屈,而脛前肌在此
時是處於伸展狀態。

**上抬腿的大腿**
髖伸肌群收縮,髖屈肌群
則是伸展。腿後肌收縮讓
膝關節彎曲。當腿部往後
朝手裡踢時,股四頭肌會
在拉長狀態下收縮。

髂脛束
股外側肌
股二頭肌
半腱肌
臀大肌
股直肌
髂腰肌群

胸鎖乳突肌
斜方肌
夾肌群
胸大肌
脊椎伸肌群
脊椎
腰方肌
腹直肌

髖關節
闊筋膜張肌
股直肌
內收大肌
股內側肌
半腱肌
半膜肌
膝關節

**站立腿的大腿**
髖屈肌群(包括髂腰肌群、
闊筋膜張肌、股直肌),
會強力收縮。髖伸肌群(包
括臀大肌和腿後肌)在拉
長狀態下收縮,以維持穩
定平衡。

腓腸肌
脛前肌
比目魚肌
屈拇趾長肌
踝關節

**站立腿的小腿**
脛前肌與小腿後肌共同作
用讓踝關節保持穩定,避
免搖晃。大腳趾下壓地面
以輔助平衡,你會感覺到
屈拇趾長肌在收縮。

**頸部與軀幹**
頸椎伸肌群會收縮讓頸部伸
展,頸椎屈肌群則負責穩定頸
部,避免頭部往後仰。脊椎伸
肌群收縮讓脊椎伸展,而腹部
肌肉在此時是拉伸。胸大肌會
拉伸,特別是後方手臂的那一
側。中斜方肌、下斜方肌讓肩
胛骨後縮並保持穩定。

# 細部圖解

做舞王式必須在穩定度和靈活性之間取得平衡，並控制力量的收放。這種具強化肌力效果的體位法，能讓肌肉在輕微撕裂傷復原之後增大。

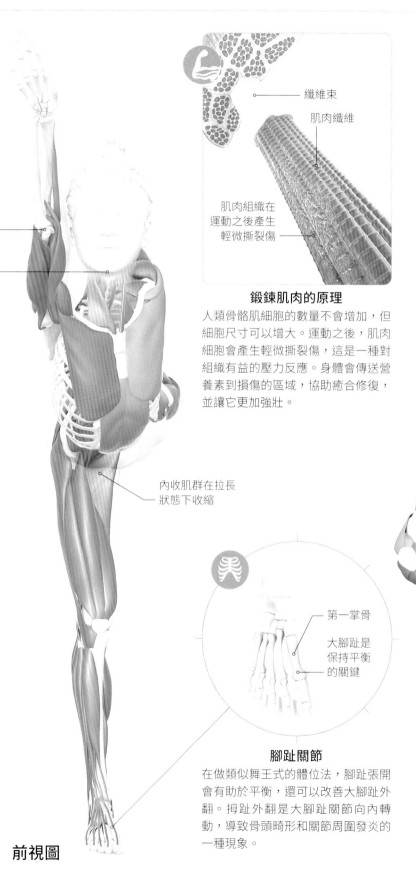

**前視圖**

肘關節保持彈性不鎖死

頸部肌肉讓下巴微幅上抬並保持穩定

內收肌群在拉長狀態下收縮

纖維束

肌肉纖維

肌肉組織在運動之後產生輕微撕裂傷

## 鍛鍊肌肉的原理

人類骨骼肌細胞的數量不會增加，但細胞尺寸可以增大。運動之後，肌肉細胞會產生輕微撕裂傷，這是一種對組織有益的壓力反應。身體會傳送營養素到損傷的區域，協助癒合修復，並讓它更加強壯。

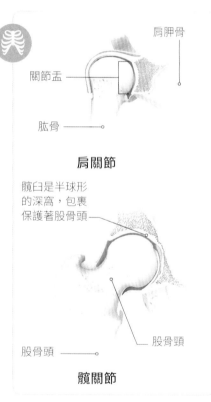

肩胛骨

關節盂

肱骨

### 肩關節

髖臼是半球形的深窩，包裹保護著股骨頭

股骨頸

股骨頭

### 髖關節

## 球窩關節

肩關節和髖關節都屬於球窩關節（pp.16-17）。肩關節比較淺，活動度較高，只受到韌帶和肌肉的限制。相反地，髖關節比較深，同時有比較多有助髖關節固定位置的關節結構。

第一掌骨

大腳趾是保持平衡的關鍵

## 腳趾關節

在做類似舞王式的體位法，腳趾張開會有助於平衡，還可以改善大腳趾外翻。拇趾外翻是大腳趾關節向內轉動，導致骨頭畸形和關節周圍發炎的一種現象。

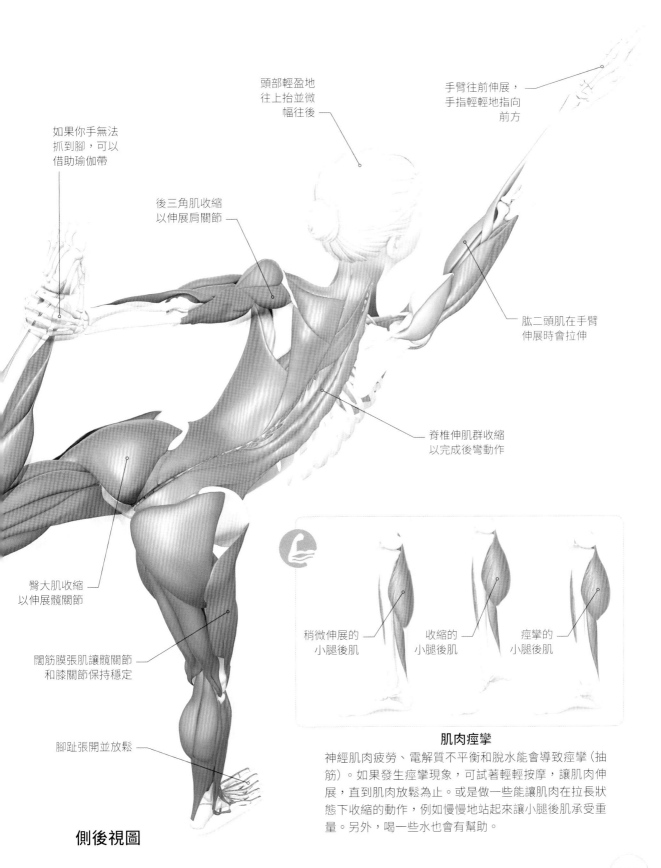

如果你手無法
抓到腳，可以
借助瑜伽帶

頭部輕盈地
往上抬並微
幅往後

手臂往前伸展，
手指輕輕地指向
前方

後三角肌收縮
以伸展肩關節

肱二頭肌在手臂
伸展時會拉伸

脊椎伸肌群收縮
以完成後彎動作

臀大肌收縮
以伸展髖關節

闊筋膜張肌讓髖關節
和膝關節保持穩定

稍微伸展的
小腿後肌

收縮的
小腿後肌

痙攣的
小腿後肌

腳趾張開並放鬆

**側後視圖**

## 肌肉痙攣

神經肌肉疲勞、電解質不平衡和脫水能會導致痙攣（抽
筋）。如果發生痙攣現象，可試著輕輕按摩，讓肌肉伸
展，直到肌肉放鬆為止。或是做一些能讓肌肉在拉長狀
態下收縮的動作，例如慢慢地站起來讓小腿後肌承受重
量。另外，喝一些水也會有幫助。

# 三角式
## *Trikonasana*

三角式是講求肌力和靜態穩定的站姿體位法。它涉及扭轉脊椎和胸廓以抵抗重力和彎腰駝背的傾向。像這種充滿力量的體位法能夠同時強化肌肉和骨骼。

## 動作重點

這種體位法特別能夠強化核心肌群、大腿肌肉和小腿肌肉。靠近脊椎的深層肌肉會參與作用以穩定脊椎並回饋資訊給大腦，有助於提升心身連結。

### 頸部與軀幹

為了讓頸部旋轉，朝地面這一側（圖示裡人體的左側）的胸鎖乳突肌、旋轉肌群、多裂肌和頸半棘肌，會收縮，而朝上面那一側（圖示裡人體右側）的這些肌肉會伸展。朝上面那一側的頭夾肌和頸夾肌會收縮，而朝地面這一側的這些肌肉會伸展。

腹橫肌會收縮以穩定脊椎。朝上面那一側的腹內斜肌收縮讓脊椎旋轉，腹外斜肌此時則是伸展。朝地面這一側的腹外斜肌往旋轉收縮。

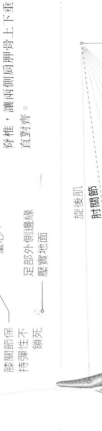

手臂往往上伸展

肩胛骨往後

後腿這側的髖關節內轉

前腿這側的髖關節外轉

重心

膝是節保持彈性不鎖死

足部外側邊緣壓實地面

### 正位

藉由後腿腳趾向內旋轉讓髖關節內轉；藉由前腿腳趾朝向前方讓髖關節外轉。旋轉脊椎，讓兩側肩胛骨上下垂直對齊。

旋後肌

#### 肘關節
肱肌
肱三頭肌
肱二頭肌
三角肌
胸大肌

### 手臂

中三角肌和棘上肌讓肩關節外展，同時旋轉肌袖扮演讓肩關節穩定的角色。後三角肌讓肩關節外轉。肱三頭肌讓肘關節伸展，同時旋後肌讓掌心轉向身體前方。

胸鎖乳突肌
脊椎伸肌群
#### 脊椎
腹斜肌
腹橫肌

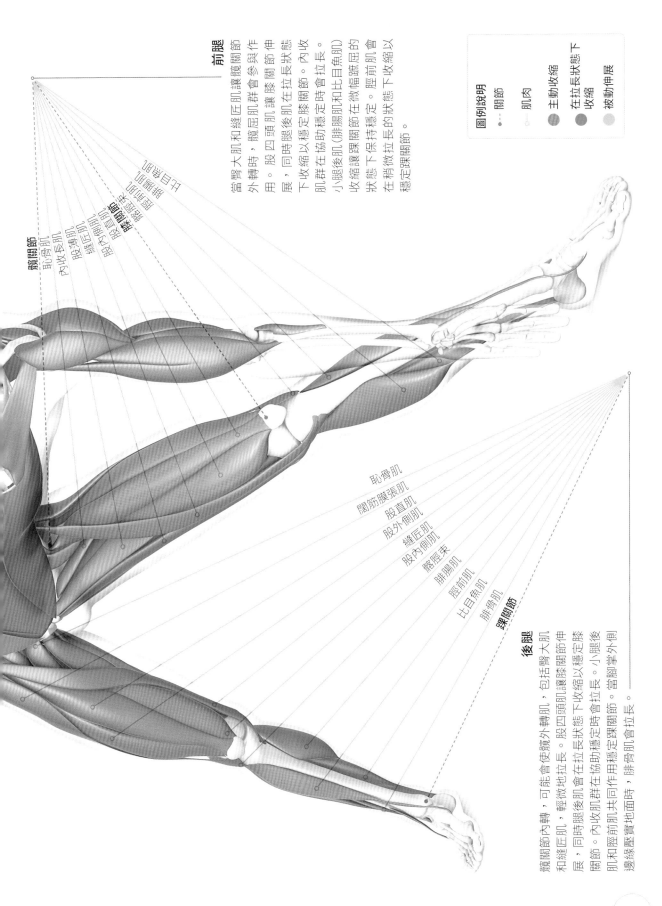

前腿

當臀大肌和縫匠肌讓髖關節外轉時，髖屈肌群會參與作用。股四頭肌讓膝關節伸展，同時腿後肌在拉長狀態下收縮以穩定膝關節。內收肌群在拉長狀態下收縮以協助穩定髖關節和比目魚肌。小腿後肌(腓腸肌和比目魚肌)收縮讓踝關節在微幅蹠屈的狀態下保持穩定。脛前肌會在稍微拉長的狀態下收縮以穩定踝關節。

圖例說明

關節
肌肉
主動收縮
在拉長狀態下收縮
被動伸展

髖關節
恥骨肌
內收長肌
股薄肌
縫匠肌
股內側肌
股直肌
膝關節
髂脛束

恥骨肌
闊筋膜張肌
股直肌
股外側肌
縫匠肌
股內側肌
髂脛束
脛前肌
比目魚肌
腓骨肌
踝關節

後腿

髖關節內轉，可能會使髖外轉肌，包括臀大肌和縫匠肌，輕微地拉長。股四頭肌讓膝關節伸展，同時腿後肌群在拉長狀態下收縮以穩定膝關節。內收肌群在拉長狀態下收縮以協助穩定踝關節。小腿後肌和脛前肌共同作用穩定踝關節。當腳掌外側邊緣壓實地面時，腓骨肌會拉長。

## 細部圖解

像三角式這種可以強化大腿、髖部和背部肌肉的體位法，可能還有提升骨質密度的額外好處。練習這個體位法時必須小心留意身體的狀況，如果感到任何疼痛或刺痛，可以慢慢地退出這個體位。膝關節的狀況也要多加留意。

### 壓力點

在做任何體位法時，若有發麻、痠痛或刺痛的感覺，應當要讓身體放鬆或是退出體位。這可能是神經受壓迫或衝擊所導致。同樣地，如果有任何像是頭部枕在手上面睡覺，那種刺麻、發寒或是遲鈍的無力的感覺，也要馬上停止，這可能是血管受到壓迫、血液流動受阻所引起的。

臂神經叢

斜角肌可能會壓迫到神經

### 變化式

扭轉三角式增加了軀幹扭轉的動作，這會考驗你保持穩定度的能力。右腳朝前，上半身往前腿方向延伸，軀幹往右旋轉。如果有背部問題，請避免做這個體位法。左手可以放在右腿上。瑜伽磚或是地板上。

軀幹往上旋轉

腳後跟外側邊緣壓實地面

手往下伸展

旋轉肌袖穩定肩關節

橫棘肌群（包含旋轉肌和多裂肌）收縮讓軀幹旋轉

頸部肌肉在拉長狀態下收縮

骨元

在緻密骨邊緣的造骨細胞

海綿骨

緻密骨

### 骨骼生長

大腿上的大塊肌肉用力收縮，能對骨骼造成有益的壓力，可喚醒骨骼裡的造骨細胞，進而促進骨骼生長。某項為期 10 年的試驗得出的結論是，瑜伽具有提高脊椎與股骨骨質密度的效果。

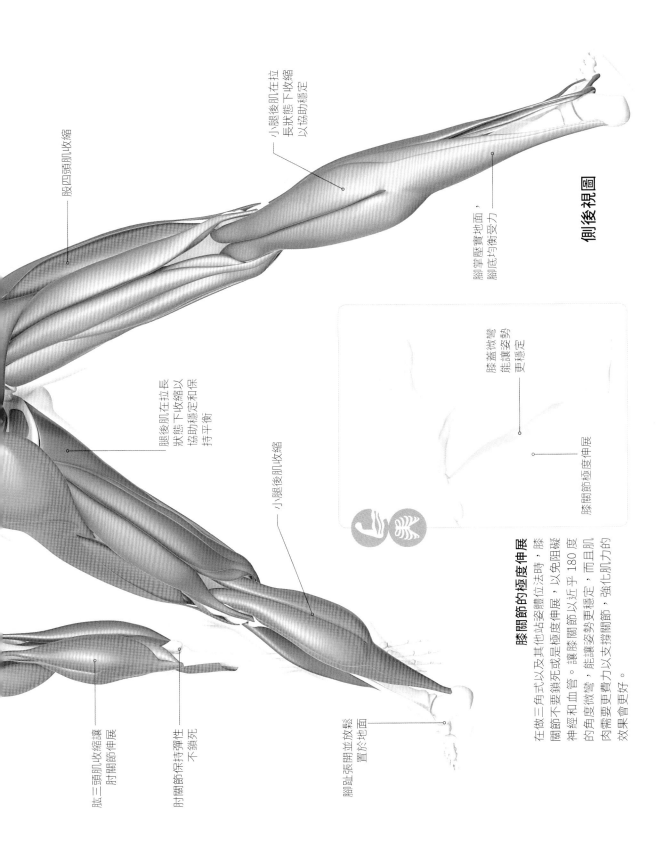

股四頭肌收縮

小腿後肌在拉長狀態下收縮以協助穩定

**側後視圖**

腳掌壓實地面，腳底均衡受力

膝蓋微彎能讓姿勢更穩定

腿後肌在拉長狀態下收縮以協助穩定和保持平衡

小腿後肌收縮

膝關節極度伸展

## 膝關節的極度伸展

在做三角式以及其他以站姿體位法時，膝關節不要鎖死或是極度伸展，以免阻礙神經和血管。讓膝關節以近乎180度的角度微彎，能讓姿勢更穩定，而且肌肉需要更費力以支撐關節，強化肌力的效果會更好。

肱三頭肌收縮讓肘關節伸展

肘關節保持彈性不鎖死

腳趾張開並放鬆置於地面

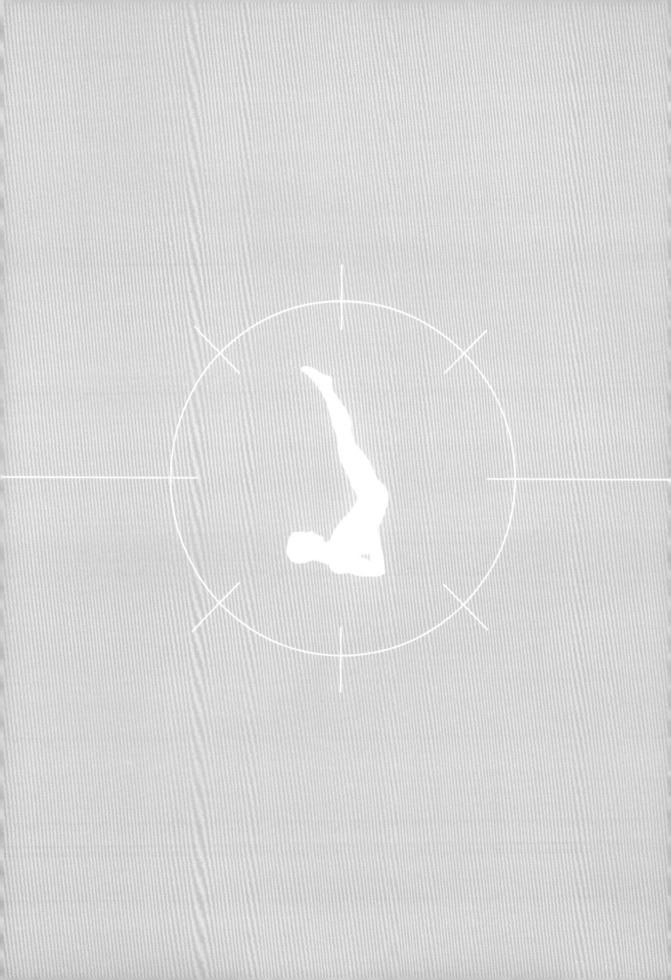

# 4

# 倒立體位法

倒立是指反轉身體形成上下顛倒的姿勢。讓頭部低於心臟會帶來一定程度的生理效果和好處，例如促進血液循環和幫助淋巴液排出。頭下腳上的完全倒立，不管是從字面意義或是象徵意義來看，都是讓你獲得「全新視野」的絕佳探索方式。

# 下犬式
## *Adho Mukha Svanasana*

下犬式在現代瑜伽課程裡是很常見的一個體位法，也是拜日式裡的其中一個動作。下犬式是涉及倒立和前彎動作的手臂平衡體位法，能夠伸展背部和腿部，並強化肩關節。

## 動作重點

身體後側（包括臀部、大腿和小腿）在做這個體位法時能獲得伸展。雙手撐地的動作具有強化肩關節的作用。

**軀幹**
腹橫肌穩定脊椎和核心。當脊椎保持中立位或輕微伸展時，脊椎伸肌群會收縮。中斜方肌和下斜方肌收縮讓肩胛骨保持穩定和稍微下沉。背闊肌也可得到伸展。

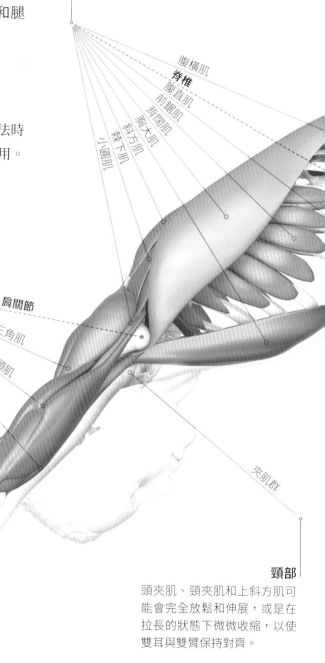

脊椎
腹橫肌
腹直肌
前鋸肌
背闊肌
斜方肌
棘下肌
小圓肌

**肩關節**
三角肌
肱三頭肌
肱二頭肌

**肘關節**
旋前圓肌
肱橈肌
旋前方肌
腕關節

夾肌群

**手臂**
肩屈肌群（包括胸大肌）會收縮，其中有一部分的肌肉纖維因為肩關節外轉和微幅外展而拉長。三角肌作用讓肩關節保持姿勢穩定，並在棘下肌和小圓肌的協助下讓肩關節外轉。旋轉肌袖是穩定肩關節的重要角色。肱三頭肌讓肘關節伸展。

**頸部**
頭夾肌、頸夾肌和上斜方肌可能會完全放鬆和伸展，或是在拉長的狀態下微微收縮，以使雙耳與雙臂保持對齊。

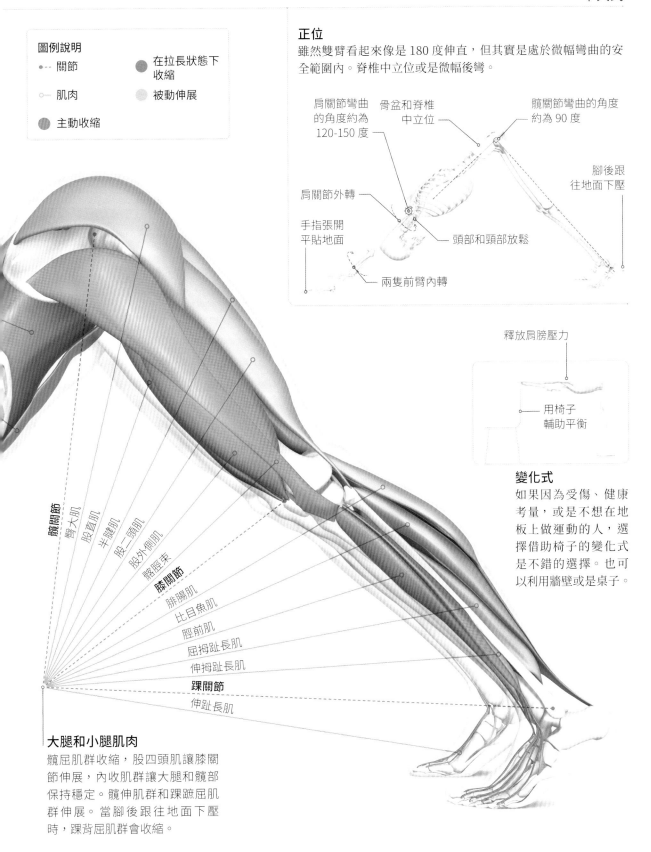

**圖例說明**

●--  關節
○—  肌肉
●  主動收縮
●  在拉長狀態下收縮
●  被動伸展

### 正位

雖然雙臂看起來像是 180 度伸直，但其實是處於微幅彎曲的安全範圍內。脊椎中立位或是微幅後彎。

肩關節彎曲的角度約為 120-150 度

骨盆和脊椎中立位

髖關節彎曲的角度約為 90 度

肩關節外轉

頭部和頸部放鬆

手指張開平貼地面

兩隻前臂內轉

腳後跟往地面下壓

釋放肩膀壓力

用椅子輔助平衡

### 變化式

如果因為受傷、健康考量，或是不想在地板上做運動的人，選擇借助椅子的變化式是不錯的選擇。也可以利用牆壁或是桌子。

**髖關節**

臀大肌
股直肌
半腱肌
股二頭肌
股外側肌
髂脛束

**膝關節**

腓腸肌
比目魚肌
脛前肌
屈拇趾長肌
伸拇趾長肌

**踝關節**

伸趾長肌

### 大腿和小腿肌肉

髖屈肌群收縮，股四頭肌讓膝關節伸展，內收肌群讓大腿和髖部保持穩定。髖伸肌群和踝蹠屈肌群伸展。當腳後跟往地面下壓時，踝背屈肌群會收縮。

# 細部圖解

做出正確的下犬式對於太過緊繃或是太過柔軟的人來說都會是一大挑戰。然而，只要加以調整，每個人都能做下犬式。

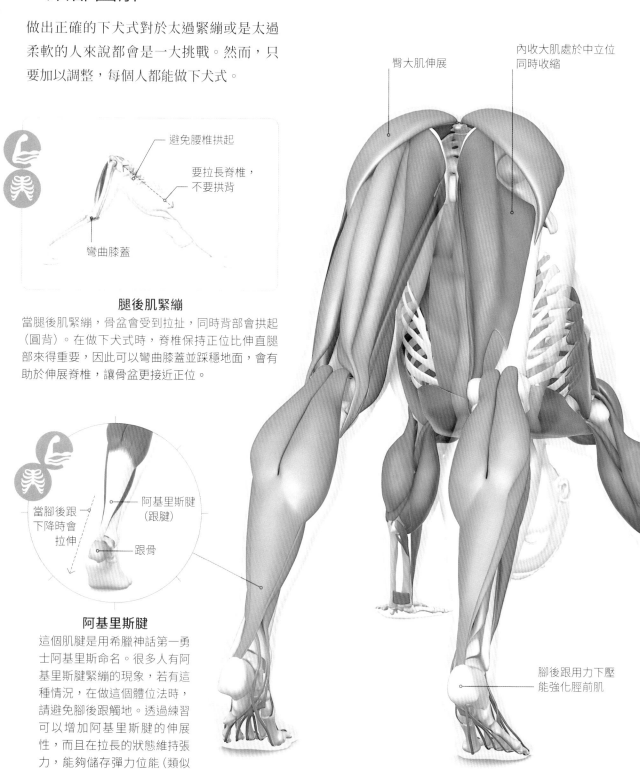

避免腰椎拱起

要拉長脊椎，不要拱背

彎曲膝蓋

## 腿後肌緊繃

當腿後肌緊繃，骨盆會受到拉扯，同時背部會拱起（圓背）。在做下犬式時，脊椎保持正位比伸直腿部來得重要，因此可以彎曲膝蓋並踩穩地面，會有助於伸展脊椎，讓骨盆更接近正位。

當腳後跟下降時會拉伸

阿基里斯腱（跟腱）

跟骨

## 阿基里斯腱

這個肌腱是用希臘神話第一勇士阿基里斯命名。很多人有阿基里斯腱緊繃的現象，若有這種情況，在做這個體位法時，請避免腳後跟觸地。透過練習可以增加阿基里斯腱的伸展性，而且在拉長的狀態維持張力，能夠儲存彈力位能（類似彈簧拉長的概念），可以增強彈跳能力。

臀大肌伸展

內收大肌處於中立位同時收縮

腳後跟用力下壓能強化脛前肌

**側後視圖**

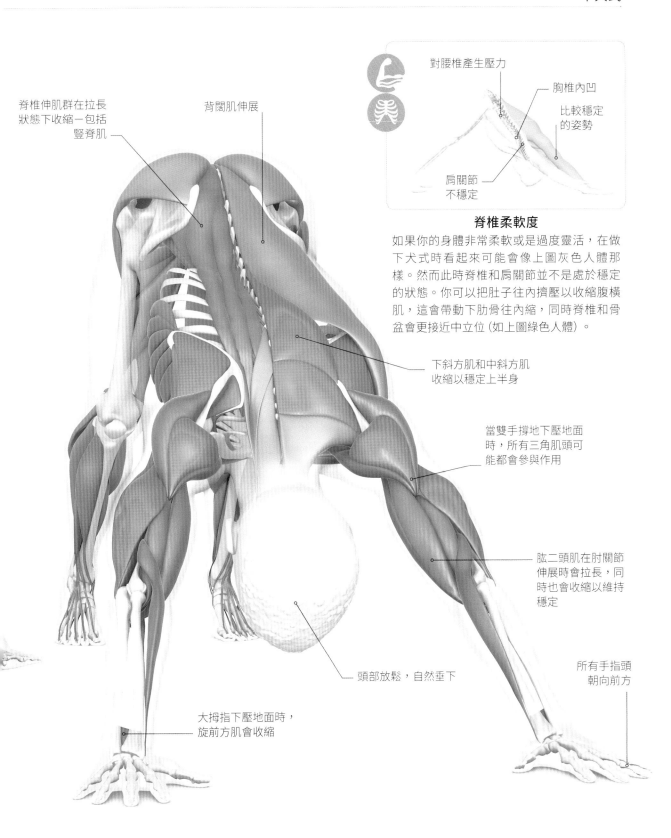

脊椎伸肌群在拉長
狀態下收縮－包括
豎脊肌

背闊肌伸展

對腰椎產生壓力

胸椎內凹

比較穩定
的姿勢

肩關節
不穩定

### 脊椎柔軟度

如果你的身體非常柔軟或是過度靈活，在做
下犬式時看起來可能會像上圖灰色人體那
樣。然而此時脊椎和肩關節並不是處於穩定
的狀態。你可以把肚子往內擠壓以收縮腹橫
肌，這會帶動下肋骨往內縮，同時脊椎和骨
盆會更接近中立位 (如上圖綠色人體)。

下斜方肌和中斜方肌
收縮以穩定上半身

當雙手撐地下壓地面
時，所有三角肌頭可
能都會參與作用

肱二頭肌在肘關節
伸展時會拉長，同
時也會收縮以維持
穩定

頭部放鬆，自然垂下

大拇指下壓地面時，
旋前方肌會收縮

所有手指頭
朝向前方

## 側前視圖

127

# 頭倒立式
*Sirsasana*

這種完全倒立的體位法，是整個身體反轉呈現頭下腳上的姿勢。這個姿勢有很多好處：從讓呼吸更有效率，到強化上半身肌力（特別是肩關節周圍的肌肉）以及核心肌群。

## 動作重點

這個體位法能強化手臂和肩關節。核心肌群和大腿肌肉啟動會穩定身體保持正中位置，避免往任何一個方向偏移。雖然叫頭倒立式，但實際上是雙臂在支撐身體重量，而不是頭部。

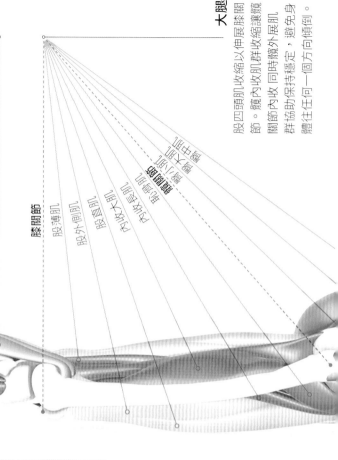

**小腿**

踝背屈肌群收縮讓足部背屈同時伸展腳趾。小腿後肌處於伸展的狀態。

**大腿**

股四頭肌收縮以伸展膝關節。髖內收肌群收縮讓髖關節內收同時髖外展肌群協助保持穩定，避免身體往任何一個方向傾倒。

踝關節
伸拇趾長肌
比目魚肌
伸趾長肌
脛前肌
腓腸肌
膝關節
股薄肌
股外側肌
股直肌
內收長肌
內收大肌
股中間肌
股內側肌
髖關節

**圖例說明**

- 關節
- 肌肉
- 主動收縮
- 在拉長狀態下收縮
- 被動伸展

## 變化式

這個版本的頭倒立式，傾倒的風險比較小，同時上半身承受的重量也減輕了。兩隻前臂壓貼地面。兩個腳後跟往地面下降，髖部往上抬高。讓頭部自然垂下。

雙腳打開與髖部同寬

前臂支撐上半身重量

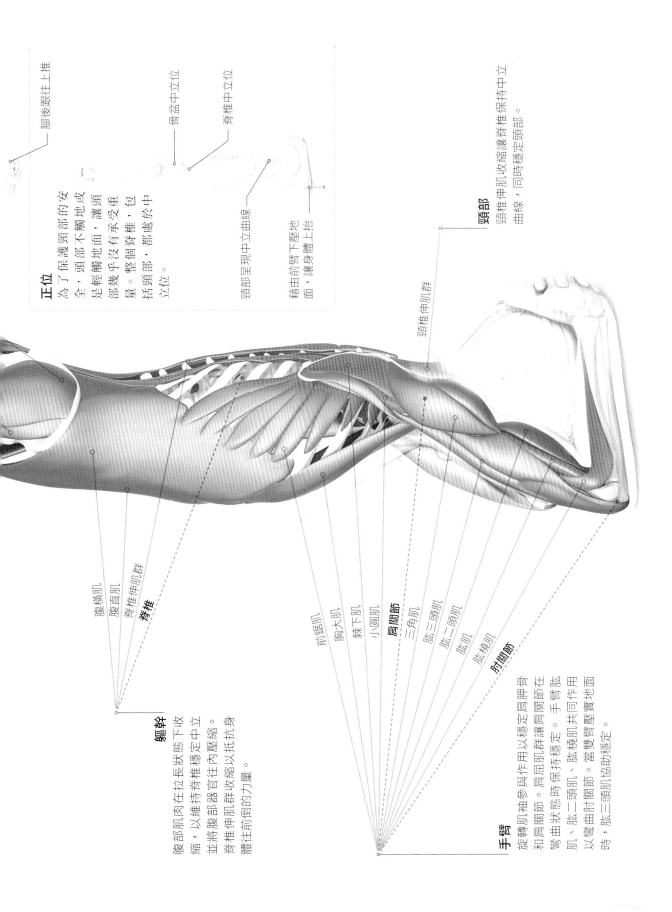

腳後跟往上推

**正位**
為了保護頸部的安全，頭部不觸地或是輕觸地面，讓頭部幾乎沒有承受重量。整個脊椎，包括頸部，都處於中立位。

骨盆中立位

脊椎中立位

頸部呈現中立曲線

藉由前臂下壓地面，讓身體上抬

頸椎伸肌群

**頸部**
頸椎伸肌收縮讓脊椎保持中立曲線，同時穩定頭部。

腹橫肌
腹直肌
脊椎伸肌群

**脊椎**

**軀幹**
腹部肌肉在拉長狀態下收縮，以維持脊椎穩定中立並將腹部器官往內壓縮。脊椎伸肌群收縮以抵抗身體往前倒的力量。

前鋸肌
胸大肌
棘下肌
小圓肌

**肩關節**

三角肌
肱三頭肌
肱二頭肌
肱肌
肱橈肌

**肘關節**

**手臂**
旋轉肌袖參與作用以穩定肩胛骨和肩關節。肩屈肌群讓肩關節在彎曲狀態時保持穩定。手臂肱肌、肱二頭肌、肱橈肌共同作用以彎曲肘關節。當雙臂壓實地面時，肱三頭肌協助穩定。

# 詳細圖解

練習頭倒立式時盡量不要讓頭部和頸部承受壓力，以確保安全。它有很多健康的益處，從改善呼吸和肩關節功能，到提升身體調節血壓的能力。

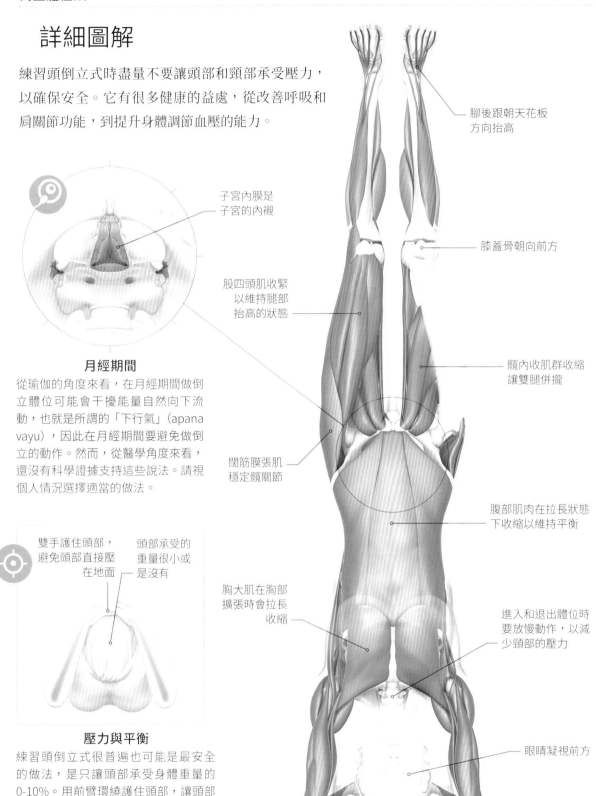

子宮內膜是
子宮的內襯

腳後跟朝天花板
方向抬高

膝蓋骨朝向前方

股四頭肌收緊
以維持腿部
抬高的狀態

髖內收肌群收縮
讓雙腿併攏

**月經期間**

從瑜伽的角度來看，在月經期間做倒立體位可能會干擾能量自然向下流動，也就是所謂的「下行氣」（apana vayu），因此在月經期間要避免做倒立的動作。然而，從醫學角度來看，還沒有科學證據支持這些說法。請視個人情況選擇適當的做法。

闊筋膜張肌
穩定髖關節

腹部肌肉在拉長狀態
下收縮以維持平衡

雙手護住頭部，
避免頭部直接壓
在地面

頭部承受的
重量很小或
是沒有

胸大肌在胸部
擴張時會拉長
收縮

進入和退出體位時
要放慢動作，以減
少頸部的壓力

**壓力與平衡**

練習頭倒立式很普遍也可能是最安全的做法，是只讓頭部承受身體重量的0-10%。用前臂環繞護住頭部，讓頭部幾乎和地面沒有接觸。前臂壓實地面，兩腳用力地往上伸展。

眼睛凝視前方

**前視圖**

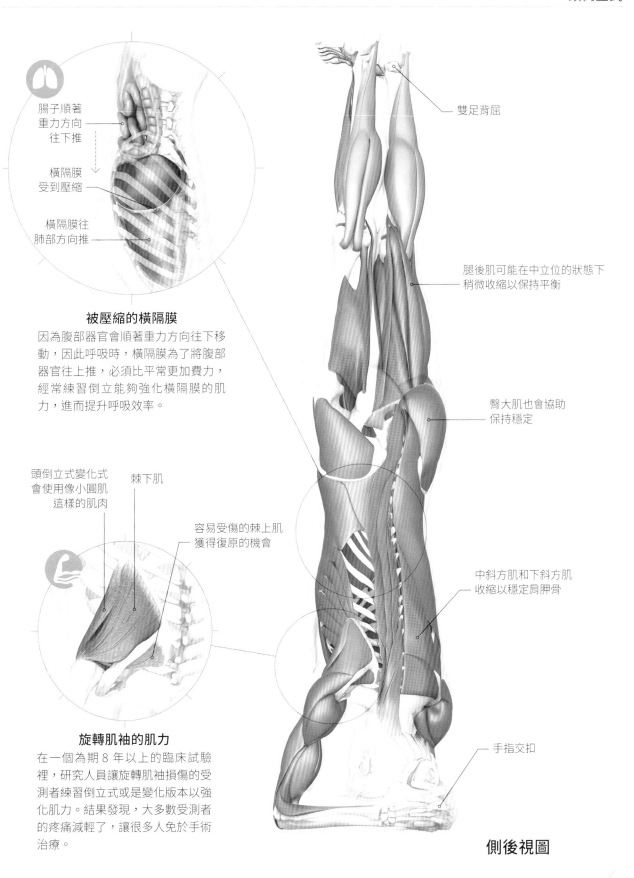

雙足背屈

腸子順著
重力方向
往下推

橫隔膜
受到壓縮

橫隔膜往
肺部方向推

腿後肌可能在中立位的狀態下
稍微收縮以保持平衡

臀大肌也會協助
保持穩定

**被壓縮的橫隔膜**
因為腹部器官會順著重力方向往下移
動，因此呼吸時，橫隔膜為了將腹部
器官往上推，必須比平常更加費力，
經常練習倒立能夠強化橫隔膜的肌
力，進而提升呼吸效率。

頭倒立式變化式
會使用像小圓肌
這樣的肌肉

棘下肌

容易受傷的棘上肌
獲得復原的機會

中斜方肌和下斜方肌
收縮以穩定肩胛骨

手指交扣

**旋轉肌袖的肌力**
在一個為期 8 年以上的臨床試驗
裡，研究人員讓旋轉肌袖損傷的受
測者練習倒立式或是變化版本以強
化肌力。結果發現，大多數受測者
的疼痛減輕了，讓很多人免於手術
治療。

**側後視圖**

# 半肩倒立式
*Ardha Sarvangasana*

半肩倒立式是很經典的倒立體位法，經常在體位法課程結尾時練習以做為放鬆之用。它有助於降低血壓，並啟動副交感神經系統裡的休息、消化及恢復活力的部分。這裡介紹的是減輕頸部承受壓力的版本。

## 動作重點

這個體位法在上背部和頸部肌肉拉伸時，會溫和地鍛鍊到頸部前側的肌肉。核心肌群和大腿肌肉會參與作用讓身體保持穩定，並維持倒立的狀態。

雙腿併攏
且垂直往
上伸展

將折疊 2~4 次
的毯子墊在
下方

## 變化式

支撐肩倒立式允許雙腿垂直往上伸展，以更安全的方式練習這個傳統體位法。在肩膀下方放折疊的毯子可減輕頸部的壓力並降低頸部彎曲的程度，以降低受傷的風險，若你有頸部的問題，務必記得要墊棕子。

---

### 小腿

當雙足處於蹠屈狀態，小腿後肌會收縮，同時脛前肌會伸展。試著背屈踝關節，讓腳跟後跟朝向天花板方向，此時請感受一下伸展肌的感覺。

踝關節
比目魚肌
脛前肌
腓腸肌

---

### 正位

藉由彎曲髖關節，分散上半身承受的重量，將更多的重量轉移至雙手。請記任這是局倒立式，不是頸倒立式。要避免任何會導致頸部疼痛或巨大壓力的姿勢或動作。

雙腿併攏

雙腿重量
稍微往前

髖關節彎曲以加強平衡

重量放在肩膀和上臂

頸部彎曲小於 50 度
或等於 50 度

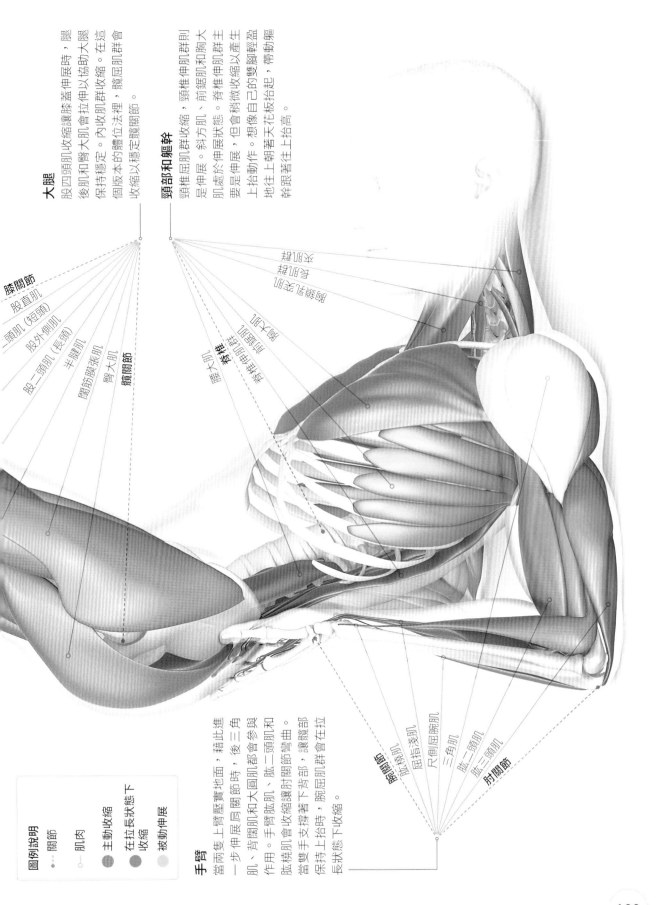

## 大腿

股四頭肌收縮讓膝蓋伸展時，腿後肌和臀大肌會伸拉以協助大腿保持穩定。內收肌群收縮。在這個版本的體位法裡，闊筋膜肌群會收縮以穩定髖關節。

## 頸部和軀幹

頸椎屈肌群收縮，頸椎伸肌群則是伸展。頸處於伸展狀態。斜方肌、前鋸肌和胸大肌主要是伸展，但會稍微收縮以產生上抬動作。想像上朝著自己的雙腳輕盈地往上朝著天花板抬起，帶動軀幹跟著往上抬高。

**膝關節**

股薄肌
股直肌
股二頭肌 (短頭)
股外側肌
股二頭肌 (長頭)
半腱肌
闊筋膜張肌
臀大肌
**髖關節**

腰大肌
脊椎伸肌群
髂肌
腰方肌

**脊椎**

## 手臂

當兩隻上臂壓實地面，藉此進一步伸展肩關節時，後三角肌、背闊肌和大圓肌都會參與作用。手臂肱肌、肱二頭肌和肱橈肌會讓肘關節彎曲。當雙手支撐著下肩部，讓髖部保持上抬時，腕屈肌群會在拉長狀態下收縮。

腕關節
肱橈肌
屈指淺肌
尺側屈腕肌
三角肌
肱二頭肌
肱三頭肌
肘關節

### 圖例說明

關節
肌肉
● 主動收縮
● 在拉長狀態下收縮
● 被動伸展

# 細部圖解

肩倒立式對於促進淋巴引流和改善整體循環特別
有效。雖然它可能不會刺激甲狀腺，但能刺激壓
力感受器讓血壓降低。

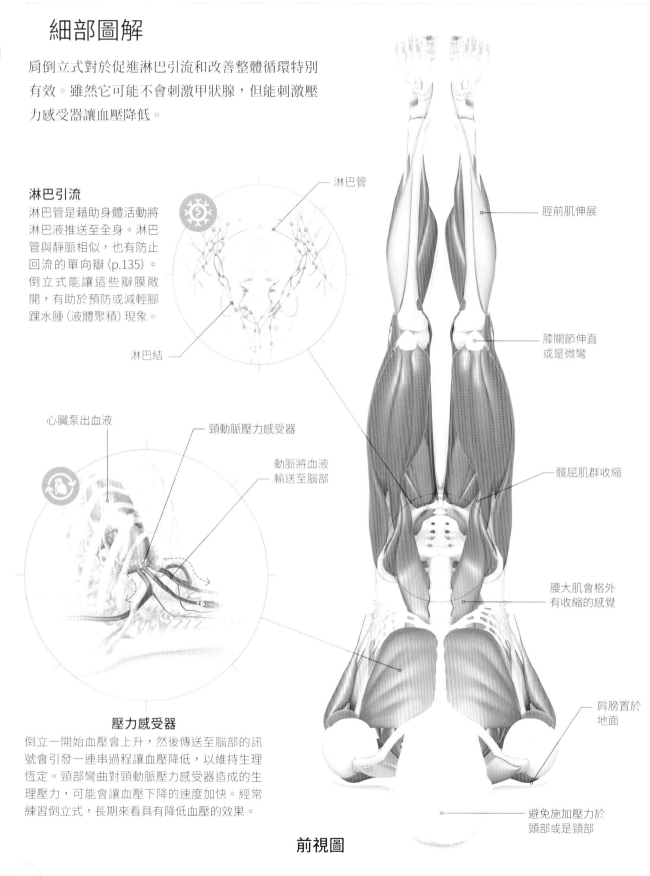

### 淋巴引流

淋巴管是藉助身體活動將
淋巴液推送至全身。淋巴
管與靜脈相似，也有防止
回流的單向瓣 (p.135)。
倒立式能讓這些瓣膜敞
開，有助於預防或減輕腳
踝水腫 (液體聚積) 現象。

淋巴管

淋巴結

脛前肌伸展

膝關節伸直
或是微彎

心臟泵出血液

頸動脈壓力感受器

動脈將血液
輸送至腦部

髖屈肌群收縮

腰大肌會格外
有收縮的感覺

肩膀置於
地面

### 壓力感受器

倒立一開始血壓會上升，然後傳送至腦部的訊
號會引發一連串過程讓血壓降低，以維持生理
恆定。頸部彎曲對頸動脈壓力感受器造成的生
理壓力，可能會讓血壓下降的速度加快。經常
練習倒立式，長期來看具有降低血壓的效果。

避免施加壓力於
頭部或是頸部

**前視圖**

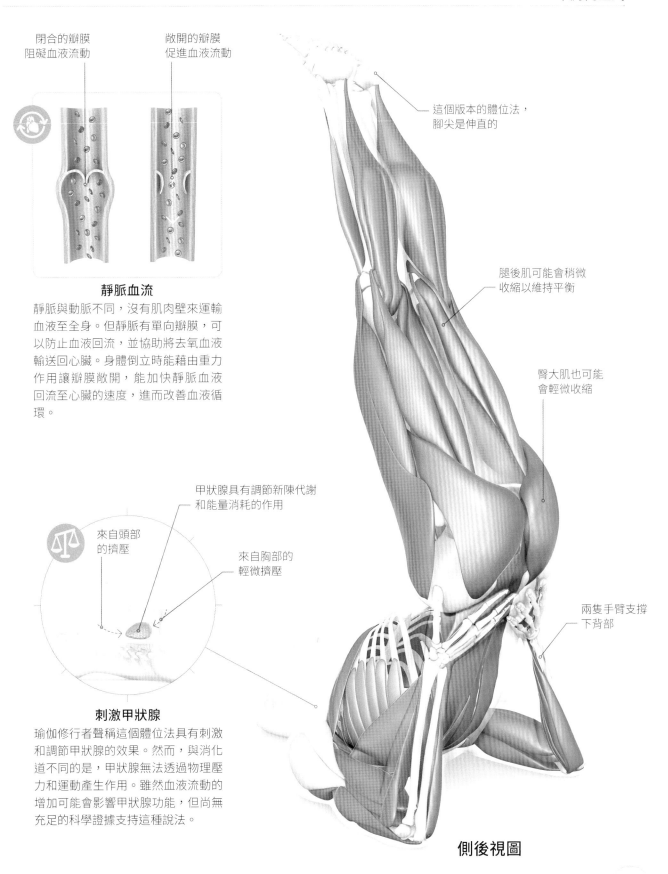

**靜脈血流**

靜脈與動脈不同，沒有肌肉壁來運輸血液至全身。但靜脈有單向瓣膜，可以防止血液回流，並協助將去氧血液輸送回心臟。身體倒立時能藉由重力作用讓瓣膜敞開，能加快靜脈血液回流至心臟的速度，進而改善血液循環。

閉合的瓣膜阻礙血液流動

敞開的瓣膜促進血液流動

這個版本的體位法，腳尖是伸直的

腿後肌可能會稍微收縮以維持平衡

臀大肌也可能會輕微收縮

甲狀腺具有調節新陳代謝和能量消耗的作用

來自頭部的擠壓

來自胸部的輕微擠壓

兩隻手臂支撐下背部

**刺激甲狀腺**

瑜伽修行者聲稱這個體位法具有刺激和調節甲狀腺的效果。然而，與消化道不同的是，甲狀腺無法透過物理壓力和運動產生作用。雖然血液流動的增加可能會影響甲狀腺功能，但尚無充足的科學證據支持這種說法。

**側後視圖**

# 橋式
## *Setu Bandhasana*

橋式是溫和且容易做到的後彎體位法，有助於紓緩背部疼痛，特別是久坐導致的不適。橋式是比較平和的姿勢，很多人會在瑜伽練習的結尾或是晚上準備就寢前，利用它來放鬆身體。

## 動作重點

橋式會伸展身體前側包括大腿、臀部、腹部和胸部的肌肉。並且能夠強化身體後側包括大腿、臀部、背部和肩部的肌肉，因為這些部位的肌肉會參與作用讓軀幹上抬並維持後彎姿勢。

**軀幹**

脊椎伸肌群收縮，腹部肌肉則是伸展。胸部擴張時，胸肌 (特別是胸小肌) 會伸展。中斜方肌和下斜方肌與菱形肌共同作用讓肩胛骨後縮和保持穩定。前鋸肌在此時則是伸展。

**頸部與手臂**

在頸椎伸肌稍微伸展的同時，頸椎屈肌群收縮讓頸部彎曲。後三角肌、背闊肌和大圓肌參與作用讓肩關節伸展。肱三頭肌讓肘關節伸展。

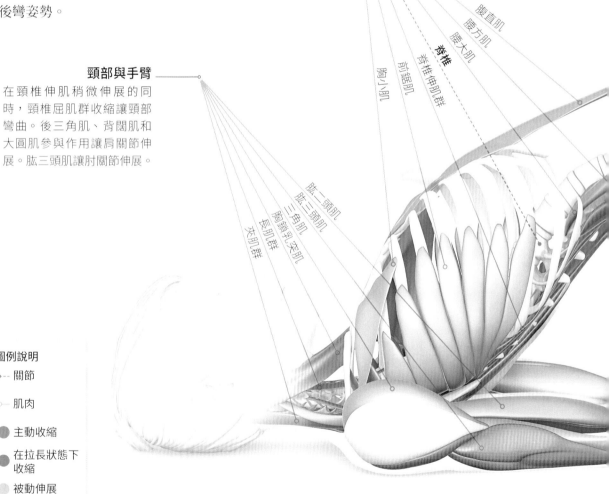

腹直肌
腰方肌
腰大肌
脊椎
脊椎伸肌群
前鋸肌
胸小肌

肱二頭肌
肱三頭肌
三角肌
胸鎖乳突肌
長肌群
次肌群

**圖例說明**

●-- 關節

○— 肌肉

● 主動收縮

● 在拉長狀態下收縮

● 被動伸展

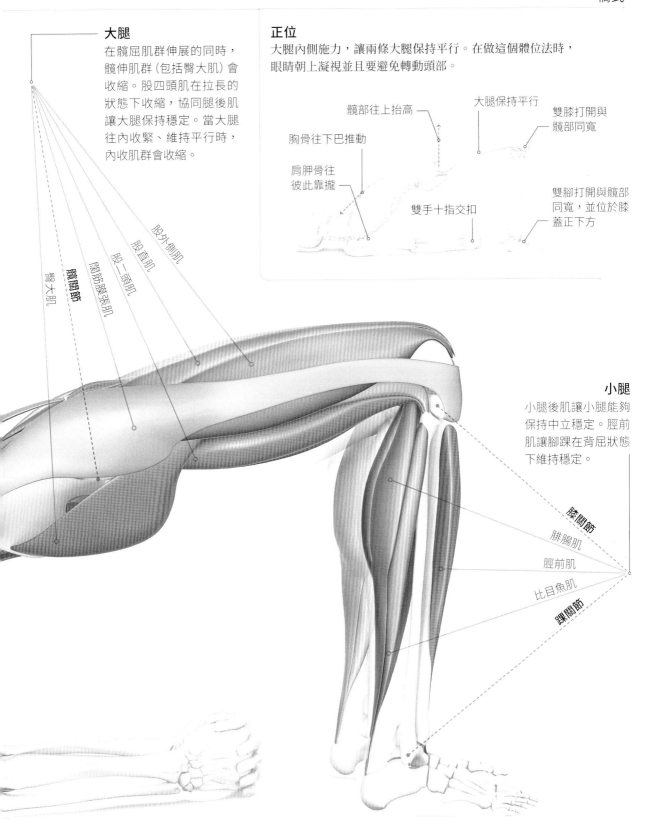

## 大腿

在髖屈肌群伸展的同時，髖伸肌群（包括臀大肌）會收縮。股四頭肌在拉長的狀態下收縮，協同腿後肌讓大腿保持穩定。當大腿往內收緊、維持平行時，內收肌群會收縮。

股外側肌
股直肌
股二頭肌
闊筋膜張肌
髖關節
臀大肌

## 正位

大腿內側施力，讓兩條大腿保持平行。在做這個體位法時，眼睛朝上凝視並且要避免轉動頭部。

髖部往上抬高
胸骨往下巴推動
肩胛骨往彼此靠攏
大腿保持平行
雙膝打開與髖部同寬
雙手十指交扣
雙腳打開與髖部同寬，並位於膝蓋正下方

## 小腿

小腿後肌讓小腿能夠保持中立穩定。脛前肌讓腳踝在背屈狀態下維持穩定。

膝關節
腓腸肌
脛前肌
比目魚肌
踝關節

137

# 細部圖解

類似橋式這樣的後彎動作也被視為能「打開心房」
的體位法，因為擴張胸部會讓人產生心胸開闊的
感覺。橋式能強化臀部肌肉，讓臀部變緊實。

腿部用力──
往上抬高

### 變化式

若想要挑戰你的骨盆穩
定度，可試著在做橋式
時抬起一條腿。當一條
腿往上抬高時，核心肌
群要緊縮以支撐背部。
隨時留意髖部是否保持
平行。站立的那隻腳要
壓實地面以獲得支撐。

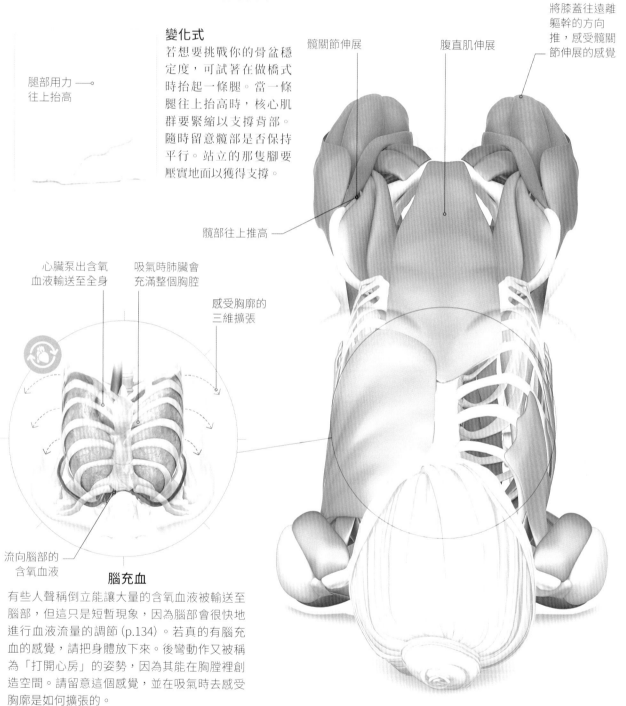

髖關節伸展

腹直肌伸展

將膝蓋往遠離
軀幹的方向
推，感受髖關
節伸展的感覺

髖部往上推高

心臟泵出含氧
血液輸送至全身

吸氣時肺臟會
充滿整個胸腔

感受胸廓的
三維擴張

流向腦部的
含氧血液

### 腦充血

有些人聲稱倒立能讓大量的含氧血液被輸送至
腦部，但這只是短暫現象，因為腦部會很快地
進行血液流量的調節 (p.134)。若真的有腦充
血的感覺，請把身體放下來。後彎動作又被稱
為「打開心房」的姿勢，因為其能在胸腔裡創
造空間。請留意這個感覺，並在吸氣時去感受
胸廓是如何擴張的。

**前視圖**

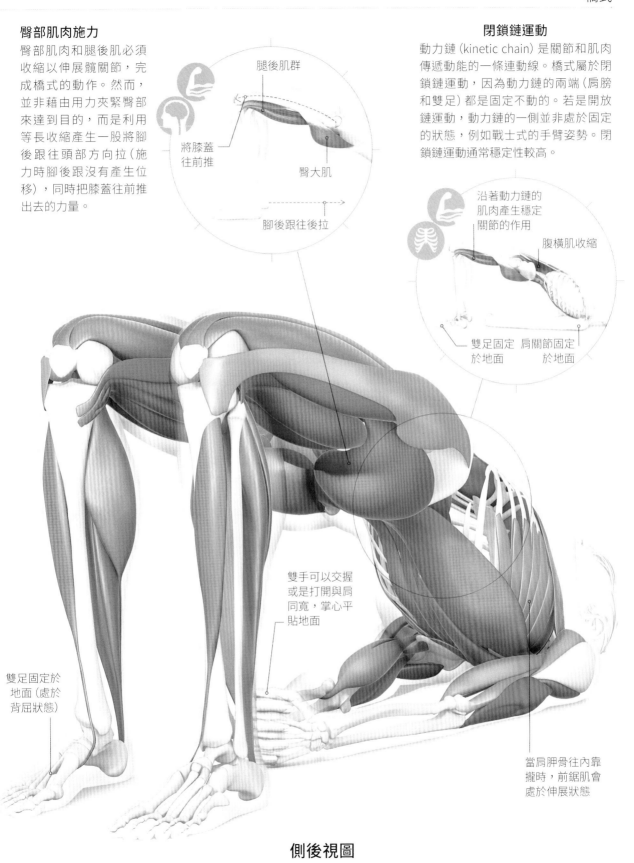

## 臀部肌肉施力

臀部肌肉和腿後肌必須收縮以伸展髖關節，完成橋式的動作。然而，並非藉由用力夾緊臀部來達到目的，而是利用等長收縮產生一股將腳後跟往頭部方向拉（施力時腳後跟沒有產生位移），同時把膝蓋往前推出去的力量。

腿後肌群

將膝蓋往前推

臀大肌

腳後跟往後拉

## 閉鎖鏈運動

動力鏈 (kinetic chain) 是關節和肌肉傳遞動能的一條連動線。橋式屬於閉鎖鏈運動，因為動力鏈的兩端 (肩膀和雙足) 都是固定不動的。若是開放鏈運動，動力鏈的一側並非處於固定的狀態，例如戰士式的手臂姿勢。閉鎖鏈運動通常穩定性較高。

沿著動力鏈的肌肉產生穩定關節的作用

腹橫肌收縮

雙足固定於地面

肩關節固定於地面

雙手可以交握或是打開與肩同寬，掌心平貼地面

雙足固定於地面（處於背屈狀態）

當肩胛骨往內靠攏時，前鋸肌會處於伸展狀態

**側後視圖**

# 輪式
*Urdhva Dhanurasana*

輪式是涉及深度後彎和倒立，讓頭部低於心臟高度的一種體位法，通常是在課程快結束時做，因為對大多數人而言，做這個體位法需要先熱身以確保安全。長期練習輪式，可以提升背部的肌力和柔軟度。

## 動作重點

這個體位法會強烈伸展身體前側包括大腿、髖部、腹部和胸部的肌肉。它能強化肩膀和身體後側，特別是背部、臀部和大腿的肌肉，因為在做深度後彎和上抬動作時，需要靠這些肌肉來支撐。

**圖例說明**
- ●--　關節
- ○—　肌肉
- ●　主動收縮
- ●　在拉長狀態下收縮
- ○　被動伸展

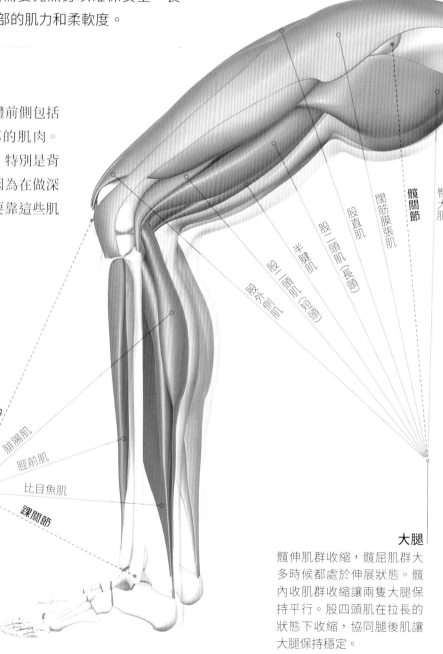

股外側肌　股二頭肌（短頭）　半腱肌　股二頭肌（長頭）　股直肌　闊筋膜張肌　髖關節　臀大肌

膝關節　腓腸肌　脛前肌　比目魚肌　踝關節

### 小腿

小腿後肌保持穩定，同時處於中立位或拉長的狀態。脛前肌使腳踝背屈。膝蓋、脛骨和腳踝垂直對齊成一直線。

### 大腿

髖伸肌群收縮，髖屈肌群大多時候都處於伸展狀態。髖內收肌群收縮讓兩隻大腿保持平行。股四頭肌在拉長的狀態下收縮，協同腿後肌讓大腿保持穩定。

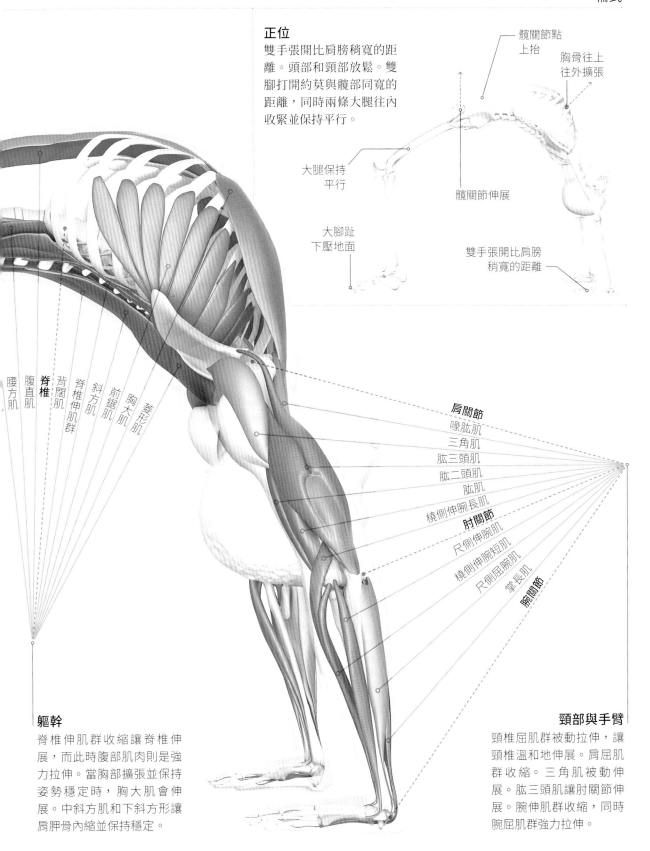

## 正位

雙手張開比肩膀稍寬的距離。頭部和頸部放鬆。雙腳打開約莫與髖部同寬的距離，同時兩條大腿往內收緊並保持平行。

髖關節點上抬

胸骨往上往外擴張

大腿保持平行

髖關節伸展

大腳趾下壓地面

雙手張開比肩膀稍寬的距離

**脊椎**

腰方肌
腹直肌
背闊肌
脊椎伸肌群
斜方肌
前鋸肌
胸大肌
菱形肌

**肩關節**
喙肱肌
三角肌
肱三頭肌
肱二頭肌
肱肌
橈側伸腕長肌

**肘關節**
尺側伸腕肌
橈側伸腕短肌
尺側屈腕肌
掌長肌

**腕關節**

## 軀幹

脊椎伸肌群收縮讓脊椎伸展，而此時腹部肌肉則是強力拉伸。當胸部擴張並保持姿勢穩定時，胸大肌會伸展。中斜方肌和下斜方形讓肩胛骨內縮並保持穩定。

## 頸部與手臂

頸椎屈肌群被動拉伸，讓頸椎溫和地伸展。肩屈肌群收縮。三角肌被動伸展。肱三頭肌讓肘關節伸展。腕伸肌群收縮，同時腕屈肌群強力拉伸。

# 細部圖解

對那些關節僵硬以及過度柔軟的人來說，輪式裡肩關節和脊椎的姿勢可能相當具有挑戰性。輪式做起來雖然吃力，但是具有增強活力和提振精神的效果。

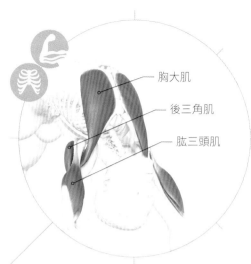

胸大肌

後三角肌

肱三頭肌

### 肩膀緊繃

肩膀緊繃是做輪式很常見的限制因素。很多人的肩關節活動範圍受限，無法完全彎曲做出雙臂高舉過頭的動作。在做輪式之前，記得要讓肩膀徹底熱身。可以利用像牛面式這樣的體位法去伸展肩關節 (pp.60-63)。

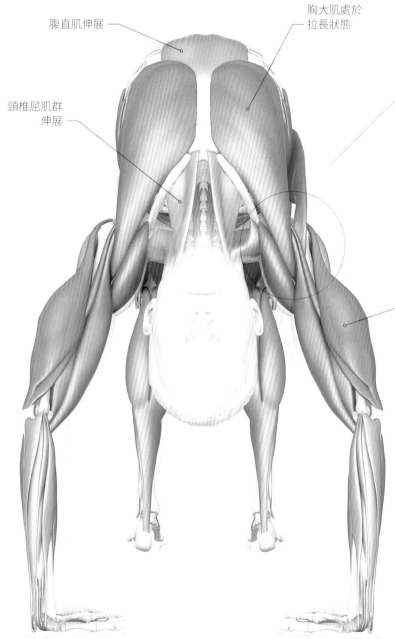

腹直肌伸展

胸大肌處於拉長狀態

頸椎屈肌群伸展

肱三頭肌收縮讓肘關節伸展，但肱三頭肌若緊繃，也可能會拉伸

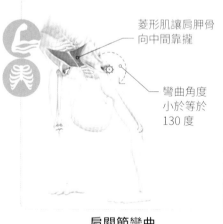

菱形肌讓肩胛骨向中間靠攏

彎曲角度小於等於130度

### 肩關節彎曲

肩關節在彎曲狀態時相當不穩定，特別是需要承受身體重量時，例如輪式。非常柔軟特別是容易脫臼的人，在做這個體位法時要特別注意，或是改做橋式(肩關節處於伸展狀態，比較容易保持穩定) (pp.136-139)。

**前視圖**

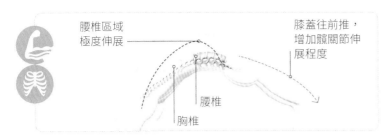

### 脊椎柔軟度

許多瑜伽修行者允許下背部像圖示這樣深度後彎,使脊椎極度伸展。如果你也如此,請將焦點改放在拉長下背部,而非後彎到腰椎像是要折斷一樣。雖然腰椎的伸展性比胸椎好,但請儘量讓伸展更和緩均勻。

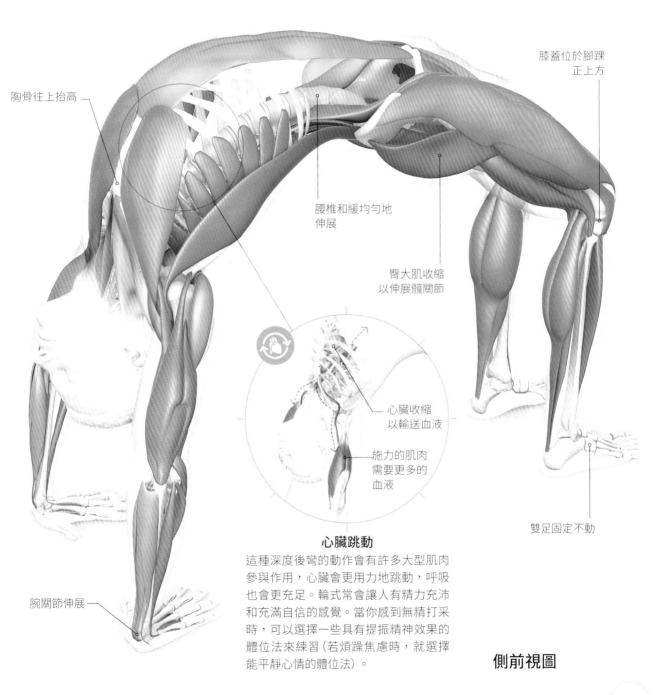

胸骨往上抬高

腰椎區域極度伸展

膝蓋往前推,增加髖關節伸展程度

腰椎

胸椎

膝蓋位於腳踝正上方

腰椎和緩均勻地伸展

臀大肌收縮以伸展髖關節

心臟收縮以輸送血液

施力的肌肉需要更多的血液

雙足固定不動

腕關節伸展

### 心臟跳動

這種深度後彎的動作會有許多大型肌肉參與作用,心臟會更用力地跳動,呼吸也會更充足。輪式常會讓人有精力充沛和充滿自信的感覺。當你感到無精打采時,可以選擇一些具有提振精神效果的體位法來練習(若煩躁焦慮時,就選擇能平靜心情的體位法)。

**側前視圖**

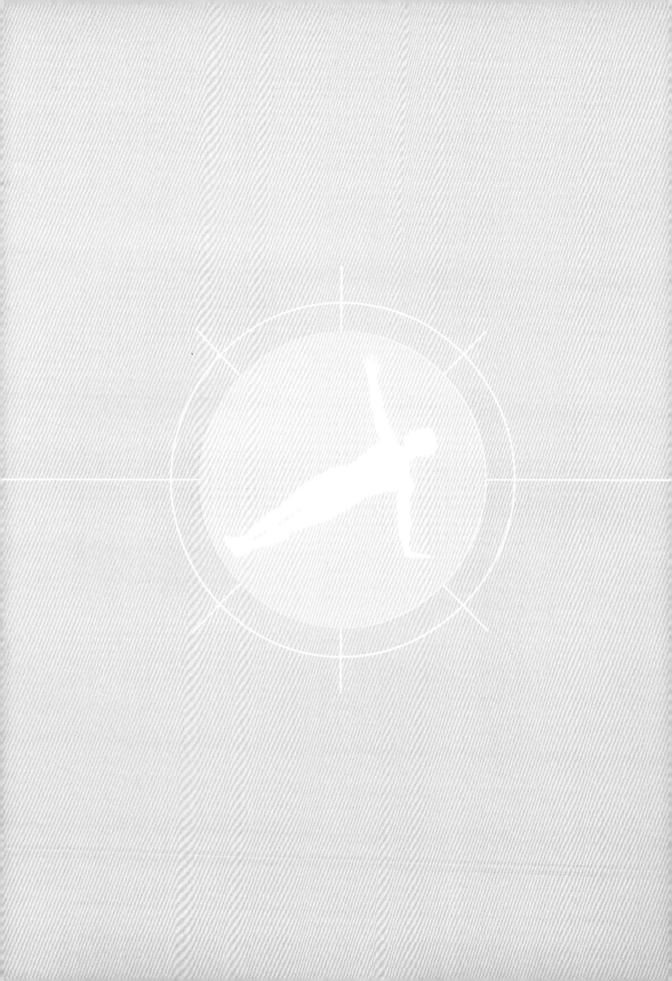

# 5

# 地板體位法

地板體位法包括手臂平衡體位法、俯臥體位法（身體正面朝下）和仰臥體位法（身體背部朝下）。本篇內容涵蓋了費力的高強度體位法（例如棒式）以及溫和的低強度體位法（例如仰臥脊椎扭轉式）。不管強度如何，都提供了一個探索自己內在的大好機會。

# 烏鴉式
*Bakasana*

烏鴉式是一種手臂平衡體位法，能夠鍛鍊肌力、靈活度、平衡感和敏捷性。訓練腕部肌肉能紓緩整天打電腦造成手腕的疼痛不適。另外，這個具有挑戰性的體位法提供了一個讓你面對恐懼的機會，並且為瑜伽練習增添趣味性。

## 動作重點

練習烏鴉式可以增強手腕、肩膀、手臂、臀部和腹部的肌肉。在這個體位法中，雙手必須承受全部的身體重量，同時也需要上半身的力量，協助支撐並保持姿勢平衡。

### 圖例說明

- ●-- 關節
- ○— 肌肉
- ● 主動收縮
- ● 在拉長狀態下收縮
- ● 被動伸展

### 正位

雙膝靠在兩隻上臂的後側。視線朝前，下巴微微抬高。雙手撐地，並做好以優雅的姿勢往後倒的準備。

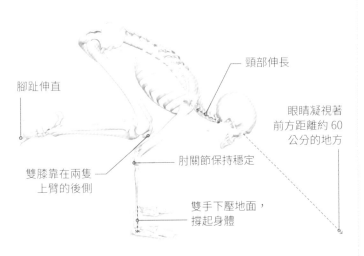

- 腳趾伸直
- 頸部伸長
- 眼睛凝視著前方距離約60公分的地方
- 雙膝靠在兩隻上臂的後側
- 肘關節保持穩定
- 雙手下壓地面，撐起身體

### 大腿

髖屈肌群收縮讓髖關節彎曲，腿後肌收縮讓膝關節彎曲，同時股四頭肌伸展。內收肌群參與作用讓髖關節和大腿內收保持穩定。

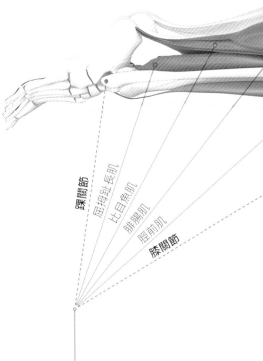

- 髖關節
- 闊筋膜張肌
- 半腱肌
- 股二頭肌
- 股直肌
- 股外側肌
- 踝關節
- 屈拇趾長肌
- 比目魚肌
- 腓腸肌
- 脛前肌
- 膝關節

### 小腿

踝蹠屈肌群收縮讓腳趾伸直，此時踝背屈肌群（特別是脛前肌）微幅伸展。

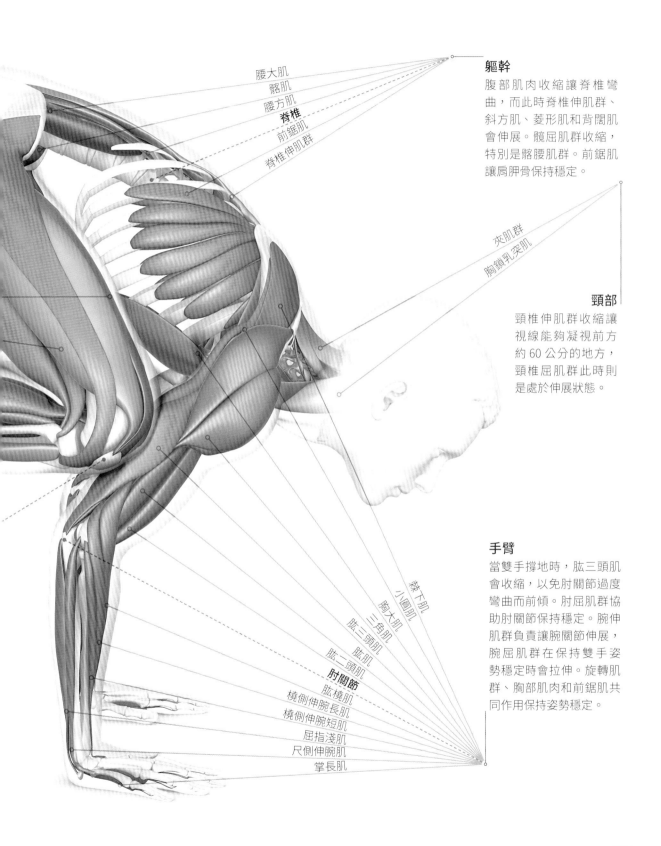

腰大肌
髂肌
腰方肌

**脊椎**
前鋸肌
脊椎伸肌群

**軀幹**

腹部肌肉收縮讓脊椎彎曲，而此時脊椎伸肌群、斜方肌、菱形肌和背闊肌會伸展。髖屈肌群收縮，特別是髂腰肌群。前鋸肌讓肩胛骨保持穩定。

夾肌群
胸鎖乳突肌

**頸部**

頸椎伸肌群收縮讓視線能夠凝視前方約 60 公分的地方，頸椎屈肌群此時則是處於伸展狀態。

棘下肌
小圓肌
胸大肌
三角肌
肱三頭肌
肱肌
肱二頭肌

**肘關節**
肱橈肌
橈側伸腕長肌
橈側伸腕短肌
屈指淺肌
尺側伸腕肌
掌長肌

**手臂**

當雙手撐地時，肱三頭肌會收縮，以免肘關節過度彎曲而前傾。肘屈肌群協助肘關節保持穩定。腕伸肌群負責讓腕關節伸展，腕屈肌群在保持雙手姿勢穩定時會拉伸。旋轉肌群、胸部肌肉和前鋸肌共同作用保持姿勢穩定。

# 細部圖解

烏鴉式能夠強化手腕力量，是相當有挑戰性的一種平衡體位法。
發掘這個體位法的樂趣，會讓你更有勇氣和毅力持續練習下去。

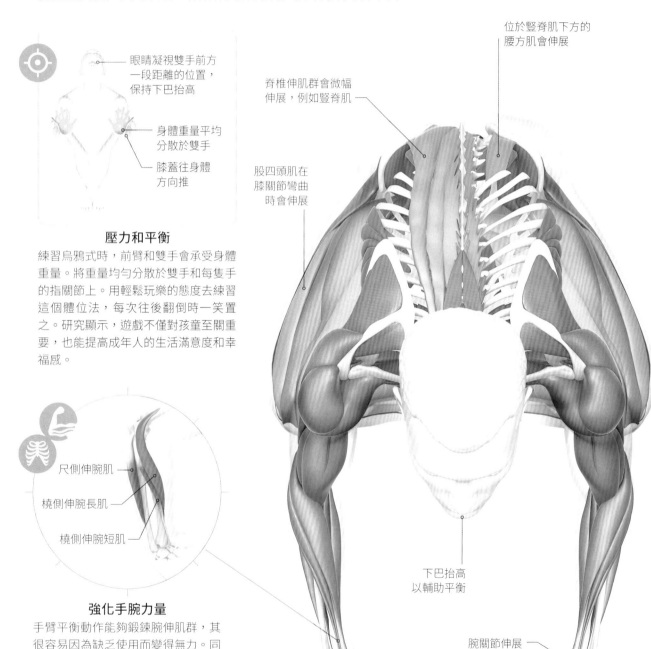

眼睛凝視雙手前方
一段距離的位置，
保持下巴抬高

身體重量平均
分散於雙手

膝蓋往身體
方向推

位於豎脊肌下方的
腰方肌會伸展

脊椎伸肌群會微幅
伸展，例如豎脊肌

股四頭肌在
膝關節彎曲
時會伸展

下巴抬高
以輔助平衡

腕關節伸展

## 壓力和平衡

練習烏鴉式時，前臂和雙手會承受身體
重量。將重量均勻分散於雙手和每隻手
的指關節上。用輕鬆玩樂的態度去練習
這個體位法，每次往後翻倒時一笑置
之。研究顯示，遊戲不僅對孩童至關重
要，也能提高成年人的生活滿意度和幸
福感。

尺側伸腕肌

橈側伸腕長肌

橈側伸腕短肌

## 強化手腕力量

手臂平衡動作能夠鍛鍊腕伸肌群，其
很容易因為缺乏使用而變得無力。同
樣地，腕屈肌群也會因為打字、發簡
訊和抓握東西而變得緊繃。這個動作
能夠伸展腕屈肌群，進而有助於預防
腕隧道症候群。然而，若有手腕方面
的問題，做烏鴉式需承受的重量對手
腕而言可能會負荷過大。

**前視圖**

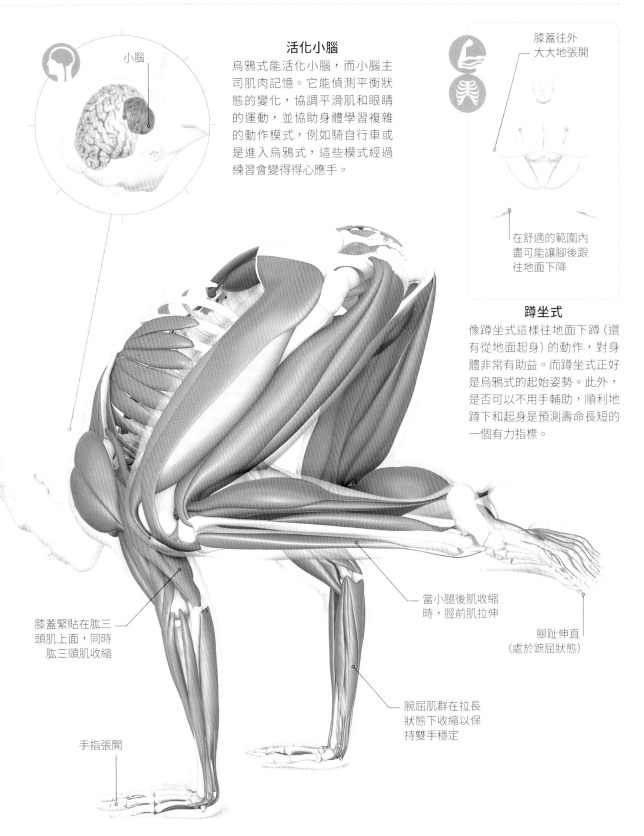

**活化小腦**

烏鴉式能活化小腦，而小腦主司肌肉記憶。它能偵測平衡狀態的變化，協調平滑肌和眼睛的運動，並協助身體學習複雜的動作模式，例如騎自行車或是進入烏鴉式，這些模式經過練習會變得得心應手。

小腦

膝蓋往外大大地張開

在舒適的範圍內盡可能讓腳後跟往地面下降

**蹲坐式**

像蹲坐式這樣往地面下蹲（還有從地面起身）的動作，對身體非常有助益。而蹲坐式正好是烏鴉式的起始姿勢。此外，是否可以不用手輔助，順利地蹲下和起身是預測壽命長短的一個有力指標。

當小腿後肌收縮時，脛前肌拉伸

腳趾伸直（處於蹠屈狀態）

膝蓋緊貼在肱三頭肌上面，同時肱三頭肌收縮

腕屈肌群在拉長狀態下收縮以保持雙手穩定

手指張開

**側後視圖**

# 棒式
## *Kumbhakasana*

棒式的姿勢是伏地挺身的最高位置。棒式是講求力量和穩定性的體位法，會運用到體內從最深層到最淺層的肌肉。在維持棒式的姿勢不動時，正是給身體全面性的肌力強化鍛鍊。

## 動作重點

棒式能夠強化肩膀肌肉以及包括腹部、背部和骨盆底肌肉在內的整個核心肌群。在撐起身體維持幾次呼吸或更久時間的過程中，就能讓體溫上升且充滿能量。

**大腿**
股四頭肌收縮讓膝關節伸展並讓大腿保持穩定。髖內收肌群和髖外展肌群處於中立位並且收縮，讓大腿和髖部保持穩定。

臀中肌
臀大肌
闊筋膜張肌
股直肌
半腱肌
股二頭肌
股外側肌
膝關節

**小腿**
當腳後跟往後推時，踝背屈肌群會收縮。你可能會感受到拇趾屈肌以及腳底有拉緊的感覺。小腿後肌處於微幅伸展的狀態

腓腸肌
脛前肌
伸趾長肌
伸拇趾長肌
比目魚肌
踝關節
足底筋膜

**變化式**
也可以選擇將前臂或是膝蓋置於地面以降低強度。不要讓背部凹陷─如果覺得背部緊繃不適，可以退出此體位休息。

膝部可著地，髖部維持高度　　肩膀和手肘對齊

**圖例說明**
- ●-- 關節
- ○─ 肌肉
- ◓ 主動收縮
- ● 在拉長狀態下收縮
- ○ 被動伸展

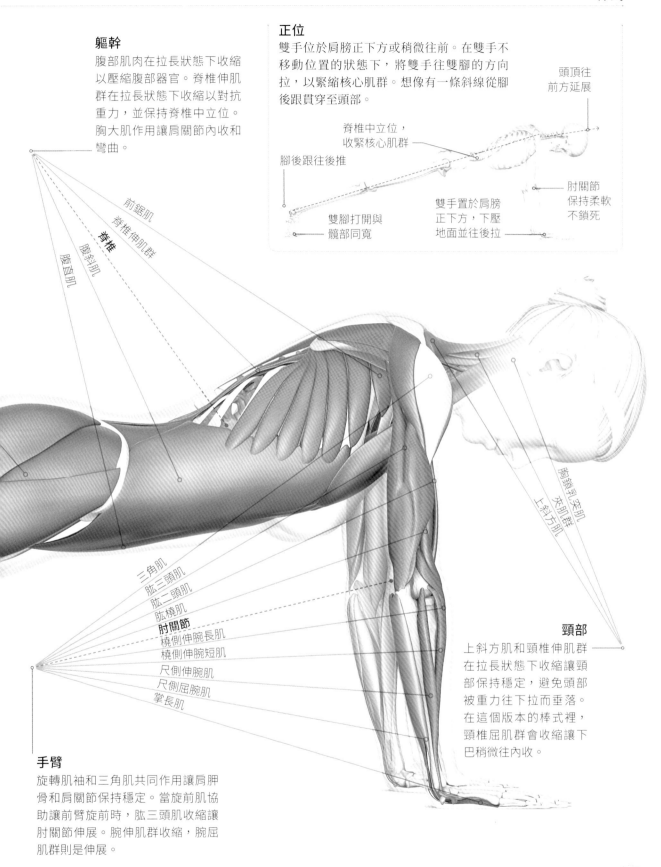

**軀幹**

腹部肌肉在拉長狀態下收縮以壓縮腹部器官。脊椎伸肌群在拉長狀態下收縮以對抗重力，並保持脊椎中立位。胸大肌作用讓肩關節內收和彎曲。

前鋸肌

脊椎伸肌群

**脊椎**

腹斜肌

腹直肌

**正位**

雙手位於肩膀正下方或稍微往前。在雙手不移動位置的狀態下，將雙手往雙腳的方向拉，以緊縮核心肌群。想像有一條斜線從腳後跟貫穿至頭部。

頭頂往前方延展

脊椎中立位，收緊核心肌群

腳後跟往後推

肘關節保持柔軟不鎖死

雙手置於肩膀正下方，下壓地面並往後拉

雙腳打開與髖部同寬

胸鎖乳突肌

夾肌群

上斜方肌

三角肌

肱三頭肌

肱二頭肌

肱橈肌

**肘關節**

橈側伸腕長肌

橈側伸腕短肌

尺側伸腕肌

尺側屈腕肌

掌長肌

**頸部**

上斜方肌和頸椎伸肌群在拉長狀態下收縮讓頸部保持穩定，避免頭部被重力往下拉而垂落。在這個版本的棒式裡，頸椎屈肌群會收縮讓下巴稍微往內收。

**手臂**

旋轉肌袖和三角肌共同作用讓肩胛骨和肩關節保持穩定。當旋前肌協助讓前臂旋前時，肱三頭肌收縮讓肘關節伸展。腕伸肌群收縮，腕屈肌群則是伸展。

# 細部圖解

棒式能夠用來探索瑜伽系統裡被稱為「鎖印 (bandha)」的能量鎖。在這個版本的棒式裡，請注意呼吸時各個鎖印區域產生的微妙作用。你可以在合格老師的指導下練習啟動鎖印。

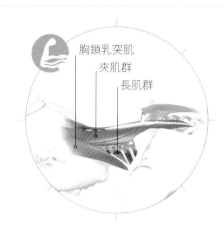

胸鎖乳突肌
夾肌群
長肌群

## 喉鎖

喉鎖「jalandhara」在梵語裡是「撐住網子」的意思，這個鎖印會用此名稱，是因為古代印度漁民會用下巴撐住漁網。在做這個體位法時，頸部肌肉的作用方式與對抗重力抬高頭部時類似，但只會隱約施力。啟動喉鎖通常是在坐著的狀態下進行的，並且關閉聲門屏住呼吸（瑜伽裡稱之為「止息 (kumbhaka)」）。然而，在做棒式時應該要持續呼吸。

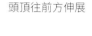

頭頂往前方伸展

旋轉肌袖收縮讓肩關節保持穩定

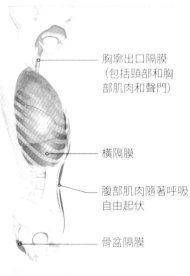

胸廓出口隔膜（包括頸部和胸部肌肉和聲門）

橫隔膜

腹部肌肉隨著呼吸自由起伏

骨盆隔膜

### 三個隔膜

一些研究學者將三個鎖印區域稱為「三個隔膜」，如上圖所示。根據這個模式，這三個隔膜會隨著呼吸，交替收縮和放鬆。

前鋸肌收縮以避免肩胛骨外擴

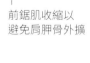

腕關節伸展

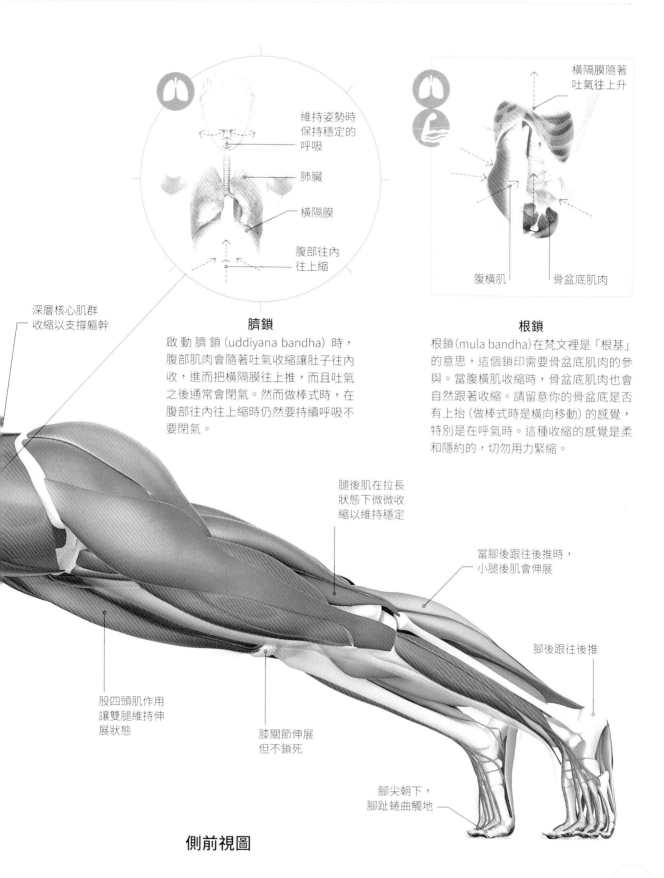

橫隔膜隨著
吐氣往上升

維持姿勢時
保持穩定的
呼吸

肺臟

橫隔膜

腹部往內
往上縮

腹橫肌

骨盆底肌肉

### 臍鎖

啟動臍鎖 (uddiyana bandha) 時，
腹部肌肉會隨著吐氣收縮讓肚子往內
收，進而把橫隔膜往上推，而且吐氣
之後通常會閉氣。然而做棒式時，在
腹部往內往上縮時仍然要持續呼吸不
要閉氣。

### 根鎖

根鎖(mula bandha)在梵文裡是「根基」
的意思，這個鎖印需要骨盆底肌肉的參
與。當腹橫肌收縮時，骨盆底肌肉也會
自然跟著收縮。請留意你的骨盆底是否
有上抬(做棒式時是橫向移動)的感覺，
特別是在呼氣時。這種收縮的感覺是柔
和隱約的，切勿用力緊縮。

深層核心肌群
收縮以支撐軀幹

腿後肌在拉長
狀態下微微收
縮以維持穩定

當腳後跟往後推時，
小腿後肌會伸展

腳後跟往後推

股四頭肌作用
讓雙腿維持伸
展狀態

膝關節伸展
但不鎖死

腳尖朝下，
腳趾蜷曲觸地

## 側前視圖

# 側棒式
*Vasisthasana*

側棒式是一個有挑戰性的手臂平衡體位法，應會讓你出汗和心跳加速，對於想要提升專注力和耐力的人特別有幫助。維持側棒式的姿勢需要全神貫注以防止髖部往下沉。

## 動作重點

這個體位法能強化核心肌群，包括腹部和背部肌肉。支撐於地的那側手臂和肩膀肌肉會大量參與以維持平衡。腿部肌肉也會發揮作用以提供支撐並維持平衡和正確姿勢。

**圖例說明**
- •-- 關節
- ⌒ 肌肉
- ◑ 主動收縮
- ● 在拉長狀態下收縮
- ○ 被動伸展

### 上位大腿
兩側的髖內收肌在拉長狀態下收縮以穩定大腿。

內收肌
內收短肌
內收長肌
股薄肌
膝關節

### 小腿
踝背屈肌群收縮讓踝關節背屈並使腳趾伸展。小腿後肌處於伸展的狀態。足部邊緣下壓地面會啟動下位腿的腓骨肌收縮，避免踝關節往下沉。

腓關節
脛前肌
腓骨肌
伸拇趾長肌
比目魚肌
伸趾長肌

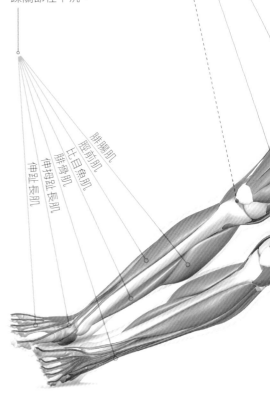

### 正位
盡量讓兩側的髖關節和肩關節上下對齊。把上位手臂往上舉高，同時眼睛朝上凝視。也可以改成凝視支撐於地的下位手臂，以協助保持平衡。

手往上延展

眼睛朝上凝視

肩關節和髖關節分別上下對齊

髖部往上抬高

雙腳上下交疊

肘關節保持柔軟不鎖死

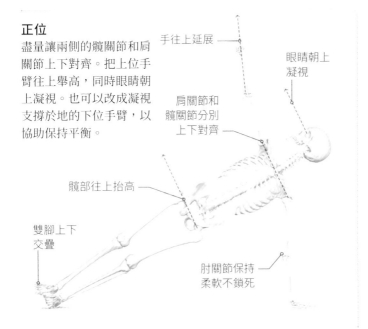

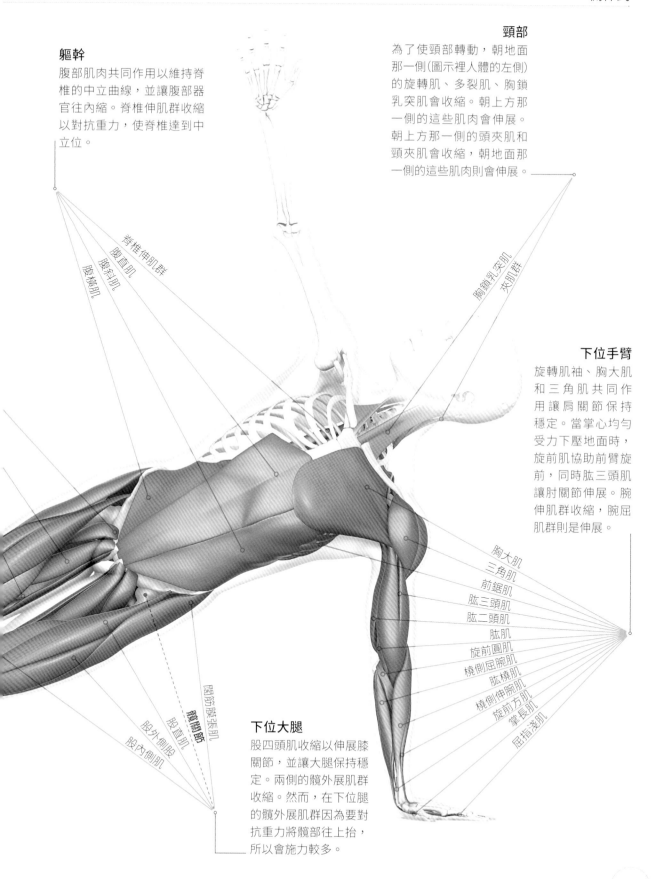

**軀幹**

腹部肌肉共同作用以維持脊椎的中立曲線，並讓腹部器官往內縮。脊椎伸肌群收縮以對抗重力，使脊椎達到中立位。

**頸部**

為了使頸部轉動，朝地面那一側(圖示裡人體的左側)的旋轉肌、多裂肌、胸鎖乳突肌會收縮。朝上方那一側的這些肌肉會伸展。朝上方那一側的頭夾肌和頸夾肌會收縮，朝地面那一側的這些肌肉則會伸展。

脊椎伸肌群
腹直肌
腹斜肌
腹橫肌

胸鎖乳突肌
夾肌群

**下位手臂**

旋轉肌袖、胸大肌和三角肌共同作用讓肩關節保持穩定。當掌心均勻受力下壓地面時，旋前肌協助前臂旋前，同時肱三頭肌讓肘關節伸展。腕伸肌群收縮，腕屈肌群則是伸展。

胸大肌
三角肌
前鋸肌
肱三頭肌
肱二頭肌
肱肌
旋前圓肌
橈側屈腕肌
肱橈肌
橈側伸腕肌
旋前方肌
掌長肌
屈指淺肌

關節膜張肌
髖關節
股直肌
股外側股
股內側肌

**下位大腿**

股四頭肌收縮以伸展膝關節，並讓大腿保持穩定。兩側的髖外展肌群收縮。然而，在下位腿的髖外展肌群因為要對抗重力將髖部往上抬，所以會施力較多。

# 細部圖解

做側棒式時需要深呼吸,所以會比平常使用到更多呼吸肌肉。同時也需要核心肌群大量施力。這個體位法對矯正脊椎側彎有幫助,但是對懷孕的婦女有風險。

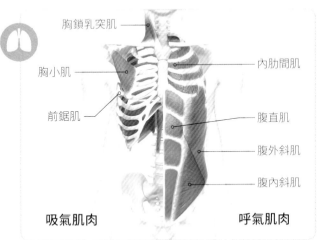

胸鎖乳突肌

胸小肌

前鋸肌

內肋間肌

腹直肌

腹外斜肌

腹內斜肌

**吸氣肌肉**      **呼氣肌肉**

## 呼吸肌肉

橫隔膜在一般自然的呼吸裡扮演了主要角色。進行深呼吸時,例如做側棒式時,會使用到其他輔助呼吸肌肉。吸氣時會使用到上面圖示左邊的肌肉,以及頸部上面被稱為斜角肌的小肌肉。吐氣時還會使用到位於肋骨,名為胸橫肌的深層肌肉。

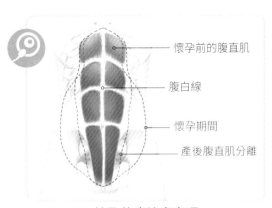

懷孕前的腹直肌

腹白線

懷孕期間

產後腹直肌分離

### 懷孕的應注意事項

腹白線是連接腹直肌各個部分的結締組織。懷孕期間,壓力會使這個組織分離,導致腹直肌分離的現象。因此,在懷孕期間,尤其是在懷孕後期,在做涉及腹部肌肉收縮和承受壓力的體位法時,要特別小心。

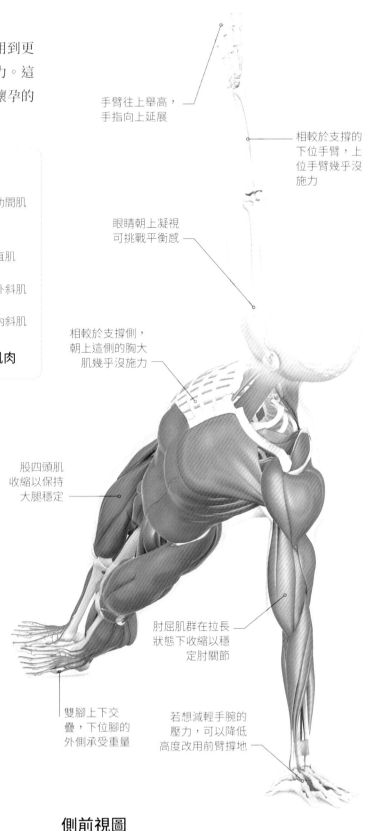

手臂往上舉高,手指向上延展

相較於支撐的下位手臂,上位手臂幾乎沒施力

眼睛朝上凝視可挑戰平衡感

相較於支撐側,朝上這側的胸大肌幾乎沒施力

股四頭肌收縮以保持大腿穩定

肘屈肌群在拉長狀態下收縮以穩定肘關節

雙腳上下交疊,下位腳的外側承受重量

若想減輕手腕的壓力,可以降低高度改用前臂撐地

**側前視圖**

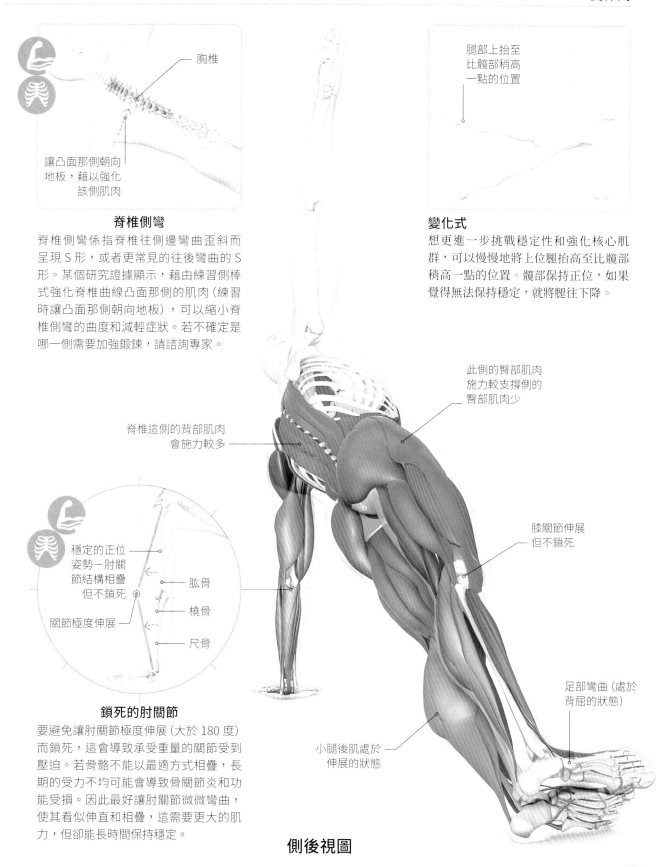

胸椎

讓凸面那側朝向
地板，藉以強化
該側肌肉

### 脊椎側彎

脊椎側彎係指脊椎往側邊彎曲歪斜而呈現 S 形，或者更常見的往後彎曲的 S 形。某個研究證據顯示，藉由練習側棒式強化脊椎曲線凸面那側的肌肉（練習時讓凸面那側朝向地板），可以縮小脊椎側彎的曲度和減輕症狀。若不確定是哪一側需要加強鍛鍊，請諮詢專家。

腿部上抬至
比髖部稍高
一點的位置

### 變化式

想更進一步挑戰穩定性和強化核心肌群，可以慢慢地將上位腿抬高至比髖部稍高一點的位置。髖部保持正位，如果覺得無法保持穩定，就將腿往下降。

此側的臀部肌肉
施力較支撐側的
臀部肌肉少

脊椎這側的背部肌肉
會施力較多

膝關節伸展
但不鎖死

穩定的正位
姿勢－肘關
節結構相疊
但不鎖死

肱骨

橈骨

關節極度伸展

尺骨

足部彎曲（處於
背屈的狀態）

小腿後肌處於
伸展的狀態

### 鎖死的肘關節

要避免讓肘關節極度伸展（大於 180 度）而鎖死，這會導致承受重量的關節受到壓迫。若骨骼不能以最適方式相疊，長期的受力不均可能會導致骨關節炎和功能受損。因此最好讓肘關節微微彎曲，使其看似伸直和相疊，這需要更大的肌力，但卻能長時間保持穩定。

**側後視圖**

# 眼鏡蛇式

*Bhujangasana*

眼鏡蛇式是傳統瑜伽裡很重要的一個體位法。這個溫和的後彎動作被認為能夠點燃消化火並喚醒潛藏的能量流。它確實能刺激消化，同時對很多人來說，眼鏡蛇式有助於紓緩背痛。

## 動作重點

身體前側包括胸部、腹部和髖部肌肉會伸展。同時，在維持姿勢時，背部、肩膀和手臂的肌肉都會參與作用，使頸部到脊椎形成一條均勻的曲線。

### 正位

當脊椎被拉長形成一條均勻的後彎曲線，恥骨不離開地面。如果覺得下背部有疼痛感，可以讓身體降下來一點。

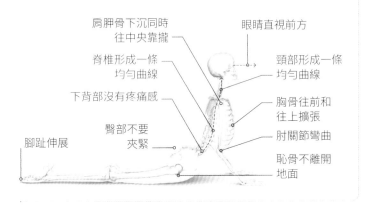

肩胛骨下沉同時往中央靠攏
眼睛直視前方
脊椎形成一條均勻曲線
頸部形成一條均勻曲線
下背部沒有疼痛感
胸骨往前和往上擴張
臀部不要夾緊
肘關節彎曲
腳趾伸展
恥骨不離開地面

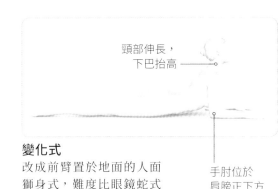

### 變化式

改成前臂置於地面的人面獅身式，難度比眼鏡蛇式低，做起來比較容易。

頸部伸長，下巴抬高
手肘位於肩膀正下方

### 大腿

臀大肌、內收大肌和腿後肌共同作用讓髖關節維持伸展狀態，闊筋膜張肌和髂脛束則負責讓髖關節保持穩定。

臀大肌
髖關節
闊筋膜張肌
股直肌
半腱肌
股外側肌
髂脛束

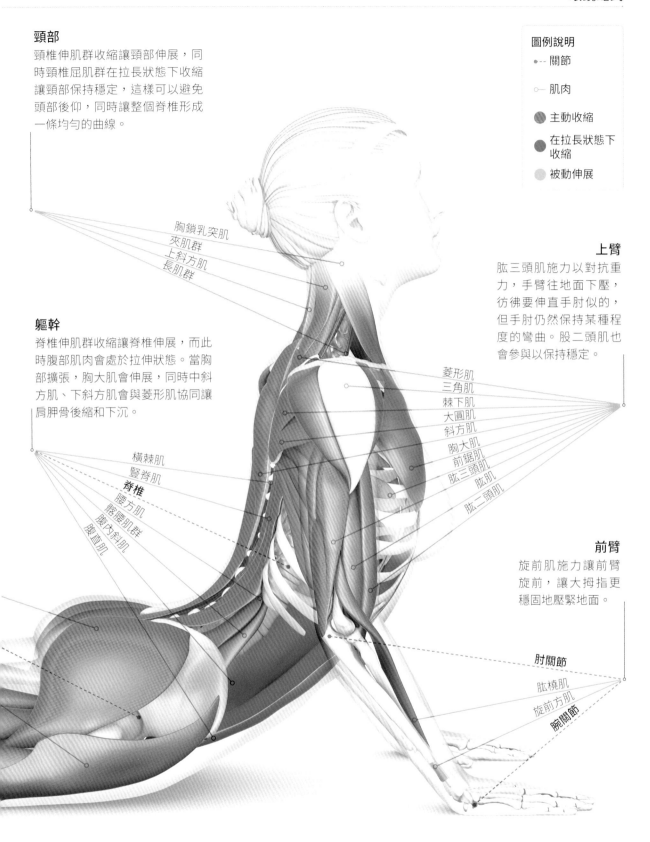

**頸部**
頸椎伸肌群收縮讓頸部伸展，同時頸椎屈肌群在拉長狀態下收縮讓頸部保持穩定，這樣可以避免頭部後仰，同時讓整個脊椎形成一條均勻的曲線。

圖例說明
- ●--- 關節
- ○--- 肌肉
- ● 主動收縮
- ● 在拉長狀態下收縮
- ● 被動伸展

**上臂**
肱三頭肌施力以對抗重力，手臂往地面下壓，彷彿要伸直手肘似的，但手肘仍然保持某種程度的彎曲。肱二頭肌也會參與以保持穩定。

**軀幹**
脊椎伸肌群收縮讓脊椎伸展，而此時腹部肌肉會處於拉伸狀態。當胸部擴張，胸大肌會伸展，同時中斜方肌、下斜方肌會與菱形肌協同讓肩胛骨後縮和下沉。

胸鎖乳突肌
夾肌群
上斜方肌
長肌群

菱形肌
三角肌
棘下肌
大圓肌
斜方肌
胸大肌
前鋸肌
肱三頭肌
肱肌
肱二頭肌

橫棘肌
豎脊肌
**脊椎**
腰方肌
髂腰肌群
腹內斜肌
腹背肌

**前臂**
旋前肌施力讓前臂旋前，讓大拇指更穩固地壓緊地面。

**肘關節**
肱橈肌
旋前方肌
**腕關節**

# 細部圖解

做眼鏡蛇式時若能活動到關鍵肌肉（例如前鋸肌），練習的效果會更好。眼鏡蛇式可以調整成比較溫和的版本，例如獅身人面式，或是更深度的後彎例如上犬式。

保持脊椎微彎以保護椎間盤

極度伸展可能會傷及靠近脊椎的血管

極度伸展可能使眼球液壓增加

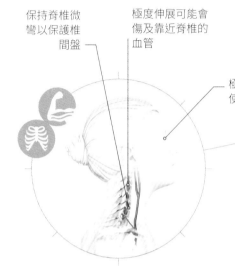

### 頸部問題

傳統瑜伽老師會教學生頭部盡可能地往後仰。然而，我們現在明白這種做法的風險大於好處。根據案例研究和解剖學知識，你可以適度地調整姿勢，避免極度伸展，以兼顧安全和效果。

肘關節伸展但不鎖死

大腿抬離地面

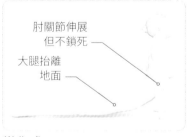

### 變化式

上犬式跟眼鏡蛇式很類似，在某些瑜伽派別裡是比較常使用的體位法。上犬式的大腿會抬離地面，同時肘關節伸直以增加後彎的程度。

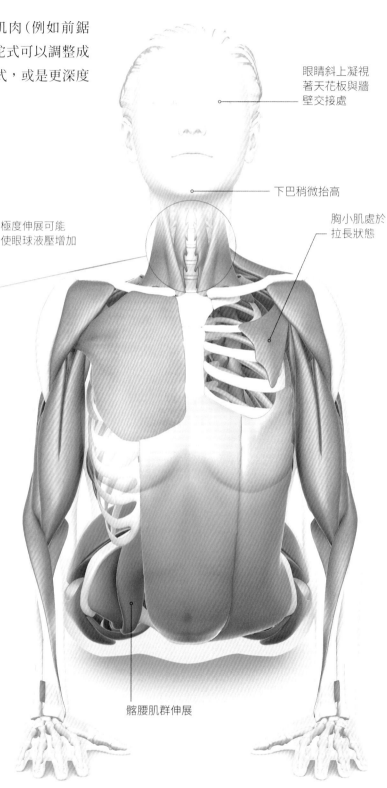

眼睛斜上凝視著天花板與牆壁交接處

下巴稍微抬高

胸小肌處於拉長狀態

髂腰肌群伸展

**前視圖**

## 上背部肌力

藉由強化上背部和中背部以及伸展軀幹，可以改善脊椎過度後凸 (p.14) 的狀況。更簡單溫和的前臂撐地版本（人面獅身式）也是改善胸椎過度後凸很好的選擇，可以預防胸椎功能障礙或是駝背。

## 鍛鍊前鋸肌

試著讓雙手在不移動位置的狀態下，產生一股向後退的力量，藉此將胸骨往前推，以減輕脊椎的壓力。這樣做也可以鍛鍊到前鋸肌，進而提升功能性動作的表現，例如往前伸手取物。強化前鋸肌也能減輕肩頸疼痛。

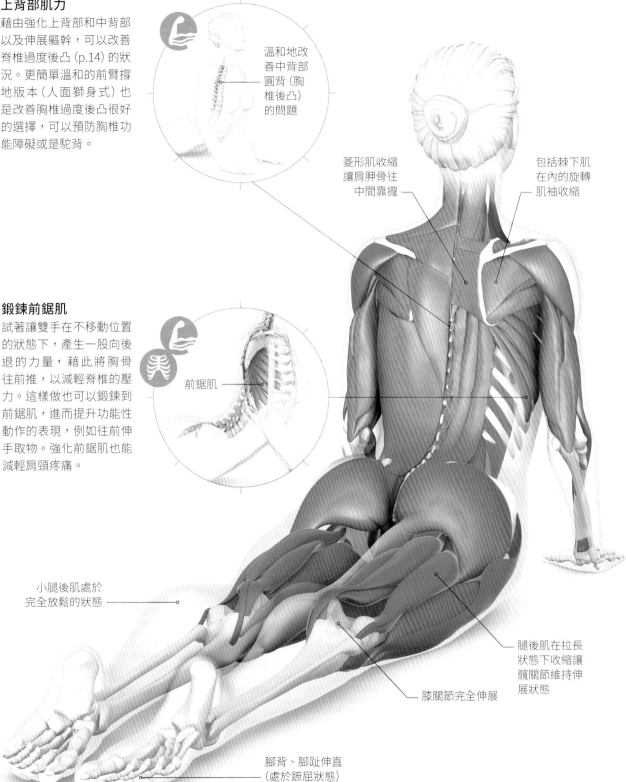

溫和地改善中背部圓背（胸椎後凸）的問題

菱形肌收縮讓肩胛骨往中間靠攏

包括棘下肌在內的旋轉肌袖收縮

前鋸肌

小腿後肌處於完全放鬆的狀態

腿後肌在拉長狀態下收縮讓髖關節維持伸展狀態

膝關節完全伸展

腳背、腳趾伸直（處於蹠屈狀態）

**側後視圖**

# 蝗蟲式
*Salabhasana*

蝗蟲式對於紓解背部疼痛很有效果。以這樣的方式拉長脊椎有助於矯正姿勢不良等相關問題，因為要讓頭部和四肢保持離地，必須運用到整個背部和腿部的肌肉。

## 動作重點

因為雙腿和肩膀必須上抬離地，這個體位法特別能夠強化背部、臀部和大腿的肌肉。這可能相當有挑戰性，但即使沒有抬得很高，依然能獲得好處。

**大腿**
髖伸肌群收縮以協助大腿往上抬，而此時髖屈肌群則是伸展。股四頭肌參與作用讓膝關節伸展。

髂腰肌群

臀大肌

**髖關節**

闊筋膜張肌

股直肌

股外側肌

股二頭肌（長頭）

股二頭肌（短頭）

踝關節

比目魚肌

腓腸肌

脛前肌

膝關節

**小腿**
腓腸肌和比目魚肌收縮讓腳踝蹠屈，脛前肌和其它踝背屈肌則處於伸展狀態。

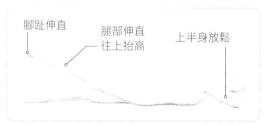

腳趾伸直

腿部伸直往上抬高

上半身放鬆

**變化式**
如果你有頸部的問題，可以把額頭枕在雙手上面，同時左右輪流抬高腿部，抬腿時要盡量讓兩側髖關節點朝下正對地面。腿部抬高停留幾次呼吸的時間，然後換另一隻腿。

## 正位

抬起肩膀和雙腿時，要專注於拉長脊椎。頭頂要朝前和朝上延伸，盡量讓包含頸部在內的整條脊椎均勻地伸展。

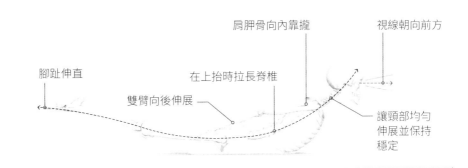

腳趾伸直

雙臂向後伸展

在上抬時拉長脊椎

肩胛骨向內靠攏

視線朝向前方

讓頸部均勻伸展並保持穩定

## 頸部和手臂

頸椎伸肌群收縮讓頸部伸展，同時頸椎屈肌群在拉長狀態下收縮以保持頸部穩定，防止頭部後仰，並讓脊椎形成一條均勻的曲線。後三角肌、背闊肌和大圓肌共同作用讓肩關節伸展，肱三頭肌則負責讓肘關節伸展。

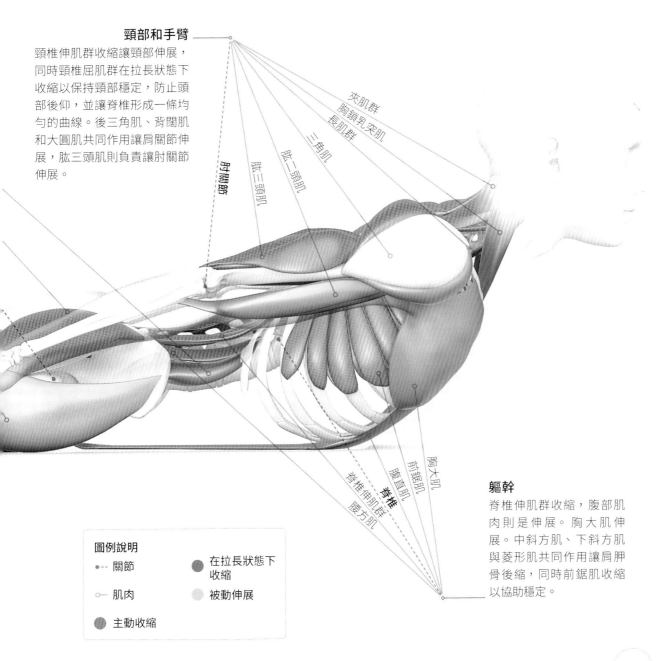

頸部和手臂

肘關節

肱三頭肌

肱二頭肌

三角肌

夾肌群
胸鎖乳突肌
長肌群

脊椎伸肌群
腰方肌
脊椎
腹直肌
前鋸肌
胸大肌

### 軀幹

脊椎伸肌群收縮，腹部肌肉則是伸展。胸大肌伸展。中斜方肌、下斜方肌與菱形肌共同作用讓肩胛骨後縮，同時前鋸肌收縮以協助穩定。

### 圖例說明

- •-- 關節
- ○— 肌肉
- ● 主動收縮
- ● 在拉長狀態下收縮
- ● 被動伸展

# 細部圖解

蝗蟲式可以強化整個背部，其對改善姿勢和核心
肌群功能特別有幫助。做這個體位法不用抬得很
高就能獲得效果。

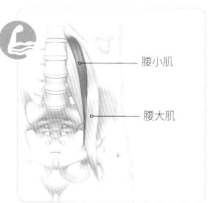

腰小肌
腰大肌

### 腰小肌

在做這個體位法時，你可能會感覺到
腰部肌肉的伸展。大約只有 40% 的
人擁有腰小肌，這進一步證明了個體
之間存在著差異，有些人的肌肉或骨
骼天生比其他人多。身體構造是如此
的不同，每個人的瑜伽體位法表現也
理所當然會有差異。

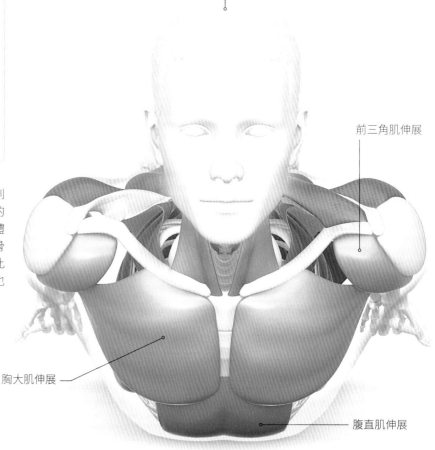

頭頂往斜上方伸展

前三角肌伸展

胸大肌伸展

腹直肌伸展

**前視圖**

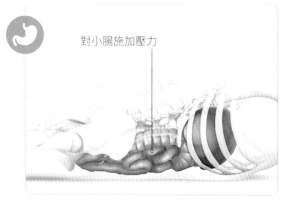

對小腸施加壓力

### 促進消化

這樣的體位會刺激排便，因為俯臥
於地以及緊縮核心肌群會對消化器
官施加壓力。反覆進入和退出體位
數次，會刺激腸道蠕動，可促進消
化的效果。

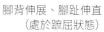

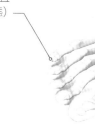

腳背伸展、腳趾伸直
（處於蹠屈狀態）

## 背部疼痛

世界衛生組織指出背部疼痛，尤其是下背部疼痛，是造成全球許多人行為失能的主要原因。研究顯示瑜伽是紓緩背痛及一般疼痛，安全、有效、非藥理、非侵入性又低成本的方法。

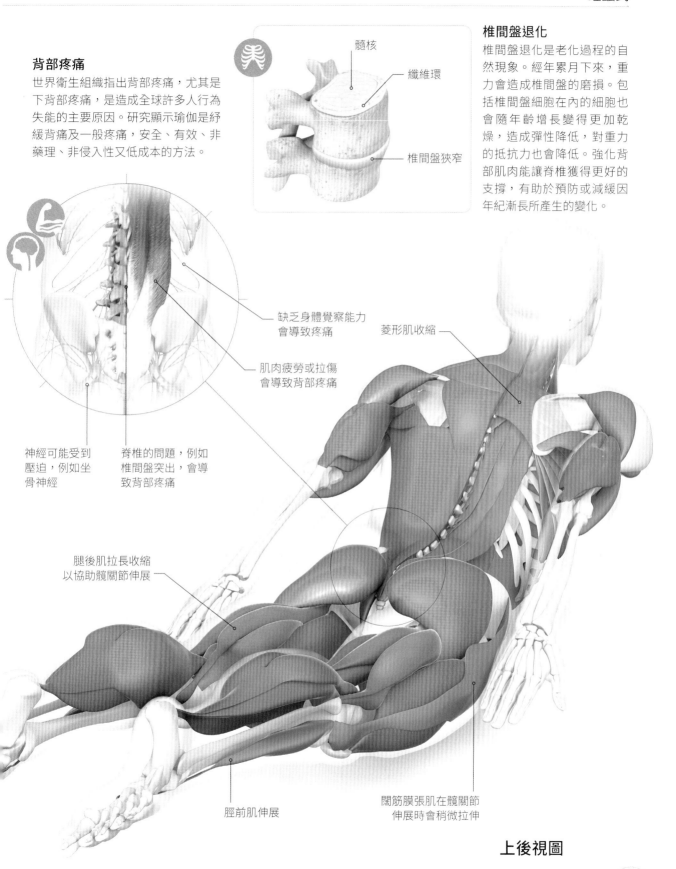

髓核

纖維環

椎間盤狹窄

## 椎間盤退化

椎間盤退化是老化過程的自然現象。經年累月下來，重力會造成椎間盤的磨損。包括椎間盤細胞在內的細胞也會隨年齡增長變得更加乾燥，造成彈性降低，對重力的抵抗力也會降低。強化背部肌肉能讓脊椎獲得更好的支撐，有助於預防或減緩因年紀漸長所產生的變化。

缺乏身體覺察能力會導致疼痛

菱形肌收縮

肌肉疲勞或拉傷會導致背部疼痛

神經可能受到壓迫，例如坐骨神經

脊椎的問題，例如椎間盤突出，會導致背部疼痛

腿後肌拉長收縮以協助髖關節伸展

脛前肌伸展

闊筋膜張肌在髖關節伸展時會稍微拉伸

**上後視圖**

# 仰臥手抓腳拇趾伸展式

*Supta Padangusthasana*

這個體位法 (和它的變化式) 以對下背部較安全的方式讓大腿獲得伸展。在漫長的一天結束之後做這個體位法是非常享受和放鬆的事。如果你無法抓住腳趾,可以拿一條瑜伽帶繞過腳底,然後用雙手抓著帶子。

## 動作重點

上抬腿的大腿和小腿的後側會強力伸展。用手臂輕輕地將腿往身體方向拉,其它無需參與這個動作的肌肉 (例如下巴、頸部和肩膀) 要盡量放鬆。

### 正位

脊椎中立位,但依據個人進入體位的深入程度不同,下背部也可能會稍微彎曲。將腳趾向內拉,直到感覺腿後肌得到深度但舒適的伸展。

- 足部彎曲
- 髖關節內轉
- 脊椎中立位
- 頸部和肩膀放鬆
- 頭部置於地面
- 手抓住拇趾或是繞過腳底的帶子
- 膝蓋盡量伸直

### 上抬腿的大腿和小腿

當股四頭肌讓膝關節伸展時,髖屈肌群會收縮。髖伸肌群會伸展,尤其是腿後肌和臀大肌。用手抓住腳趾時,可感覺到踝蹠屈肌群在伸展,尤其是小腿後肌。

### 下位腿的大腿和小腿

此版本的體位法裡,下位腿的大腿和小腿會稍微參與作用以維持穩定。髖屈肌群處於稍微伸展的狀態。股四頭肌負責讓膝蓋伸展,而腿後肌會稍微收縮。踝背屈肌群收縮,而踝蹠屈肌群則處於中立位或是伸展的狀態。

脛前肌
伸趾長肌
腓腸肌
膝關節
股二頭肌 (短頭)
股二頭肌 (長頭)
髂脛束
股外側肌
股直肌

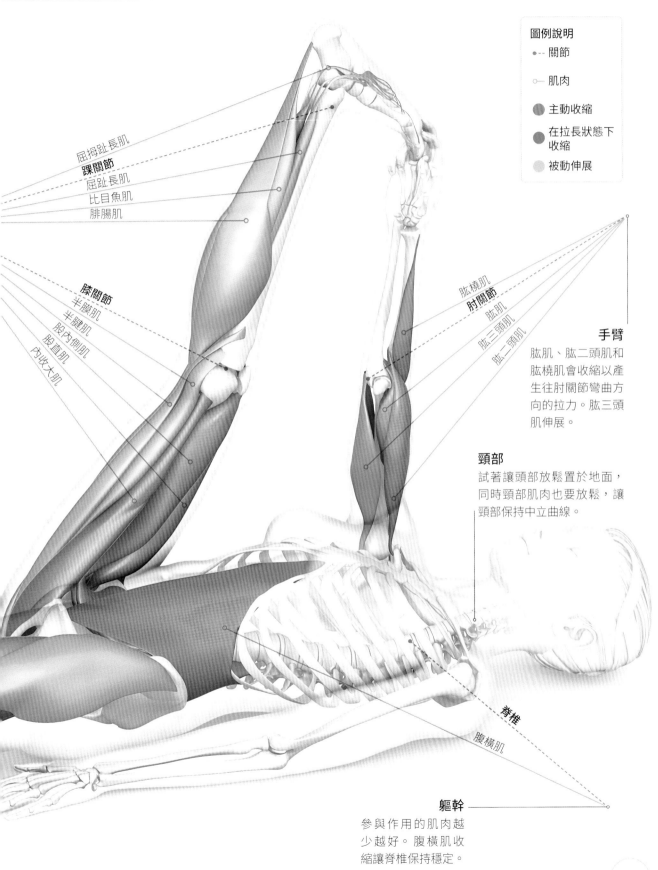

圖例說明
- ●--- 關節
- ○— 肌肉
- ● 主動收縮
- ● 在拉長狀態下收縮
- ● 被動伸展

屈拇趾長肌
**踝關節**
屈趾長肌
比目魚肌
腓腸肌

**膝關節**
半膜肌
半腱肌
股內側肌
股薄肌
內收大肌

肱橈肌
**肘關節**
肱肌
肱三頭肌
肱二頭肌

**手臂**
肱肌、肱二頭肌和肱橈肌會收縮以產生往肘關節彎曲方向的拉力。肱三頭肌伸展。

**頸部**
試著讓頭部放鬆置於地面，同時頸部肌肉也要放鬆，讓頸部保持中立曲線。

**脊椎**
腹橫肌

**軀幹**
參與作用的肌肉越少越好。腹橫肌收縮讓脊椎保持穩定。

# 細部圖解

借助瑜伽帶讓很多人都能夠做這個體位法。
了解神經生理學的知識能讓你善用正念技巧
獲得更有效的伸展。

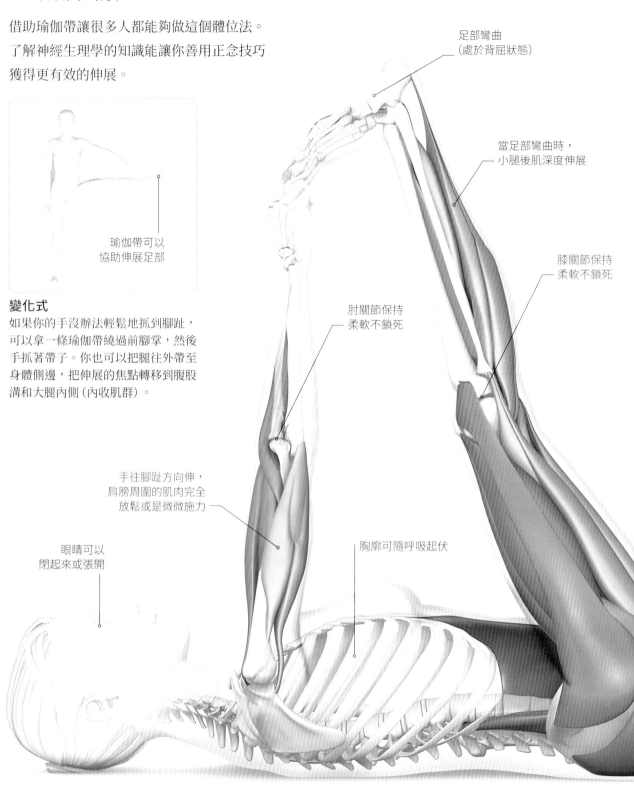

瑜伽帶可以
協助伸展足部

足部彎曲
(處於背屈狀態)

當足部彎曲時，
小腿後肌深度伸展

膝關節保持
柔軟不鎖死

肘關節保持
柔軟不鎖死

手往腳趾方向伸，
肩膀周圍的肌肉完全
放鬆或是微微施力

胸廓可隨呼吸起伏

眼睛可以
閉起來或張開

**變化式**

如果你的手沒辦法輕鬆地抓到腳趾，
可以拿一條瑜伽帶繞過前腳掌，然後
手抓著帶子。你也可以把腿往外帶至
身體側邊，把伸展的焦點轉移到腹股
溝和大腿內側 (內收肌群)。

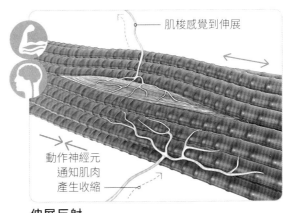

動作訊號減弱，
讓肌肉能夠放鬆

將保護訊號
傳送至脊髓

肌梭

高爾基肌腱感受器

### 肌肉放鬆

一開始進入伸展體位時，肌肉可能會有拉緊的感覺。經過幾次呼吸的時間之後，當肌肉張力達到高峰，肌腱裡的高爾基肌腱感受器會發出保護訊號，抑制較大肌肉纖維的收縮，帶來令人愉悅的放鬆感覺。

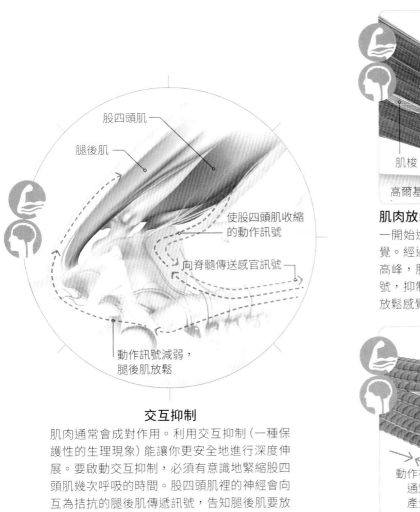

股四頭肌

腿後肌

使股四頭肌收縮
的動作訊號

向脊髓傳送感官訊號

動作訊號減弱，
腿後肌放鬆

肌梭感覺到伸展

動作神經元
通知肌肉
產生收縮

### 伸展反射

肌梭是帶有感應器的較小肌肉纖維，當肌肉快速伸展時，會啟動肌梭的伸展反射（令肌肉產生收縮，以避免過度伸展的一種保護機制）。想降低肌肉反射性收縮的強度，可以漸進的方式逐步進入體位，讓肌肉纖維慢慢放鬆，以獲得更深度的伸展並避免受傷。

### 交互抑制

肌肉通常會成對作用。利用交互抑制（一種保護性的生理現象）能讓你更安全地進行深度伸展。要啟動交互抑制，必須有意識地緊縮股四頭肌幾次呼吸的時間。股四頭肌裡的神經會向互為拮抗的腿後肌傳遞訊號，告知腿後肌要放鬆，以進一步地伸展。

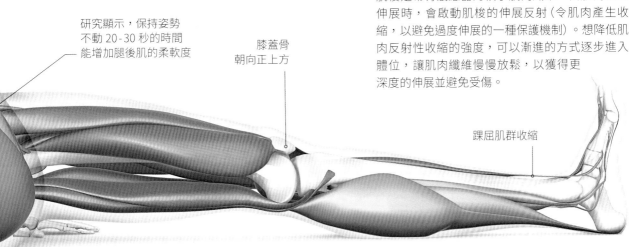

研究顯示，保持姿勢
不動 20-30 秒的時間
能增加腿後肌的柔軟度

膝蓋骨
朝向正上方

踝屈肌群收縮

### 側視圖

# 仰臥脊椎扭轉式
## *Supta Matsyendrasana*

這個具放鬆效果的脊椎扭轉式，通常是在瑜伽課快結束時進行以安撫神經系統。身體完全放鬆地躺在地面上，令人產生安心踏實的感覺。簡單輕鬆地就能啟動神經系統裡負責「休息和消化反應」的部分，達到恢復活力的效果。

## 動作重點

這個體位法會伸展到沿著脊椎分布的肌肉，包括負責脊椎旋轉動作的小型肌肉。肩膀、臀部和大腿肌肉也會獲得伸展，而身體其它部分的肌肉則要盡可能地放鬆。

### 正位
身體順應重力完全放鬆，感受骨頭往地面下沉的感覺。如果肩膀或是膝蓋無法完全放鬆，可以在下面墊個枕頭或毯子作為支撐。

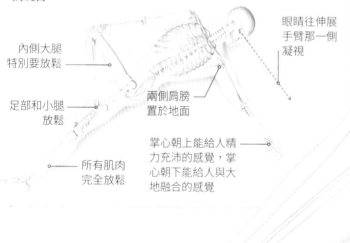

內側大腿特別要放鬆

足部和小腿放鬆

所有肌肉完全放鬆

兩側肩膀置於地面

眼睛往伸展手臂那一側凝視

掌心朝上能給人精力充沛的感覺，掌心朝下能給人與大地融合的感覺

膝關節
股外側肌
髂脛束
股直肌
臀大肌
臀中肌

### 大腿
下位大腿要盡可能地完全放鬆。上位大腿的髖外展肌群和股四頭肌伸展。讓膝蓋往地面下降靠近，直到你感受到從髖部、軀幹一路延伸至對側手臂的肌肉得到舒適的伸展。

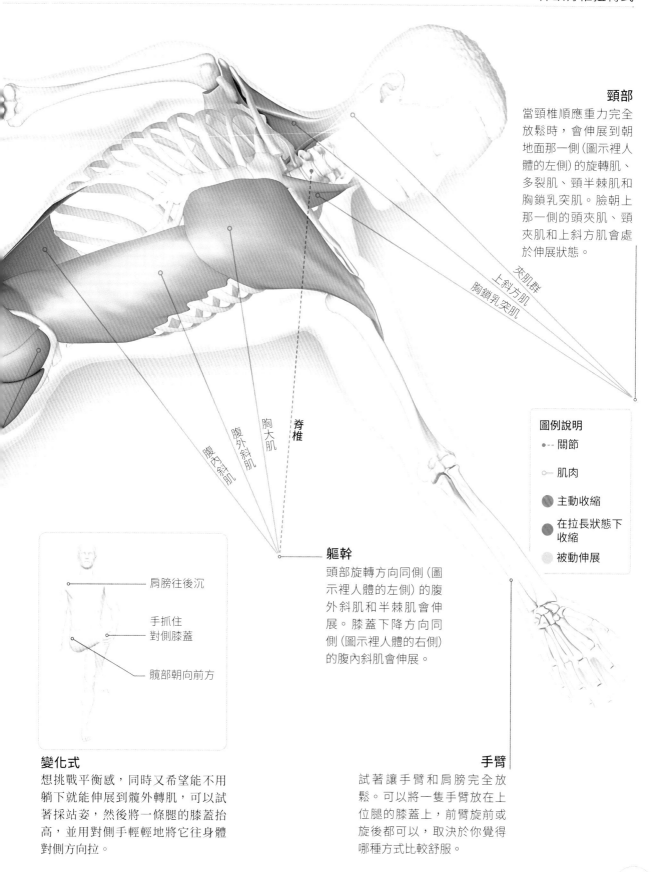

**頸部**

當頸椎順應重力完全放鬆時，會伸展到朝地面那一側（圖示裡人體的左側）的旋轉肌、多裂肌、頸半棘肌和胸鎖乳突肌。臉朝上那一側的頭夾肌、頸夾肌和上斜方肌會處於伸展狀態。

夾肌群
上斜方肌
胸鎖乳突肌

腹內斜肌
腹外斜肌
胸大肌
脊椎

**圖例說明**

- ●--關節
- ○—肌肉
- ● 主動收縮
- ● 在拉長狀態下收縮
- ○ 被動伸展

**軀幹**

頭部旋轉方向同側（圖示裡人體的左側）的腹外斜肌和半棘肌會伸展。膝蓋下降方向同側（圖示裡人體的右側）的腹內斜肌會伸展。

肩膀往後沉

手抓住
對側膝蓋

髖部朝向前方

**變化式**

想挑戰平衡感，同時又希望能不用躺下就能伸展到髖外轉肌，可以試著採站姿，然後將一條腿的膝蓋抬高，並用對側手輕輕地將它往身體對側方向拉。

**手臂**

試著讓手臂和肩膀完全放鬆。可以將一隻手臂放在上位腿的膝蓋上，前臂旋前或旋後都可以，取決於你覺得哪種方式比較舒服。

# 詳細圖解

對很多人來說，仰臥脊椎扭轉式是既輕鬆又安全的脊椎旋轉運動。在進入體位的過程中逐步地扭轉和伸展，並利用毯子之類的輔助用具，直到你找到不會產生疼痛的姿勢。

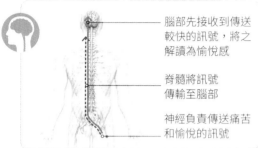

脑部先接收到傳送較快的訊號，將之解讀為愉悅感

脊髓將訊號傳輸至腦部

神經負責傳送痛苦和愉悅的訊號

**疼痛路徑**

請把以下這兩種訊號想像成同時駛向你腦部的火車：紅色火車路徑傳送的訊號是疼痛感（感受性疼痛），而綠色火車路徑傳送的訊號是愉悅感。綠色火車的速度較快，因此比感受性疼痛的訊號還要先到達腦部。這就是所謂「疼痛閘門理論」。

## 脊椎安全性

仰臥姿勢改變了重力對椎間盤和脊椎的影響方向，因此會比坐姿或站姿扭轉體位法更加安全。此外，在身體直立狀態下比較容易產生脊椎彎曲的現象，而扭轉加上彎曲會導致脊椎受傷的風險提高。

椎間盤受重力影響被壓縮

椎間盤的負荷較小

**站立的狀態**　　**仰臥的狀態**

胸部肌肉伸展

腹斜肌伸展

頭部置於地面並轉向側面

讓頸部順著重力伸展

手臂完全放鬆

肘關節保持柔軟放鬆

可放毯子、枕頭或是墊子在膝蓋下方作為支撐

**側上視圖**

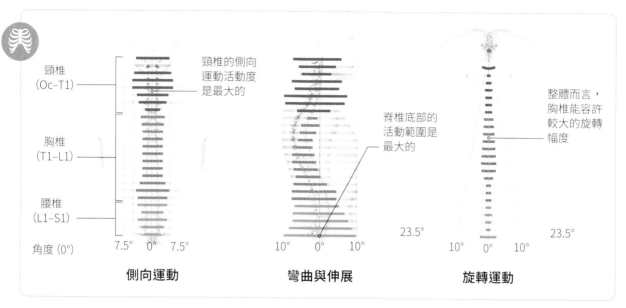

| | 側向運動 | 彎曲與伸展 | 旋轉運動 |
|---|---|---|---|

頸椎
（Oc–T1）

胸椎
（T1–L1）

腰椎
（L1–S1）

角度（0°）

頸椎的側向
運動活動度
是最大的

脊椎底部的
活動範圍是
最大的

整體而言，
胸椎能容許
較大的旋轉
幅度

7.5° 0° 7.5°　　10° 0° 10°　23.5°　　10° 0° 10°　23.5°

## 脊椎活動度

頸椎和胸椎比腰椎能夠容許更大的扭轉動作。脊椎的
活動度會受到各區域脊椎骨形狀的影響。原則上，各
區域脊椎的旋轉角度範圍是有限制的。而在其它動作
上，不同區段的脊椎所能容許的活動範圍也有差異。

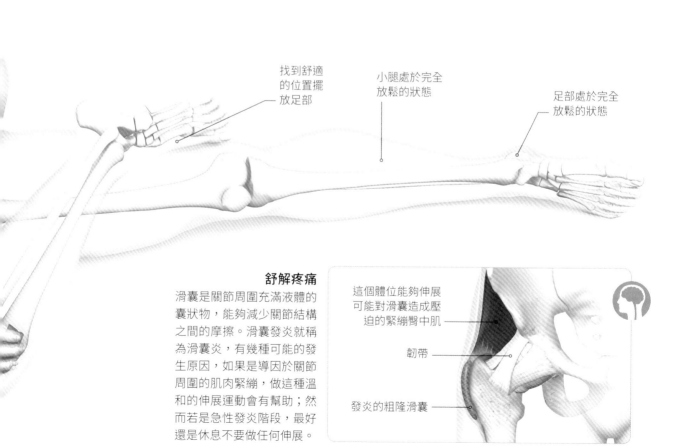

找到舒適
的位置擺
放足部

小腿處於完全
放鬆的狀態

足部處於完全
放鬆的狀態

## 舒解疼痛

滑囊是關節周圍充滿液體的
囊狀物，能夠減少關節結構
之間的摩擦。滑囊發炎就稱
為滑囊炎，有幾種可能的發
生原因，如果是導因於關節
周圍的肌肉緊繃，做這種溫
和的伸展運動會有幫助；然
而若是急性發炎階段，最好
還是休息不要做任何伸展。

這個體位能夠伸展
可能對滑囊造成壓
迫的緊繃臀中肌

韌帶

發炎的粗隆滑囊

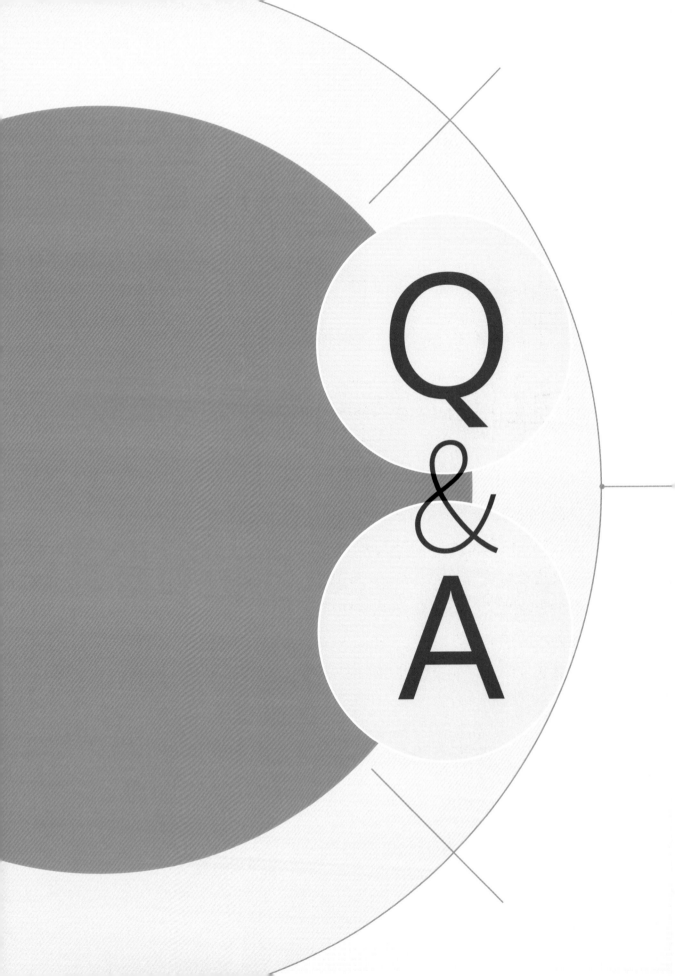

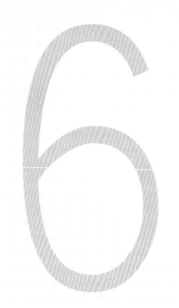

# 常見問題
# 與回答

本篇的問答是根據我多年教學經驗，在學生身上遇到的常見問題。
首先會先從生理方面的問題談起，然後再探討精神方面和更微妙的
自我層面。需要注意的是，雖然瑜伽立基於印度教的傳統文化，但
它的實踐方法和智慧適用於每一個人。無論你是心靈主義者、宗教
主義者、不可知論者還是其他精神信仰者，瑜伽都可以協助你達到
身體健康與心靈平靜的目的。

# 關節與柔軟度

具有一定程度的柔軟度對於完成許多體位法和勝任日常活動很重要，熟悉自己的身體和了解自己的極限也很重要，如此才能避免受傷，照顧好關節。如果你是身體非常柔軟的人，最好把焦點放在強化肌力的體位法上。

" "

瑜伽經廣泛驗證能夠改善柔軟度，因此缺乏柔軟度的人更需要練習瑜伽

人體裡的
**360**個
關節，大多數是
滑液關節或
可活動關節

## Q 我的柔軟度不好，可以做瑜伽嗎？

可以。瑜伽經廣泛驗證可以改善柔軟度。因此缺乏柔軟度的人更需要練習瑜伽。如果因為肌肉緊繃或是有傷在身，導致你在做某個體位法時的活動範圍受限，藉由想像自己的身體更進一步深入體位，會有助於增加活動範圍。

研究顯示，這樣做能產生神經映射，向肌肉發送訊號，進而提升活動範圍。而且研究也發現，想像自己正在做某個體位法並且變強壯，即使身體沒在動，也有增強肌肉的效果。

## Q 為什麼我的膝蓋會咔咔作響？

大多數的關節在骨頭相接處存在著滑液，滑液裡面含有溶解的氣體分子。在做某些會讓關節空間增大的動作時（例如拉扯大拇指），會讓氣體從滑液裡釋放出來，這跟打開瓶子時，二氧化碳從碳酸飲料裡跑出來而產生氣泡的現象有點類似。

當氣體重新溶入液體，經過 20～30 分鐘後可能會再次發生咔咔作響的情況。沒有證據顯示這會導致關節炎，但它可能會使關節變大。如果關節持續發出聲響，很可能你的關節結構已經有相互摩擦的情況，長久下去可能會導致關節結構損傷。

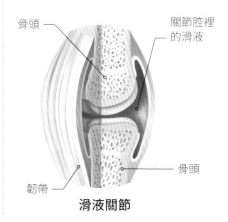

骨頭　　　　　　　關節腔裡的滑液

韌帶　　　　　　　骨頭

**滑液關節**

# Q 有可能發生伸展過度的情況嗎？

有可能。關節過動（超出一般人正常範圍的伸展能力）也就是俗稱的「雙重關節」，與慢性關節疼痛之間存在相關性。

當你在伸展的時候，應該要感受到肌肉中央的伸展感覺，而不是關節附近的伸展感覺，而且在伸展過程中要能順暢呼吸。若會感覺到刺痛、麻木、疼痛或任何讓你不禁露出痛苦表情或屏住呼吸，就代表你伸展過度了。

過度伸展會拉長韌帶和肌腱，由於它們沒什麼彈性，因此在拉伸之後會無法回縮至原貌。換句話說，當組織所受的應力（負荷或拉力）達到屈服點時，就會從「彈性」變形，變成「塑性」變形（請見右圖）。在臨床上，這代表撕裂傷。

為了避免受傷，練習瑜伽體位法時必須在提高肌力和提升柔軟性兩個目的之間取得平衡。

## 應力 - 應變曲線

這張圖表顯示了人體組織（肌肉、肌腱或韌帶）在受傷前能夠承受的應力。在彈性階段，當應力被移除時，組織仍然可以恢復到正常長度，一旦進入塑性階段，就無法恢復原貌了。到達最終失敗點就是完全的斷裂。為了避免受傷，切記不要過度勉強自己。

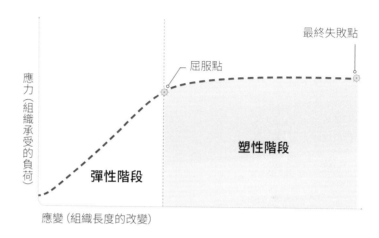

應力（組織承受的負荷）

最終失敗點

屈服點

塑性階段

彈性階段

應變（組織長度的改變）

---

## 流言終結者

### 熱瑜伽能讓人變得更柔軟

確實是如此，但只有當下那個時刻；對你往後的柔軟度不見得會有影響。較高的溫度可提高新陳代謝率，加快組織熱身的速度，以達到更深入的伸展效果。在高溫的環境下練習，做伸展動作時很容易超出肌肉自然拉伸範圍，這可能會導致肌肉損傷。仍然建議慢慢進入體位，保持意識專注以避免受傷。

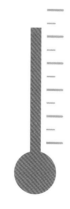

# 脊椎的照護

脊椎扮演支撐整個身體和保護脊髓的重要角色，所以照顧脊椎對健康福祉至關重要。瑜伽強調保持良好姿勢和維持正位的觀念有助於保護脊椎，但為了預防或控制特定的健康問題或疾病，在練習瑜伽時需要視個人狀況做一些簡單的調整。

低頭玩手機
會讓頸部
承受 **5** 倍
的負荷

## Q 瑜伽可以改善玩手機和打電腦導致的頸部疼痛嗎？

可以。在玩手機或打電腦時，很多人都習慣頭部往前傾，這會增加頸部和上背部肌肉的負荷。持續的肌肉緊張，令肌肉產生發炎和過度緊繃的現象，並可能會導致疼痛。

瑜伽能提升身體覺察能力，讓你隨時留意頭部的姿勢，進而預防科技頸的發生。另外有一個做法也可以抵消經常性低頭帶來的不良影響，那就是將頭部往後朝手裡、牆面或是汽車座椅頭枕裡推壓，持續幾次呼吸的時間，藉此強化維持頸部正確姿勢的關鍵肌肉。

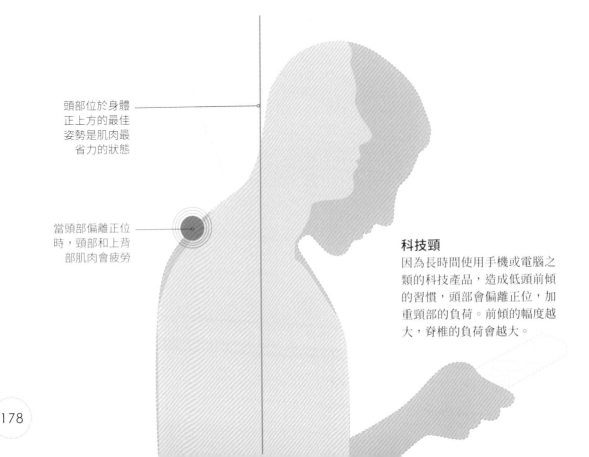

頭部位於身體正上方的最佳姿勢是肌肉最省力的狀態

當頭部偏離正位時，頸部和上背部肌肉會疲勞

**科技頸**
因為長時間使用手機或電腦之類的科技產品，造成低頭前傾的習慣，頭部會偏離正位，加重頸部的負荷。前傾的幅度越大，脊椎的負荷會越大。

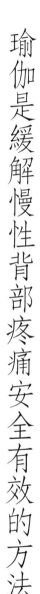

研究顯示，瑜伽是緩解慢性背部疼痛安全有效的方法

## 流言終結者

### 我有背部的問題，所以不宜做瑜伽

研究顯示，瑜伽是緩解慢性背部疼痛安全有效的方法。但是，如果你目前有背部健康問題 (pp.202-205)，可能在做某些體位法需要調整做法或是完全避免某些體位法。例如，有很多人在做站姿前彎式時手指無法觸碰到地板，或是感到不舒服，特別是下背部 (腰椎)。然而，你仍然可以藉由減少下降程度，例如把手放在瑜伽磚或是椅子的基座上，來獲得這個體位法的主要益處。

## Q 站姿前彎式裡「往上捲起」的動作是否有其它替代做法？

「脊椎一節一節往上捲起」的提示用語很可能源於舞蹈界。從生物力學和功能上的角度而言，這種回到站姿的方式其風險大於好處。

對許多人來說可能會覺得舒服並且能改善協調性，然而對於骨質疏鬆症患者來說，往上捲起可能會導致或加劇椎間盤突出症狀或是脊椎骨折，而且這樣的捲起動作對你日常活動也不具功能性。

為了避免潛在的傷害，同時建立安全動作模式的肌肉記憶，可以嘗試使用下列方法來回到站姿：

1 腳尖稍微往外轉，讓站姿更穩固。這樣做可以減輕膝蓋的壓力。

2 雙手放在髖部或是大腿前側。

3 保持脊椎中立位，緊縮核心肌群，並往上推回到站姿，如同做髖關節鉸鏈動作一樣。這個做法會特別使用到腹橫肌，對減輕下背部疼痛可能會有幫助。

## 知識補給站

背部疼痛是最常見的致殘疾病之一，
也是生產力下降的主要原因。
研究顯示，瑜伽具有臨床上顯著的減輕背部疼痛效果，
能讓你減少因病痛不能正常工作的時間。

# 人生各個階段都可以練習瑜伽

在不同的人生階段，從孩童時期到懷孕階段，甚至是到老年時期，都可以安全無虞地練習瑜伽。而且也有研究顯示，瑜伽以及相關修鍊方法，例如冥想，可以為前述這幾個階段的人帶來額外的助益。

" "

瑜伽強調「要讓孩子全面成長」，因此瑜伽能夠滿足社會和情緒學習的重要需求

在北美有超過 **900** 項將瑜伽融入校園的計劃。

## 知識補給站

研究顯示，以瑜伽練習作為一種心身治療方法和運動方式，可以改善兒童和青少年的注意力缺失過動症（ADHD）的主要症狀，例如注意力不集中、過動和衝動。

## Q 兒童練瑜伽有好處嗎？

過分注重學習成績會導致孩子們長時間久坐，也會讓其他重要的生活技能受到忽視。瑜伽強調孩子應該全面成長，因此它能滿足社會和情緒學習（簡稱 SEL）的重要需求。瑜伽能夠影響社會和情緒學習模式的所有構面，其中包括：

- **自我覺察：**
  覺察和辨識情緒
- **自我管理：**
  調節情緒和管理壓力
- **社交覺察：**
  了解他人的想法
- **社交技能：**
  建立和維持社交網絡
- **做負責任的決定：**
  做出有意識、有建設性的決定

哈佛大學和克里帕魯瑜伽與健康中心合作進行的研究回顧發現，瑜伽療法是改善兒童和青少年生理和心理健康的可行方法。同時發現學校的冥想課程對改善抗壓性和認知表現也有很大的助益。

## 懷孕期間練習瑜伽安全嗎？

是安全的。孕婦瑜伽課程非常普遍，而且經常有醫生建議參加。包括布朗大學阿爾伯特醫學院幾項研究顯示，產前瑜伽不僅對孕婦和嬰兒都是安全的（以胎兒心率做為衡量指標），而且對胎兒以及懷孕期間、分娩和產後的母體都有好處。有一些小型研究也發現，在懷孕期間，瑜伽可能具有如下的正面效益：

**能減輕**
- 骨盆疼痛和懷孕期間的不適症狀
- 壓力、憂鬱和焦慮現象
- 產後憂鬱症

**能增加**
- 樂觀態度、自主掌控感、幸福感和社會支持感
- 出生體重（藉由降低早產的風險）

## 隨著年齡增長，冥想會如何影響腦部？

腦部的許多區域往往會隨著年紀增長而萎縮，但哈佛神經學家莎拉・拉扎爾（Sara Lazar）博士和她的研究小組透過核磁共振腦部掃描發現，50 歲冥想者的主要大腦結構與 25 歲非冥想者相似。

這暗示著冥想可能有助於減緩甚至預防隨著老化而發生的腦組織自然退化現象。這都多虧了神經可塑性（pp.26-27）。

雖然可能還有其它影響因素，例如生活型態和飲食習慣，但冥想以及隨之而來的心態轉變的助益是毋庸置疑的。研究還發現，大腦可以在八週內開始產生這些變化。每天 30 分鐘的正念練習（包括身體掃描冥想、瑜伽和靜坐冥想）已被證實可以改善大腦的記憶和解決問題的能力。

正念問卷還顯示，八週的教學和練習提高了三個可能有助於年長者保持正向心態的關鍵特質：觀察內部和外部環境；有覺知地行動，而非被動反應；對於內在經驗不做任何評斷。

冥想可能有助於減緩甚至預防隨著老化而發生的腦組織自然退化現象

接下頁→

" "

瑜伽裡泰然處之的觀念，
教導我們從容不迫地應付變化和挑戰

只要 **8** 週的正念練習就能減緩老化造成的大腦衰退。

## Q 瑜伽會如何影響老化的過程？

根據專家的說法，瑜伽有以下幾點好處，能有助人們健康地老化：

- 建立肌力以對抗自然老化所導致的骨骼肌萎縮現象
- 提升柔軟度，預防關節活動度變差
- 改善動態和靜態平衡，減低跌倒的風險
- 改善大腦和身體的敏捷度，進而提升反應能力

瑜伽能改善肌力、柔軟度、平衡感和身心敏捷度。這些好處加總起來能延長你的健康壽命（過著無病痛生活的年數）。

## 知識補給站

到了 2050 年，全球會有五分之一的人口數超過 60 歲。這使得透過瑜伽等運動讓身體做好準備邁向健康老化變得前所未有的重要。

## 流言終結者

### 年紀太大的人不能練習瑜伽

年長者練習瑜伽的相關研究顯示，瑜伽具有改善柔軟度、肌力、平衡感和功能性活動表現（例如從椅子起身）的效果。

瑜伽是可視個人情況加以調整的運動。你可以只練習簡單的呼吸法，或是調整做法，例如使用椅子、瑜伽磚或毯子做為輔助工具，讓自己可以做任何適合的體位法。

## Q 瑜伽能幫助我維持自主獨立的生活嗎？

是的。練習瑜伽有助於維持功能性能力，讓我們能夠執行日常活動，繼續做自己喜歡做的事情，進而達到維持自主獨立生活的目的。

將瑜伽哲學應用到生活裡，也可以協助你找到人生的目的和意義，這能讓人更獨立自主並提升幸福感。

例如，瑜伽裡泰然處之（內心保持平靜）的觀念教導我們從容不迫地應付變化和挑戰。

# Q 上了年紀時，瑜伽會如何影響骨骼？

瑜伽可以藉由防止跌倒和加強常見骨折部位周圍的骨骼和肌肉，例如 T9 和 T10（上背部底部的脊椎）、手腕和髖部，來有效地預防骨質疏鬆症骨折，類似下面的體位法更是特別有效果。

瑜伽還有助於維持安全地從地板起身和坐下的能力，以保護關節和維持活動力。

瑜伽越來越受到 **65** 歲以上的年長者歡迎

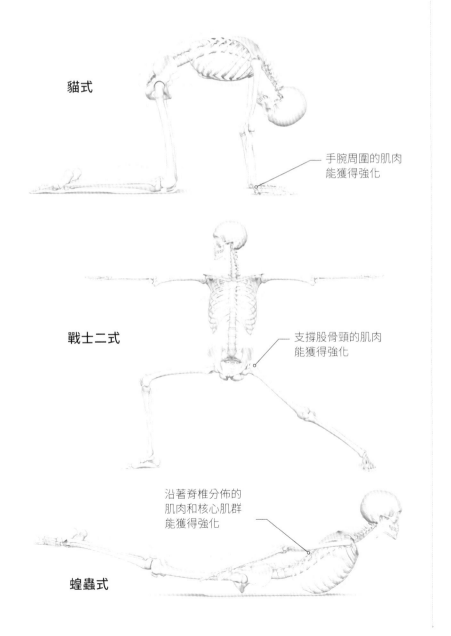

貓式

手腕周圍的肌肉能獲得強化

戰士二式

支撐股骨頸的肌肉能獲得強化

沿著脊椎分佈的肌肉和核心肌群能獲得強化

蝗蟲式

# 冥想

瑜伽傳統上被視為是讓身體做好準備進行冥想的一種方法。今日有許多瑜伽課程納入冥想的元素，例如正念練習和吟誦「唵」，以作為放鬆身心的方法。科學研究顯示，冥想練習的好處能夠延續至日常生活當中。

> 單純地觀察內心產生的想法，就好像看見浮雲飄過，但依舊能意識到寬廣清澈的天空

## Q 正念跟冥想一樣嗎？要如何練習正念？

正念是目前很流行的一種冥想方法，在練習時通常是採取傳統的坐姿。正念也是一種心態，可以將之應用在日常生活當中。

根據正念減壓課程（Mind-fulness-Based Stress Reduction，簡稱 MBSR）創始人喬恩·卡巴特·津恩（Jon Kabat-Zinn）博士的說法，正念的定義是有意識地關注當下，但不做任何評斷。

正念通常會包含觀察呼吸、思想、聲音或是身體感覺，而所有這些都是瑜伽鼓勵修習者去做的事。

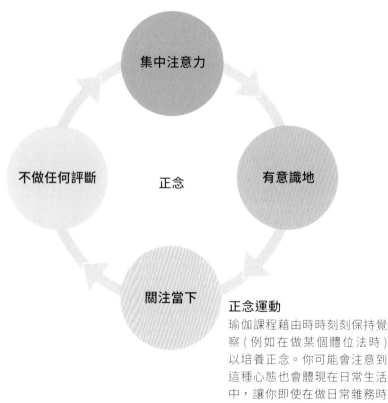

集中注意力

有意識地

關注當下

不做任何評斷

正念

**正念運動**
瑜伽課程藉由時時刻刻保持覺察（例如在做某個體位法時）以培養正念。你可能會注意到這種心態也會體現在日常生活中，讓你即使在做日常雜務時（例如洗碗）也能保持正念。

## Q 正念練習真的有效嗎？

研究者利用解剖核磁共振造影，發現到受測者在參加為期八週的 MBSR 課程之後，大腦灰質密度產生了變化，這代表 MBSR 會影響大腦裡與學習、記憶處理、情緒調節、自我覺察以及接納新觀點等功能有關的區域。

另一項研究顯示，即使是短期的正念練習，也能減少疲勞和焦慮，而更長期的練習似乎特別能提高注意力和專注力。

## Q 為什麼要吟誦「唵」這個音？

延長呼氣時間會啟動放鬆反應。某個小型研究透過大腦功能性核磁共振造影發現，吟誦「唵」（發音為 om），會比吟誦「嘶嘶嘶嘶」聲，更能抑制情緒腦裡與恐懼有關之部位的活動性。這暗示在延長呼氣時發「唵」的聲音可能會有加成效果。

譯註：可參考《冥想入門超 EASY：10 天學會內心平靜，思緒清晰的腦內運動》一書（旗標科技公司出版）

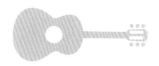

# 知識補給站

冥想很容易讓人聯想到類似在演奏樂器時那種極度專注狀態。心理學家稱之為「心流狀態」（flow State）。腦波在冥想或是「心流狀態」時會從與思考和交談有關的 β 波轉變成與放鬆及創意問題解決有關的 α 波和 θ 波。

## Q 冥想時要怎麼坐得舒服？

坐在椅墊、折疊毯子、枕頭或是靠枕之類的支撐物上，協助髖部抬高一定角度，同時讓骨盆前傾回到中立位，讓腰椎呈現前凸的自然曲線。另一種傳統冥想姿勢是英雄式（Virasana），也就是跪姿。如果感覺膝蓋疼痛，可以用瑜伽磚或靠枕來抬高髖部。

如果這兩種姿勢都對你不適用，也可以坐在椅子上冥想。坐椅子時盡量身體挺直並往前坐，不要往後靠。坐在椅墊上也可能會有幫助，因為這樣能讓骨盆稍微前傾。雙腳置於膝蓋正下方或是在膝蓋往前一點的位置。如果用任何一種坐姿進行冥想都很不舒服，那就用攤屍式進行冥想 (p.186)。

## Q 內心充滿雜念是否代表不適合冥想？

不是。很多人以為冥想就是要「停止」思考，但事實並非如此。

現今最普遍的冥想練習方式是單純地觀察內心產生的想法。這就好像看見浮雲飄過，但依舊能意識到浮雲所存在的寬廣清澈的天空。

冥想時的唯一任務就是在分神時溫柔地提醒自己，把注意力拉回到當下時刻並持續觀察。

# 攤屍式

攤屍式（Savasana）又稱大休息。瑜伽課程經常會用攤屍式來做結尾，進行 5-15 分鐘藉以讓身體放鬆。它也可以用在冥想練習上，例如睡眠瑜伽。雖然還需要更多的研究佐證，但攤屍式已經因為它的放鬆效果而被運用在臨床上。

> 攤屍式能刺激副交感神經系統，進而獲得放鬆反應帶來的許多益處

**為期 6 週的睡眠瑜伽課程能改善壓力、肌肉緊繃和自我療癒的能力**

## Q 攤屍式的好處有哪些？

練習攤屍式時要採取仰臥平躺的姿勢，雙腿和雙臂放鬆置於地面，掌心朝上。它可以用來放鬆，或是坐著不舒服或是身體不適時作為替代的冥想姿勢。它有許多好處，其中包括：

- 刺激副交感神經系統，進而獲得放鬆反應帶來的許多益處，包括血壓降低和心率減緩。
- 讓肌肉學會有效放鬆。
- 增加心率變異性，其代表身體適應力的提高。

## Q 什麼是漸進式肌肉放鬆？

漸進式肌肉放鬆（Progressive muscle relaxation，簡稱為 PMR），就是利用讓肌肉先收緊再放鬆的動作以達到放鬆肌肉的效果，通常會採取攤屍式，並從頭到腳趾依序進行。

這樣能促進神經肌肉連接，教導身體和大腦清楚區辨緊張和放鬆的差異，這將有助於身體達到生理放鬆的狀態。收縮之後的肌肉纖維的拉長或放鬆能力會增加。

## Q 為什麼經常會在瑜伽課快結束時，在老師的指導下花一段時間進行攤屍式？

這是一種叫做睡眠瑜伽（yoga nidra）的正念練習。nidra 的意思就是睡覺，因此可以把它視為一種「瑜伽小睡」。

該練習的用意通常是要讓意識保持清醒，以便觀察每個睡眠階段的生理影響。

其通常會以攤屍式的姿勢進行 15-30 分鐘，有幾項小型研究已獲得可喜的成果，發現這樣做具有改善睡眠、減少憂鬱症和和抑制慢性疼痛的效果。

# Q 睡眠瑜伽能提供等同於睡眠的好處嗎？

雖然睡眠瑜伽似乎確實提供了許多恢復活力的相同好處，但是它並不能取代睡眠。然而，其腦波模式確實與睡眠狀態時的腦波很類似(請見下面的圖表)。

## 腦頻率圖表

| 腦波 | 睡眠階段 | 睡眠瑜伽階段 | 意識水準 | 特性 |
|---|---|---|---|---|
| γ波 | 完全清醒 | 沒有睡覺的狀態 | 有意識 | 高度警覺（尚未明確） |
| β波 | 完全清醒 | 剛進入這個練習的時候 | 有意識 | 思考和交談 |
| α波 | 睡眠的第一個階段 | 在進行身體掃描冥想或是放鬆狀態時 | 有意識－快要進入潛意識的大門 | 放鬆 |
| θ波 | 睡眠的下一個階段 | 達到這種狀態，比較有可能發生在練習的後期 | 潛意識 | 創意問題解決 |
| δ波 | 無夢狀態的深度睡眠 | 可能會達到這種狀態，但幾乎沒有研究證實 | 無意識 | 恢復活力和直覺感知 |

# Q 仰臥平躺若覺得不舒服該怎麼辦？

很多人在做攤屍式時會覺得不舒服，特別是背部。嘗試在膝蓋下面墊個支撐物或是採取抬高膝蓋，腳底置於地面的放鬆姿勢，以紓緩下背部的緊繃。這樣做也能夠避免不知不覺就睡著。

## 流言終結者

### 攤屍式能防止乳酸積聚

並非如此。乳酸是肌肉在運作時所產生的廢棄物，會在肌肉運動後的幾分鐘內被肝臟分解和清除。

做具恢復效果的課程或是改使用不同的肌肉群，能讓痠痛的肌肉獲得休息。你也可以藉由逐漸增加體位法練習的強度以提升乳酸耐受度，進而降低痠痛感。

# 壓力

很多人都知道練習瑜伽可以促進放鬆和提升整體健康，進而達到紓解壓力的目的。但是，瞭解瑜伽平靜力量背後的科學原理，能讓我們採取更積極主動的方法，去減少生活中的壓力，進而讓我們的身體更加健康。

## Q 壓力會對健康產生什麼樣的影響？ 瑜伽有助於紓緩壓力嗎？

我們往往會認為所有的壓力都是不好的，然而適度的良性壓力會給我們動力去追求最佳表現。

過多的負面壓力會導致心理健康失衡、慢性疼痛以及現代社會常見的幾大疾病殺手，包括心臟病、中風和癌症。

一個很重要的認知是，壓力不一定會導致這些疾病。研究顯示，是否會罹患這些疾病的最大預測因子並非遭受了多少壓力，而是如何處理和思考壓力。那些遇到壓力時情緒反應較大的人，比較容易產生負面的健康影響。

瑜伽是管理壓力的有效工具，因為瑜伽的教義是要我們成為思想和感受的觀察者，同時注重心身連結的強化（請見下一頁），進而有助於調節我們對壓力源的情緒反應。因此，練習瑜伽可以帶來正面的健康影響。

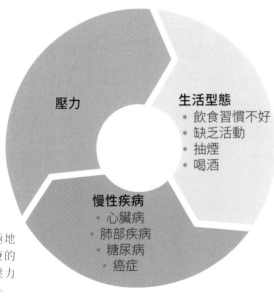

**打破惡性循環**
瑜伽有助於我們更積極地處理壓力並選擇更健康的生活型態，進而消減壓力對身體健康的負面影響。

壓力

**生活型態**
- 飲食習慣不好
- 缺乏活動
- 抽煙
- 喝酒

**慢性疾病**
- 心臟病
- 肺部疾病
- 糖尿病
- 癌症

瑜伽能藉由改變看待壓力的態度以及啟動放鬆反應和減少皮質醇分泌來協助我們調節壓力。瑜伽修習者也比較傾向於選擇健康的生活型態，例如保持運動習慣。

# Q 強化心身連結可以如何幫助我們調節壓力？

因為瑜伽練習涵蓋了心靈和身體兩個層面，其同時透過從上而下以及從下而上兩種路徑來協助你調節身體的系統。強化心身 (mind-body) 和身心 (body-mind) 的雙向連結，有助於提升自我調節能力和適應能力 (透過生理恆定機制『維持體內狀態平衡的自我調節功能』，讓自己從壓力中恢復的能力)。這一切有一部分是與迷走神經複雜的作用機制有關 (pp.190-191)。

強化心身和身心的雙向連結，有助於提升自我調節能力和適應能力

## 神經認知 （心身）路徑

1 立基於瑜伽哲學教義的冥想練習、正念運動和有目的地生活，都具有提升注意力的效果。

2 注意力提升會對神經系統產生調節作用，進而幫助身體更有效地維持生理恆定。

## 神經生理 （身心）路徑

1 體位法、手印和呼吸法之類的瑜伽練習能提升身體內在覺察（內在感受）的能力。

2 內在感受的訊息會影響自主神經系統 (ANS)，進而讓思維想法和神經傳導路徑產生變化，幫助大腦發展並改善自我調節能力。

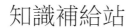

# 知識補給站

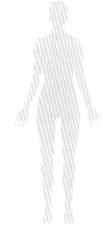

漢斯·塞利 (Hans Selye) 在 1936 年創造了「壓力」(stress) 這個詞，用於描述身體對變化的反應。他定義了兩種類型的壓力：良性壓力 (eustress)，也就是有益的壓力，例如投入專案工作；惡性壓力 (distress)，包括想像及真實存在的壓力，惡性壓力會加重身體系統的負擔。

# Q 如何用傳統瑜伽哲學解釋壓力反應？

《人類神經科學先鋒》(Frontiers in Human Neuroscience) 期刊在 2018 年發表了一篇文章，其發現瑜伽的古老智慧，特別是「三德 (gunas)」，與影響壓力和放鬆反應的迷走神經之間存在著對應關係。

迷走神經是唯一離開頭部和頸部區域的腦神經。它主要負責放鬆反應：通知身體要放慢心跳速度、改善消化功能，並增進社交連結。

壓力和放鬆反應的作用方式不是單純的「開或關」，反而比較像是撥號盤或是旋轉鈕。這種作用方式允許自主神經系統的兩個分支神經系統 (交感和副交感) 的電流活動，能根據情況做最適當的調節 (請見下圖)。

根據美國神經學家史蒂芬·波格斯 (Stephen Porges) 博士提出的「多重迷走神經理論」(Polyvagal theory)，迷走神經具備不同功能，能協助身心進行有效的調節。研究人員從三德 (gunas) 的角度去解釋這種神經適應性。

三德在梵文裡的意思是屬性或是特質。三德包含悅性 (Sattva)、激性 (Rajas) 和惰性 (Tamas)，是大自然的三大基本要素，它們交織在一起，並且不斷變化，構成了我們所觀察到的物質世界 (又稱為「原質 (Prakriti)」)。

三德裡的每一個屬性都與某種心理狀態和某些特質有關，其可以對應到迷走神經的不同功能 (請見下面圖示)。

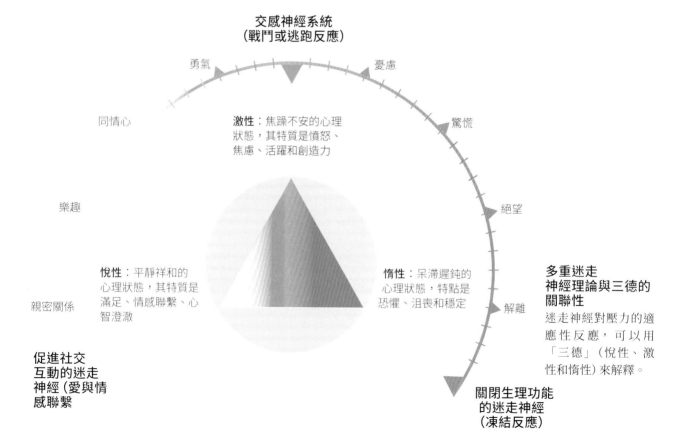

**交感神經系統**
**(戰鬥或逃跑反應)**

勇氣　　　　憂慮

同情心

**激性**：焦躁不安的心理狀態，其特質是憤怒、焦慮、活躍和創造力

驚慌

樂趣

絕望

**悅性**：平靜祥和的心理狀態，其特質是滿足、情感聯繫、心智澄澈

**惰性**：呆滯遲鈍的心理狀態，特點是恐懼、沮喪和穩定

親密關係

解離

**多重迷走神經理論與三德的關聯性**
迷走神經對壓力的適應性反應，可以用「三德」(悅性、激性和惰性) 來解釋。

**促進社交互動的迷走神經 (愛與情感聯繫**

**關閉生理功能的迷走神經 (凍結反應)**

## Q 我應該無時無刻保持內心平靜，並一直處於悅性狀態嗎？

不是。瑜伽確實能教導我們的身體更頻繁、更有效率地進入悅性狀態。這有助我們在一個被極端的激性和惰性主導的世界裡找到平衡。然而，很多人可能會誤以為瑜伽就是在追求無時無刻處於完全平靜的狀態，只要做不到這點，就代表瑜伽練得不好。始終保持平靜不是練習瑜伽的目的。

神經系統在一整天裡，甚至終其一生都會不斷地波動，以協助你應付環境帶來的挑戰，而三德同樣也是一直在變動。透過瑜伽，能夠培養以不評斷的心態觀察各種變化的能力，進而免於受這些變化的左右和控制。

這種更高境界的純粹意識（又稱為「神我（Purusha）」）的最終理想是自我理解：在不可避免的壓力源的體驗當中發現意義和關聯性。任何一個意識層次的增強都能造就更強的適應力。

**透過瑜伽，能夠培養以不評斷的心態觀察各種變化的能力，進而免於受這些變化的左右和控制**

## Q 我要如何察覺自己是否處於負面三德的狀態，並重新恢復平衡？

第一步是留意身體因為壓力和負面三德所發出的警訊。每個人產生的身體警訊可能不一樣。你會覺得胸悶緊繃還是腸胃翻攪不適？你是否有種無精打采、反應遲鈍、心不在焉的感覺？

一旦你能有效地察覺、判別和觀察身體警訊，就可以利用瑜伽的工具，包括體位法、手印、呼吸法和冥想，來啟動放鬆反應。

許多瑜伽練習在一天任何時刻都可以低調地進行，沒有人會發覺你正在延長吐氣讓自己冷靜下來、正在調整姿勢，或是在深呼吸以獲取更多能量。

## 知識補給站

迷走神經纖維所傳遞的訊息裡有 80% 是從身體傳遞到腦部。因此讓迷走神經成為將心臟和腸道的內在感受（身體內在覺察）訊號傳送給腦部的重要途徑。
瑜伽能改善你的內在感受能力和迷走神經功能。

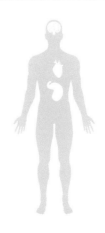

# 大腦與心理幸福感

近期的研究顯示，瑜伽會改變大腦運作的方式，改善大腦功能。由於大腦具有神經可塑性（pp.26-27），這些變化證明瑜伽具有成為生理和心理之有效輔助療法的潛能。

瑜伽能提供打破無用思維和情緒模式的工具

**8** 週的正念冥想，有助於降低與恐懼有關的大腦活動

## Q 瑜伽對大腦會產生什麼影響？

當大腦熟悉了一條固定不變的神經路徑時，它會形成一種習慣，像是無聊時漫不經心地滑手機的行為。新的神經路徑能以同樣的方式形成，重複的刺激活化能使這些新路徑增生並獲得強化。

藉由強化正向行為，瑜伽能提供打破無用思維和情緒模式的工具。這會使你在遇到挑戰時，能夠選擇更健康有益的行為模式，因此練習瑜伽是促進心理健康和增進幸福感的強大工具。

## Q 瑜伽對心理幸福感有什麼幫助？

有時我們會陷入一種焦躁不安的情緒（激動混亂的能量）、或是抑鬱沮喪的低落狀態（阻礙反抗的能量）。只靠瑜伽雖然不足以解決嚴重的心理健康問題，但可以做為生理和心理的有效輔助療法，因為瑜伽能影響大腦對心理困境的反應。簡單來說，大腦裡有三種結構：

- **本能腦（腦幹）**：其關切的問題是「我安全嗎？」
- **情緒腦（邊緣系統）**：其關切的問題是「我有什麼感覺？」
- **理性腦（額葉皮層）**：其關切的問題是「這代表什麼意思？」

在創傷、憂鬱、慢性壓力或焦慮的狀態下，情緒腦可能會過度活躍。杏仁核（情緒腦的「恐懼中心」）發出的訊號會引發本能腦的戰鬥或逃跑反應，導致壓力反應凌駕放鬆反應。若這種情況經常發生，會讓理性腦的調節效能變差。

瑜伽練習（包括體位法、呼吸法和冥想）能提升理性腦遭遇生活壓力時，調整心情和情緒狀態的能力（p.188）。

# Q 有證據顯示瑜伽真的能改變大腦嗎?

已經有一些學者針對這方面進行研究。有一項於 2015 年發表的 20 年文獻回顧研究,其發現大腦有幾個特定區域最常受到正念練習的影響,如右圖所示。其顯示出額葉皮層有幾個關鍵區域會獲得強化,進而提升察覺和調節情緒的能力。

另一篇 2018 年的研究文章裡所提出之腦部掃描報告也顯示,瑜伽體位法和冥想都會讓大腦右側的杏仁核體積縮小,而杏仁核與負面情緒和恐懼有密切的關係。

此外,史丹佛大學的研究人員發現,8 週的正念冥想有助於降低與恐懼有關的杏仁核活動。會有如此效果有很大原因是因為受測者對感覺和情緒保持正念,而不是去壓抑它們。

**圖例說明**

■ 大腦裡幾個與情緒調節有關的部位獲得強化

■ 與情緒調節和注意力控制有關的紋狀體獲得強化

■ 與注意力控制有關的前扣帶迴皮質獲得強化

■ 大腦裡幾個與自我覺察有關的部位獲得強化

■ 與恐懼有關的杏仁核會受到抑制

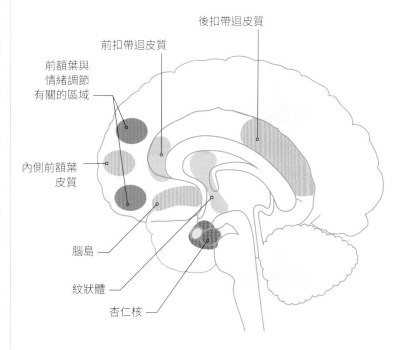

後扣帶迴皮質

前扣帶迴皮質

前額葉與情緒調節有關的區域

內側前額葉皮質

腦島

紋狀體

杏仁核

**腦部的正中矢狀圖**

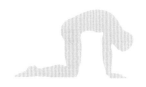

## 知識補給站

研究學者認為身心動作療法(強調自我覺察的動作練習,例如瑜伽體位法)有助於釋放體內累積的緊張壓力,進而達到療癒創傷的效果,而且又不會觸發創傷經驗。

# 慢性疼痛

急性疼痛，例如腳踝扭傷或是跌倒受傷，往往需要休息才能復原，這可能意味著要避免做瑜伽或是要調整做法。但是當疼痛轉變成為慢性時，瑜伽這類強調心身連結的練習已被證明是非常適合而且安全的輔助療法。

## Q 瑜伽真的對減輕慢性疼痛有幫助嗎？

是的，有證據顯示瑜伽確實有幫助。疼痛若經過大約 3 個月的復原時間之後仍持續存在，就會轉變成慢性疼痛。

如果你正飽受慢性疼痛之苦，像是常見的背痛或關節炎，通常不需要多休息，因為身體可能並沒有什麼需要復原的物理性傷害。事實上，你可能反而需要多運動，因為運動往往有助於緩解慢性疼痛，同時減輕相關壓力。

瑜伽練習已被證明具有紓解疼痛的效果。在一項針對患有下背部疼痛的退伍軍人的研究中，所有受測者在參加為期 12 週，每週 2 次的瑜伽課程之後，止痛藥物的使用量都下降了。

**慢性疼痛循環**
當大腦經常感受到疼痛訊號，它會變得習以為常，因而無法調節它的反應。瑜伽有助於打破這個循環。

大腦感受到疼痛的頻率變高

大腦無法解讀 / 調節疼痛訊號

心理和生理健康受到影響

活動力變差，讓疼痛更無法獲得紓緩

## 流言終結者

### 冥想能緩解疼痛是因為安慰劑效果

近期的研究顯示，正念冥想比安慰劑減輕疼痛的效果更好。受測者根據治療方法被分成安慰劑藥膏、「假冥想」和傳統的正念冥想三組。受測者在進行治療的前後會接受導致疼痛的熱刺激。疼痛的強度和不適感是透過精神物理方法和功能神經圖像來進行評估。正念冥想組的疼痛強度和不適感下降最為明顯。

**4** 次 **20** 分鐘的正念冥想課程可以減輕 **57**% 的疼痛不適

## Q 練習瑜伽體位法能減輕慢性疼痛嗎？

要視情況而定。某些體位法可以透過伸展和強化受影響區域的肌肉來協助減輕疼痛。

然而，生物力學只是拼圖的其中一片。而為何會有疼痛感，這是當體內的接收器（疼痛感受器）受刺激之後將訊號傳至大腦，被大腦解讀成疼痛所致。

研究發現，人們感知的疼痛程度與X光或核磁共振掃描裡看到的組織損傷程度不一定成正相關。這意味著，沒有大腦，就不會感覺疼痛。但這並不意味痛苦全部來自想像。

大腦建立疼痛經驗的方式，就像它在建構你的現實世界和思維觀點一樣。你感覺到的疼痛程度，是基於大腦對這些訊號代表的危險程度的解讀。

因此，慢性疼痛跟慢性壓力一樣，有部分原因是調節功能出了問題，而這經常是因為警報系統故障的關係。研究顯示，具放鬆效果的瑜伽體位法以及瑜伽修習，像是冥想和呼吸法，都有助於調節疼痛反應。

> 具放鬆效果的瑜伽體位法以及瑜伽修習，像是冥想和呼吸法，都有助於調節疼痛反應

## Q 需要冥想多久才能減輕疼痛？

研究發現，不到1.5個小時的冥想訓練，就可能產生減輕疼痛的效果，並減緩與疼痛有關的大腦變化。

一項研究顯示，僅僅4次20分鐘的正念課程就可以減輕57%的疼痛不適，同時疼痛強度也減少了40%。其改變的不只是對疼痛的感知：大腦的活動也產生明顯的變化。

同一項研究還透過大腦功能性核磁共振造影發現，冥想降低了初級體感皮層（primary somatosensory cortex）的疼痛反應強度。

研究人員發現，受測者在冥想時，體感皮層裡對應疼痛部位之區域的活動受到抑制，反而與頸部和喉嚨感官知覺有關的腦部活動變得比較活躍，而這就是受測者對呼吸保持正念所產生的現象。

### 知識補給站

慢性疼痛會導致大腦的灰質減少。但在冥想時藉由增加這些區域的神經連結，能讓大腦裡因慢性疼痛而退化的區域恢復。

# 瑜伽療法

瑜伽療法是整合性健康照護裡逐漸成長的一個領域，其背後擁有越來越多瑜伽療效研究成果做為基礎。隨著教育標準的建立，以及瑜伽應用範圍拓展至教學以外的領域，讓瑜伽治療師能夠利用各種瑜伽技巧做為工具，來增進個人健康福祉。

藉由修習瑜伽改變生活型態和調整心態，
能夠協助人們跳脫以治病為本的消極觀點，
拓展至以促進人類福祉為本的積極觀點

## Q 瑜伽治療課程能帶來什麼好處嗎？

瑜伽治療課程通常是一對一的，或是有類似狀況或生活處境的人組成小型團體一起進行。瑜伽治療師會考量到你的健康史，雖然他們不做醫學診斷，但他們會使用以下的工具對你的健康進行個人化評估，，其中包括：

- 觀察姿勢、動作和呼吸
- 詢問有關情緒和生活型態問題
- 從瑜伽人體科學的角度進行觀察，如內行氣 (vayu) 和五鞘 (koshas)。

五鞘的概念認為人體是由五層軀殼所構成，就像一層一層的洋蔥皮似的。五鞘的最外層是肉體健康，最裡層為喜樂 (請見下圖)。

瑜伽治療師在提供建議時會考慮所有層面的健康，以及各個層面如何交互作用。例如，肉體的關節炎可能會影響到情緒以及與喜樂的更深入連結，而情緒又可能會反過來加劇疼痛。

經過諸多觀察和考慮之後，瑜伽治療師會利用體位法、呼吸法、冥想和生活型態建議等工具，為每位客戶制定個人化的照護計畫。

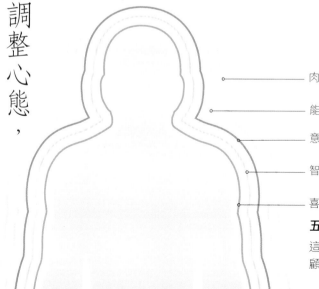

肉體 (食物鞘，Annamaya)

能量與呼吸 (氣能鞘，Pranamaya)

意識和情緒 (心意鞘，Manamaya)

智慧 (覺悟鞘，Vijnanamaya)

喜樂 (喜樂鞘，Anandamaya)

**五鞘**

這五鞘的每一層面都必須得到照顧，才能達到健康均衡的生活。

## Q 瑜伽療法的作用方式是什麼？

瑜伽具有強大的療效潛力，因為它的作用方式符合研究學者稱之為「生物心理精神社會模型」的理論架構（請見右圖）。許多瑜伽研究都是採取這個理論觀點，而研究結果顯示瑜伽療法可望提供慢性疼痛、創傷和焦慮等多方面的療效。

　　跟五鞘的觀念（請見上頁）一樣，瑜伽療法認為健康會受到生物心理精神社會各層面之交互作用的影響，必須綜合考量，以求達到整體的健康。

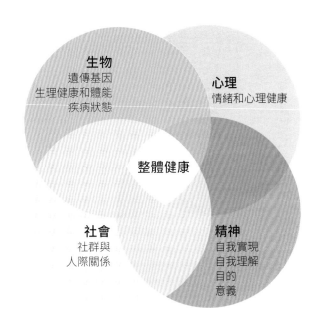

**生物**
遺傳基因
生理健康和體能
疾病狀態

**心理**
情緒和心理健康

**整體健康**

**社會**
社群與
人際關係

**精神**
自我實現
自我理解
目的
意義

**生物心理社會精神模型**

## Q 有科學證據支持瑜伽療法的好處嗎？

是的。絕大多數有關瑜伽的科學研究都集中在瞭解瑜伽的治療效果，特別是針對全球目前最迫切的醫療問題之一：導因於生活型態的慢性疾病（pp.178-179、188-191 和 194-195）。

　　瑜伽研究的品質也逐漸提升，儘管瑜伽的一些治療效果，以西方的科學探索方法可能永遠無法被完全理解。瑜伽治療專業人士的數量正逐漸成長中，部分原因是對於能夠應付特殊族群（例如退伍軍人和正在接受癌症治療的人）的高度專業人才有需求。

## Q 瑜伽療法與其他醫療方法的差異在哪？

大多數醫療系統都是立基於「疾病發生學（pathogenesis）」，這是一種「以疾病為出發點」的醫療模式。此模式的主要目的是控制症狀和修復系統的某些部分或某些部位。

　　雖然瑜伽療法在控制症狀方面經常是成功的，例如提供緩解疼痛的方法，但它也納入了「健康本源學」（salutogenesis）的觀點，這是一種「以健康為出發點」的模式。

　　健康本源學的重點不是放在要治癒的疾病或是需要解決的健康問題，而是在創造健康福祉。藉由修習瑜伽改變生活型態和調整心態，有助人們跳脫以治病為主的消極觀點，拓展至以促進人類健康福祉為目的的積極觀點。

# 轉化

運動是人們想來接觸瑜伽最常見的一個原因。然而，對那些持續練習的人來說，瑜伽的精神面往往會變成更重要的因素。隨著神經影像（neuroimaging）等科技的進步，研究學者現在正在研究探討瑜伽潛在的精神轉化效果。

> 神經學家正在研究處於靈性狀態的大腦

## Q 古代瑜珈修行者所說的靈性狀態指的是什麼？

瑜伽的「八肢」被記載於《瑜伽經》（Yoga Sutras）的古老典籍裡。前四肢是與我們如何生活於外在世界有關，而前四肢的目的是要讓身心做好探索後四肢的準備，後四肢與我們的內在世界或是意識有關（請見下圖）。

太空人在訓練時會經歷一個類似瑜伽八肢的過程：從道德準則到密集的體能鍛鍊，讓身體和心靈做好準備。據報導，太空人在外太空時，「凝視地球」是如此地令人著迷，以至於他們會花數個小時盯著地球看。這可以視為類似瑜伽裡的專注力（dharana）練習，例如藉著凝視蠟燭火焰來提高專注力，並最終喚起更高層次的意識狀態。

2016 年一篇名為《綜觀效應：太空飛行時的敬畏之心與自我超越體驗》的文章提到，太空人返回地球時會產生新的思維觀點和使命感。「浴火鳳凰瑜伽療法」（Phoenix Rising Yoga Therapy）創始人邁克爾‧李（Michael Lee）相信我們可以透過探索瑜伽的後四肢在地球上體驗到同樣的轉化效果。

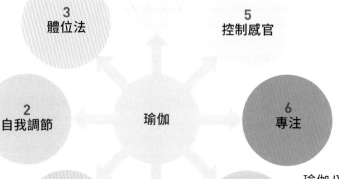

**瑜伽八肢**
瑜伽八肢的最終目的是協助我們過有意義的生活。並不是所有的現代瑜伽課程都涵蓋了八肢，但至少很多課程都會提及它所蘊藏的深奧意涵和無限潛能。

#  科學如何研究靈性的影響？

神經學家們現在正在研究大腦在靈性狀態下的研究，並得到有趣的發現。例如，來自馬克斯綜合健康研究所的美國神經學家安德魯‧紐伯格 (Andrew Newberg) 博士，便利用神經影像來探究更高層次的靈性狀態，例如三摩地、深度禱告，以及一些藥物引發的心靈體驗 (請見下文)。

## 處於心靈體驗的四種大腦模式

紐伯格博士比較了在休息狀態和處於包括三摩地在內的超脫心靈體驗下的大腦，藉此找出與靈性有關的特定大腦活動模式。

| 休息狀態 | 處於心靈體驗下 | 代表的意義 |
|---|---|---|
| 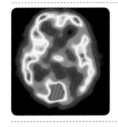 | 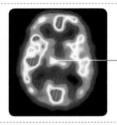　邊緣系統活動增加 | **強烈的情緒體驗**<br>邊緣系統活動的增加或許可以解釋人們在心靈體驗中經常感受到強烈情緒的情況。這種活動的增加也可能會使這樣的體驗終生難忘，並帶來人生的重大改變。 |
| 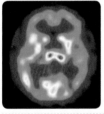 | 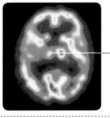　左視丘活動減少 | **心智澄澈**<br>視丘是協助整合感官資訊以構建真實感的訊息傳遞中心。視丘活動的減少可能會讓人產生心智澄澈的感覺。 |
| 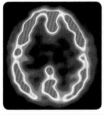 | 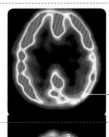　後頂葉活動減少 | **天人合一**<br>後頂葉負責空間定位。這裡活動的減少可能讓我們與周遭事物之間的空間界線消失，產生一種天人合一、萬物一體的感覺。 |
| 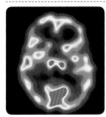 | 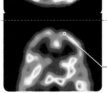　額葉皮質活動減少 | **自我交付**<br>雖然許多冥想練習會因為專注力和調節能力的提升，而導致額葉皮質的活動增加，但是當進入像三摩地這樣的靈性狀態時可能會關閉掌控意志力的額葉皮質，讓人產生自我交付的感覺，臣服於更高的力量。 |

# 最新的科學研究

科學家預估我們只理解和觀察到現有宇宙的 4%。同樣地，人腦、心靈和意識相關科學也是尚待深入探究的新領域，而這些正是瑜伽之心靈轉化作用的核心所在。

**請記住！與眾不同的主張需要與眾不同的證據支持**

## Q 如何知道某項瑜伽研究是否可信？

並非所有瑜伽研究的規模或嚴謹度都相同，因此對它們最好要抱持著批判態度。有一些需要考慮的因素包括：

- **它是什麼類型的研究？** 科學證據的等級分類（請見下圖）清楚說明了不同類型研究的信度。雖然金字塔較低層的科學證據還是有它的價值，但是越往上的信度越高。有關瑜伽最為人關切的幾個議題，包括心理健康、心臟病、慢性疼痛和安全性，已經有越來越多的系統性文獻回顧和後設分析研究。

- **樣本數量有多大？** 從 228 人的隨機對照試驗到只有 1 個人的案例報告，瑜伽研究的樣本通常相對較少，特別是跟動輒數萬名受測者參與的藥物隨機對照試驗相比。

- **是否有對照組？** 如果有，是什麼樣的對照組？許多瑜伽研究會包括一個「一般照護」對照組。一些品質較高的研究會有活性對照組，例如將瑜伽跟運動或談話療法做比較。

- **研究結論是什麼？** 請記住「與眾不同的主張需要與眾不同的證據支持」。這就是為什麼許多瑜伽研究學者會使用諸如「瑜伽可能會改善」或是「這暗示瑜伽可能有助於」等措辭的原因。隨著人們對瑜伽研究越來越關注，科學家們將繼續質疑研究結果。

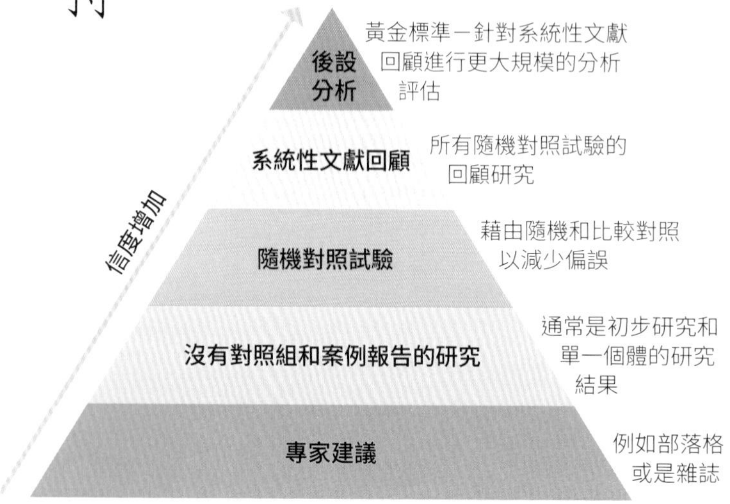

**證據級數高低**

可依據這個金字塔圖，衡量不同類型科學證據的可信度

信度增加

**後設分析**　黃金標準─針對系統性文獻回顧進行更大規模的分析評估

**系統性文獻回顧**　所有隨機對照試驗的回顧研究

**隨機對照試驗**　藉由隨機和比較對照以減少偏誤

**沒有對照組和案例報告的研究**　通常是初步研究和單一個體的研究結果

**專家建議**　例如部落格或是雜誌

# Q 是否有科學證據支持瑜伽的一些觀念，例如命根氣和脈輪？

瑜伽研究大多集中在特定的健康狀況和練習的益處上，有關這類微妙的能量理論的研究較少，這是因為命根氣和脈輪不容易直接用生物學的科學方法進行研究分析。

例如，有一些人聲稱命根氣的流動與神經有關聯，脈輪則與腺體功能相對應，然而沒有科學證據能支持這一點。也許瑜伽修行者感受到它們在體內運作，但現在的解剖學還沒辦法顯示這些結構的位置所在。也或許是我們仍受限於現有的儀器，然而未來可能會發展出可以定位和測量命根氣的新工具。

頂輪 (Sahasrara chakra) 是通往宇宙意識的門戶

眉心輪 (Ajna chakra) 是我們的第三隻眼，也就是直覺中心

左脈或稱陰脈 (Ida nadi)

右脈或稱陽脈 (Pingala nadi)

喉輪 (Vishuddha chakra) 對應乙太元素

中脈 (Sushumna nadi) 是中央通道

心輪 (Anahata chakra) 受空氣元素支配

臍輪 (Svadhisthana chakra) 對應著性器官，同時受水元素支配

海底輪 (Svadhisthana chakra) 對應著土元素

太陽輪 (Manipura chakra) 對應著太陽神經叢；它的代表元素是火

**脈輪和經脈**

經脈 (Nadis) 是七個能量中心（被稱為脈輪）所在的能量通道。

# Q 瑜伽相關的研究有多少？

針對瑜伽的研究雖然正逐漸快速增加中，但仍然相對有限。例如，從 1967 年至 2013 年相關研究文獻計量分析顯示，1967-1973 年只有不到 25 項研究出版品，但隨著瑜伽逐漸流行，2009-2013 年之間有超過 225 項研究出版品問市，呈現大幅增長，而且這些研究的方向也開始朝向以下四類與人體醫學相關的領域，相信未來會有更多研究成果出現：

* 心理健康失調
* 心血管疾病
* 呼吸道疾病
* 肌肉骨骼傷害

# 練習瑜伽應注意事項

正如希波克拉提斯誓詞 (The Hippocratic Oath) 所云：「不傷害他人」(first do no harm)，瑜伽的首要原則也是「不害」(ahimsa)。為了避免傷害，必須瞭解自己的身體，根據自己的需求和健康情況調整或修改體位法和練習方法就很重要。每個人的身體狀況都不一樣，接下來這幾頁可作為你練習瑜伽時的指導原則。

跟所有類型的體能活動 (舉凡從走下樓梯到在健身房舉重) 一樣，瑜伽也難免會發生傷害。然而，有某個隨機對照試驗的後設分析發現，瑜伽跟醫師推薦的其他類型運動一樣安全。事實上，瑜伽可能比許多類型的運動更安全，因為它通常會包含和緩的過渡動作，並要求對當下保持覺察以及強調「不害」。

雖說如此，但如果你認為瑜伽練習強大到足以帶來巨大的好處，那你也必須知道瑜伽也兼具造成傷害的力量，因此練習瑜伽必須抱著謹慎小心的態度。為了防止受傷，你應該在瑜伽課程和生活中練習瑜伽的前兩肢：自我控制 (yamas) 和自我調節 (niyamas) (p.205)。另外還建議要記住以下幾個準則：

- 每個人的骨骼形狀和身體構造都不盡相同，所以即使是同一個體位法，不同人來做看起來都會有差異。對某些人而言，若不調整做法，可能會無法做某些動作或姿勢。

- 若有拉傷、扭傷、撕裂傷、骨折、手術或傷口時，要暫停練習給身體時間復原。手術後，要徵求外科醫生的建議。
- 瑜伽的重點不在於能夠完美地表現體位法，或是做任何特定的技巧或體位，而是應該著重在享受自我探索的旅程。
- 避免做任何會導致疼痛或加劇現有疼痛的事情。
- 留意體內有何明顯的感覺或是四肢的刺痛感。
- 避免做任何會導致四肢產生麻木感的事情。

## 各種健康狀況的注意要點

接下來的幾頁將針對特定健康狀況，簡單說明練習瑜伽時的一般應注意和考慮的事項。然而最好還是要諮詢專業醫療團隊提供你最佳的建議。如果有疑慮，可與合格的瑜伽專業人員合作，例如瑜伽治療師。

### 胃食道逆流 (俗稱火燒心)

任何會讓頭部低於心臟的完全倒立或半倒立體位，以及聖光呼吸法 (kapalabhati) 應盡量避免或是小心做。

### 僵直性脊椎炎

在做脊椎彎曲動作時要小心謹慎，要伸展脊椎時也要動作緩慢溫和。

### 焦慮症／恐慌症

相關症狀發生時，練習倒立動作、後彎動作以及聖光呼吸法或止息 (kumbhaka) 都要小心謹慎。

### 關節炎

包括骨關節炎和類風濕性關節炎，以及其他涉及關節發炎的毛病。對於有骨關節炎和類風濕性關節炎的人，應避免任何會加劇關節疼痛的動作，把重點放在調整體式，以舒緩關節疼痛和強化肌力，並學習有助於應付疼痛的冥想；有類風濕性關節炎的人要避免熱瑜伽和處於過熱環境。

### 氣喘

練習後彎動作、止息和聖光呼

吸法時要小心謹慎;在症狀期間要避免劇烈的後彎動作。

## 滑囊炎和肌腱炎

避免任何會加劇疼痛或腫脹的動作;在急性發炎期間要讓患部休息。

## 腕隧道症候群

要避免或小心做手臂平衡體位法或是涉及腕關節伸展的負重體位法(例如棒式或烏鴉式),特別是當手腕麻木感加劇時;可考慮將前臂放在地板或瑜伽磚上,或是嘗試使用瑜伽斜板。

## 退化性椎間盤疾病

練習脊椎彎曲和脊椎旋轉動作時要和緩。在做頭倒立式、肩倒立式或任何會造成頸部壓力的動作時要小心謹慎或是避免。

## 糖尿病

第一型糖尿病患者要避免任何會對胰島素幫浦造成壓力的動作;第一型和第二型糖尿病患者視需要可在上課前先進食,若有頭暈目眩的現象,應立即休息。

## 椎間盤突出
### (脫出型、膨出型、突出型)

在無支撐狀態下做脊椎彎曲動作,例如站姿前彎式或是坐姿前彎式,以及脊椎旋轉動作時要小心;在和緩地進入體位之前,要專注於伸長脊椎,在進入前彎動作(例如嬰兒式或貓式)時要保持脊椎中立,並從髖關節處開始彎曲,可能是比較安全的彎曲脊椎方式;在做頭倒立式、肩倒立式或任何會造成頸部壓力的動作時要小心謹慎。

## 耳朵感染

在練習倒立體位法和平衡體位法時要小心謹慎。

## 會導致眼壓升高的眼睛疾病

例如青光眼、視網膜脫離、糖尿病視網膜病變,或是剛做完白內障手術。任何會讓頭部低於心臟的體位法以及止息和聖光呼吸法應避免或是小心做。若有任何疑慮,請諮詢眼科醫生的建議。

## 纖維肌痛症候群

可考慮練習修復瑜伽和睡眠瑜伽;大量借助輔助道具,同時如果你不喜歡瑜伽老師在指導動作時觸碰你的身體,也要事先告知老師。

## 五十肩 (沾黏性關節囊炎)

在伸展肩膀時動作要放慢,並慢慢逐步地增加伸展程度。

## 心臟疾病

在練習倒立體位法、止息和聖光呼吸法時要小心;另外還應該諮詢心臟科醫生的建議。

## 高血壓

在練習任何會讓頭部低於心臟的體位法,以及止息和聖光呼吸法時應小心謹慎;若發現血壓有異常現象,應避免完全倒立體位法、劇烈活動和熱瑜伽。

## 髖關節置換手術

遵循術後 6-8 週的應注意事項,並遵照醫生的建議。若接受的是前側入路的手術方式時,做伸展動作(例如戰士三式的上抬腿)時要小心或是避免;若是後側入路的手術方式,在做髖關節彎曲超過 90 度、內轉和跨越身體中線(雙腿交叉)的動作時要小心或是避免;術後若復原得當,你很可能可以進行所有這些動作,但進入體位時動作要放慢,並向醫生尋求建議。

## 關節過動症

要避免任何極端的關節活動或是關節極度伸展的動作;把重點放在強化肌力。

## 膝關節韌帶損傷

包括前十字韌帶、後十字韌帶、外側副韌帶、內側副韌帶。練習涉及旋轉動作的體位法(例如三角式和戰士二式)要小心謹慎;前十字韌帶損傷的人要避免膝關節深度彎曲;後十字韌帶損傷的人要慎防膝關節極度伸展/鎖死;兩者都有損傷的人進入體位時要避免過快過急。

# 練習瑜伽應注意事項（接續前頁）

## 膝關節半月板撕裂傷／損傷

要小心或避免膝蓋深度彎曲，特別是在負重狀態下。

## 膝關節置換手術

要避免膝蓋過度彎曲；在做跪姿體位法時，要用毯子墊著或使用護膝以保護膝蓋。

## 低血壓

在退出任何頭部低於心臟以下的體位時速度要放慢；從完全倒立體位退出之後，要先維持某個能放鬆休息的姿勢（例如嬰兒式）一小段時間，以防止頭暈；從地板起身時，速度要放慢。

## 偏頭痛

在做完全倒立體位法時要小心謹慎；可試著在光線昏暗的房間裡練習。

## 多發性硬化症

對於那些會讓你感到過熱的劇烈練習要留心注意；要避免熱瑜伽。

## 肥胖

在無支撐狀態下做脊椎彎曲和完全倒立動作時要小心謹慎，例如頭倒立式、肩倒立式或任何會讓頸部承受身體重量的體位法。

## 骨質疏鬆症

針對脊椎區域，請向醫生諮詢，因為可以做什麼動作取決於病情的嚴重程度。一般的通則是要小心無輔助支撐的脊椎彎曲和脊椎旋轉動作；在進入扭轉體位之前，動作要放慢，同時把重點放在拉長脊椎。

在做涉及前彎動作的體位法時，請記得從髖關節處開始彎曲，並試著保持脊椎中立，以避免脊椎彎曲可能產生的風險（嬰兒式或貓式可能是比較安全的脊椎彎曲姿勢）；在做頭倒立式、肩倒立式或任何會對頸部造成壓力的動作時要格外小心或是避免。

在做結合脊椎彎曲和旋轉的動作時要特別小心（例如三角式），切記動作要緩慢溫和；在做過渡體位與平衡體位時要留心，以減少摔倒的風險；針對非脊椎區域，例如髖部或手腕，在進入體位時要記得放慢速度，並把重點放在強化患部周圍的肌肉。

## 帕金森氏症

做倒立體位法和平衡體位法時要小心謹慎；儘量扶著牆壁或椅子以防止摔倒；視需要可使用輔助道具。

## 足底筋膜炎

進入體位時切勿過快過急，針對任何可能導致症狀惡化的動作要小心或避免；在做足部和腿部伸展動作時要小心緩慢。

## 懷孕

要小心所有涉及完全倒立的體位法，特別是如果你沒有做過倒立練習；請小心或避免任何對腹部造成壓力的動作（例如，蝗蟲式或是腹部肌肉強力收縮的動作）；避免腹部肌肉極度伸展的動作（例如輪式）；在懷孕後期若覺得仰臥不舒服，請避免保持這個姿勢太久，可考慮側躺並在兩腿之間放一個枕頭，或者躺在有一定斜度的東西上，把身體撐高。

## 旋轉肌袖
### （撕裂傷、肌腱炎、不穩定）

做任何肩部伸展動作都要小心；避免做鱷魚式（chaturanga），特別是在急性發炎階段；強化肌力優先於伸展，例如可以考慮在地板上或是借助牆壁做前臂撐地版本的棒式或下犬式。

## 薦髂關節功能失調／疼痛

避免過度的扭轉，在做雙腿張開的動作要小心謹慎（例如三角式）；練習不對稱體位法（例如戰士式或是三角式）時要留心，長時間停留在某一邊可能會感到不舒服。如果有這種狀況，不妨更頻繁地交替換邊。

## 坐骨神經痛

對任何會加劇麻木感的動作都要小心；如果是梨狀肌緊繃所導致的坐骨神經痛，可考慮做調整版的鴿王式，例如採俯臥姿，然後雙腿擺放成 4 字形狀 (p.82)。

## 脊椎側彎

避免任何會導致麻木感的動作；可考慮藉由練習側棒式來強化背部肌肉，並溫和地伸展脊椎側彎凹側的肌肉。

## 肩關節脫臼或有病史

避免任何過度的肩關節彎曲動作，特別是有承受重量時，例如輪式。建議把練習的重點放在強化肌力方面。

## 鼻竇炎

要小心倒立和脊椎伸展的動作；你可能會發現鼻孔交替呼吸技巧對你來說有難度。

## 脊椎狹窄症

任何涉及脊椎伸展的動作都要小心。

## 脊椎滑脫症

請詢問醫生以你的狀況哪些事應該避免；一般的通則是：要小心脊椎伸展和脊椎旋轉動作；避免深度扭轉、中度或深度後彎，以及進入體位時過快過急。

## 中風、有中風病史或是中風風險

留心倒立和過度頸椎伸展的動作；避免做任何會給頸部帶來壓力的動作。

## 暈眩 / 頭昏

請見低血壓的說明。

## 用尊敬的態度學習瑜伽

自我控制 (yamas) 和自我調節 (niyamas) 是瑜伽生活方式的道德指南。傳統的做法，瑜伽老師會要求修習者在學習任何體位法之前，先依循這些準則過生活，以避免自負心態和傷害。

### 自我控制

- **不害**：不要做任何會造成傷害或加劇現有疼痛的事情。
- **誠實**：誠實面對自己，衡量身體的狀態今天能做什麼，不能做什麼。
- **不偷盜**：專注於你能做的事情，而非你不能做的事情。
- **節制**：做任何事都要適度，有所節制，以調節你的能量。
- **不貪求**：沒有必要執著留戀你曾經擁有的身材，也沒有必要嫉妒身旁練習的人。

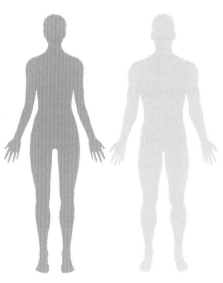

### 自我調節

- **潔淨**：把瑜伽的輔助道具和練習場所整理乾淨，以防止跌倒或分心。
- **知足**：對自己的現況感到知足，無論是物質方面還是精神方面。
- **自律**：藉由「不害」的練習來平衡內心強烈的慾望。
- **自我學習**：觀察自己今天呼吸和能量的狀況，藉以調整練習的方式和強度。
- **順應接納**：順應環境、隨遇而安。改變你能改變的事物（例如，做某個體位法時使用輔助道具以增加舒適度），同時接受你無法改變的事物。接納當下的自己。

# 重要名詞解釋

**急性**

迅速發作的症狀、疾病和疼痛；急性疼痛持續時間一般會少於3-6個月。

**正位**

正位是指進行瑜伽體位法的練習時，肢體正確的位置與姿勢，其目的是為了達到最佳效果和防止受傷；雖然有一些共通的原則，但正確的正位可能因人而異，甚至會因每天的身體狀況而異，而體位法背後的用意也會影響到何謂正確的正位。

**解剖學**

有關人體結構，包括器官以及各部位名稱的一門科學。

**抗原**

引起人體免疫系統產生防禦反應的入侵者。

**關節炎**

導致關節發炎或損傷的各種關節疾病的總稱；骨關節炎是最常見的類型，是關節軟骨磨損而導致的一種關節病變。

**體位法**

瑜伽的姿勢或動作。

**膽汁**

有助消化分解脂肪的一種物質。

**軟骨**

堅韌有彈性的結締組織；其包括透明軟骨（模樣如同玻璃般，位於滑液關節的透明軟骨具有減少摩擦的作用）、纖維軟骨（主要分佈於椎間盤，具有提供緩衝的作用）和彈性軟骨（柔軟有彈性，主要分佈於鼻子和耳朵等處）。

**中樞神經系統**

由腦和脊髓所組成；能控制身體和感知這個世界。

**大腦皮層**

大腦的外層。

**大腦**

腦的最大部分；包含大腦皮層和一些內部結構，例如海馬迴。

**頸椎**

頸部的七個脊椎骨。

**染色體**

由DNA和蛋白質組成的線狀分子；人類正常有23對染色體。

**慢性**

長期持續存在的症狀、疾病和疼痛；慢性疼痛持續時間一般會超過3-6個月。

**膠原蛋白**

是許多結締組織中的關鍵成分；具有良好的抗拉強度，使其能夠抵抗張力或拉力。

**向心收縮**

肌肉因為對抗阻力而縮短的現象，例如在做負重彎舉，往上抬起手臂時，肱二頭肌會產生向心收縮。

**結締組織**

在體內形成連接身體各部分的網絡；廣義的結締組織包括軟骨、骨骼、血液、淋巴、脂肪組織和彈性組織（例如耳朵和鼻子裡的彈性軟骨），以及纖維結締組織。

**對照組**

係指沒有接受實驗干預的研究對象；其可能是沒接受任何實驗操控的空白對照組，也可能是與實驗組不同操控條件的活性對照組，藉以作為實驗組的對照比較。

**隔膜**

通常是指呼吸肌的橫隔膜，橫隔膜是放鬆呼吸法裡使用的主要肌肉;另外還有聲帶隔膜 / 胸廓出口隔膜以及泌尿生殖膈膜 / 骨盆底隔膜。

## DNA

「去氧核糖核酸」(deoxyribonucleic acid)的簡稱。其位於染色體內,其裡面包含了攜帶遺傳資訊的基因。

## 離心收縮

肌肉因為對抗阻力而拉長的現象,例如在做負重彎舉,手臂往下降時,肱二頭肌便會產生離心收縮。

## 上皮組織

覆蓋體表或體內各器官的表面,例如皮膚的表層。

## 筋膜

包圍著肌肉和其他器官的纖維結締組織。

## 纖維結締組織

其裡面的膠原纖維呈平行排列或不規則排列;其中包括肌腱和韌帶的緻密規則結締組織,以及筋膜和滑液關節囊的緻密不規則結締組織。

## 功能性核磁造影

用來測量大腦血液流動變化,藉以觀察神經活動的儀器。

## 灰質

中樞神經系統裡的灰色組織,主要組成為細胞體、樹突和突觸(而白質的主要組成為軸突,會呈現白色是因為髓鞘的關係)。

## 心率變異性

測量特定時間內心跳間隔的變化;可做為心肺功能和壓力適應力的指標。

## 髖關節點

骨盆前側兩個骨突出處的俗名,正式名稱為「髂骨前上棘」(anterior superior iliac spine)。

## 生理恆定

人體為了生存,讓體內環境維持動態平衡的一種生理機制。

## 熱瑜伽

在溫度高達攝氏 33–40.5 度的場所裡進行的瑜伽課程。

## 極度伸展

關節超過正常活動範圍的極端伸展。

## 關節過動

關節過度柔軟,活動度超過正常人體極限。

## 高血壓

動脈血壓升高的一種疾病。

## 發炎

人體為了對抗病毒、細菌所產生的局部性或系統性的防禦反應;表現的症狀可能包括發紅、腫脹、發熱和疼痛。

## 內在感受

感官體(sensory body)對身體內部環境的感知,包括對消化器官、心臟和肌肉的感知。

## 椎間盤

主要由纖維軟骨所組成,能夠吸收脊椎所承受的震盪,並讓脊椎保有一定的活動度。

## 倒立體位法

例如頭倒立式,練習過程中頭部和身體會上下顛倒。半倒立式則包含了所有會讓頭部位在心臟以下的體位法。

## 等長收縮

肌肉收縮時,肌肉長度維持不變,例如用手推牆壁或地板的動作。

## 等張收縮

肌肉收縮時,肌肉長度產生改變,離心收縮和向心收縮都屬於等張收縮。

## 人體運動學

研究身體動作的一門科學。

## 止息

練習屏住呼吸的一種呼吸法。

## 脊椎後凸

脊椎的凸形曲線,是胸椎和薦骨自然的生理弧度;有時這個名詞也會用來描述脊椎曲線過度後凸的現象,也就是俗稱的駝背。

## 韌帶

連接骨頭與骨頭的一種結締組織,由緻密規則纖維組織所構成,裡面含有平行排列的膠原纖維。

## 脊椎前凸

脊椎的內凹曲線,是腰椎和頸椎自然的生理弧度;有時這個名詞也會用來描述脊椎曲線過度內凹(前凸)的現象。

## 腰椎

位於下背部的五段脊椎骨。

## 淋巴液

能夠對抗體外入侵者,充滿著白血球的液體;經過淋巴結過濾之後的淋巴液會流回心臟。

## 冥想

練習注意力和專注力的一種活動;其包含了正念冥想、曼陀羅冥想、慈愛冥想、超覺冥想等各種形式的冥想;冥想的梵文是Dhyana。

## 後設分析

針對某個特定領域過去的研究進行系統化的文獻回顧,藉以得到概括性的結論;是評論性文章的黃金標準。

## 正念

有意識地關注當下但不做任何評斷(根據喬恩‧卡巴特‧津恩博士的定義)。

## 肌肉組織

一種收縮性組織(contractile tissue);有三種類型的肌肉組織,分別是骨骼肌、平滑肌和心肌。

## 經脈

根據印度醫學和印度教哲學的觀念,經脈是命根氣流動的通道。

## 神經

周邊神經系統裡聚集成束的神經元軸突;它是一種傳導組織,如同遍佈全身的電線,能夠攜帶訊號進出中樞神經系統。其包括腦神經和脊神經;中樞神經系統裡的一束軸突被稱為一條神經纖維束(tract)。

## 神經組織

由神經元和輔助細胞所組成的傳導組織。

## 神經元

負責傳送電子訊號的神經細胞。

## 神經可塑性

大腦建立神經連結的能力。

## 脊椎中立位

脊椎受力最平均的姿勢;脊椎中立位時,頸椎(脊椎前凸),胸椎(脊柱後凸)和腰椎(脊柱前凸)會呈現自然的生理曲線。

## 骨盆中立位

最能支撐腰椎內彎的骨盆位置。骨盆沒有過度往前或往後傾斜;兩邊的髖關節點對齊成一直線;對韌帶、肌肉和其他組織的壓力是最小的。

## 骨質疏鬆症

骨骼變疏鬆脆弱的現象,會導致骨折的風險提高。

## 副交感神經系統

自主神經系統裡負責「休息和消化」反應的系統;與放鬆反應有關。

## 周邊神經系統

其包括了腦神經和脊神經。

## 生理學

研究身體各組成部分和各個系統的功能,以及身體如何運作的一門科學。

## 姿勢性低血壓

又稱直立性低血壓 (orthostatic hypotension)；由於從地板起身太快或是做倒立動作而突然出現的低血壓。

## 命根氣

在梵文裡代表生命能量、元氣或氣息的意思，和中國「氣」的觀念有點類似；瑜伽修行者相信人可以有意識地改變和移動命根氣。

## 呼吸法

在梵文裡的意思是呼吸的延長或控制；它是一種呼吸技巧。

## 本體感覺

對自己身體各部位的姿勢以及在空間中位置的感知能力，特別是在身體處於活動的狀態下。

## 隨機對照試驗

將研究對象隨機分成實驗組和對照組，藉以減少偏誤；研究試驗的黃金標準。

## 薦髂關節

位於薦骨與髂骨之間的關節；只能微幅活動的關節。

## 印記

根據印度哲學的觀念，印記是對過去行為所留下的記憶或印象。

## 梵文

古代的印度語言，許多瑜伽典籍都是用梵文寫成的。

## 伸展

係指肌肉纖維變長的狀態，通常會超過靜止長度 (resting length)。

## 拜日式

以流暢連貫的方式進行一系列體位法，具有熱身和集中注意力的效果。

## 仰臥

背部朝下、臉部朝上的躺臥姿勢。

## 交感神經系統

自主神經系統裡負責「戰鬥或逃跑」反應的系統；與壓力反應有關。

## 滑液關節

人體內最常見同時也是活動度最大的關節類型，例如肩關節、髖關節和膝關節。

## 肌腱

把肌肉連結到骨頭上的緻密結締組織。主要由平行排列的膠原纖維束所構成。

## 胸椎

位於中背部的 12 節脊椎骨。

## 組織

一群功能相近的細胞所形成的集合體；四大基本組織類型是上皮組織、結締組織、肌肉組織和神經組織。

## 迷走神經

為第十對腦神經，在心臟、肺臟和消化器官的副交感神經控制中扮演了非常重要的角色。

## 內行氣

根據瑜伽哲學的觀點，以特定模式流動的生命能量被稱之為內行氣，內行氣分成從體外往體內流動的命根氣 (Prana)、往頭部流動的「上行氣」(Udana)、往四肢流動的「遍行氣」(Vyana)、以肚臍為中心流動的「平行氣」(Samana) 以及往下和往體外流動的「下行氣」(Apana)。

## 瑜伽療法

根據國際瑜伽治療師協會的定義「瑜伽療法是藉由瑜伽的傳授和練習，協助個人改善健康福祉的治療方式」。這個正在發展中的領域已建立超越一般瑜伽教學標準的教育準則，訓練從業人員針對各種健康狀況提供安全有效的療法。

# 參考文獻

**10–11** R. Chaix et al., "Epigenetic clock analysis in long-term meditators", *Psychoneuroendocrin*o 85 (2017); E. Epel et al., "Can Meditation Slow Rate of Cellular Aging? Cognitive Stress, Mindfulness, and Telomeres", *Ann NY Acad Sci* 1172 (2009); D. Ornish et al., "Effect of comprehensive lifestyle changes on telomerase activity and telomere length in men with biopsy-proven low-risk prostate cancer: 5-year follow-up of a descriptive pilot study", *Lancet Oncol* 14 (2013). **12–17** S. H. Moonaz et al., "Yoga in Sedentary Adults with Arthritis: Effects of a Randomized Controlled Pragmatic Trial", *J Rheumatol* 42 (2015); S. Muraki et al., "Quadriceps muscle strength, radiographic knee osteoarthritis and knee pain: the ROAD study", *BMC Musculoskel Dis* 16 (2015); M. Wallden, "The neutral spine principle", *J Bodywork Movement Ther* 13 (2009). **18–21** T. W. Myers, *Anatomy trains* (3rd ed.), Edinburgh, Churchill Livingstone/Elsevier, 2014. **22–27** M. Balasubramaniam et al., "Yoga on our minds: a systematic review of yoga for neuropsychiatric disorders", *Front Psychiat* 3 (2013); B. Rael Cahn et al., "Yoga, Meditation and Mind-Body Health: Increased BDNF, Cortisol Awakening Response, and Altered Inflammatory Marker Expression after a 3 Month Yoga and Meditation Retreat", *Front Hum Neurosci* 11 (2017); R. A. Gotink et al., "Meditation and yoga practice are associated with smaller right amygdala volume: the Rotterdam study", *Brain Imaging Behav* (2018); B. K. Hölzel et al., "Mindfulness practice leads to increases in regional brain gray matter density", *Psychiat Res Neuroim* 191 (2011); D. E. Larson-Meyer, "A Systematic Review of the Energy Cost and Metabolic Intensity of Yoga", *Med Sci Sport Exer* 48 (2016). **28–29** M. Á. D. Danucalov et al., "Cardiorespiratory and Metabolic Changes during Yoga Sessions: The Effects of Respiratory Exercises and Meditation Practices", *Appl Psychophys Biof* 33 (2008); K. E. Innes and T. K. Selfe, "Yoga for Adults with Type 2 Diabetes: A Systematic Review of Controlled Trials", *J Diabetes Res* 2016 (2016); C. C. Streeter et al., "Effects of yoga on the autonomic

nervous system, gamma-aminobutyric-acid, and allostasis in epilepsy, depression, and post-traumatic stress disorder", *Med Hypotheses* 78 (2012). **30–33** S. Telles et al., "Blood Pressure and Heart Rate Variability during Yoga-Based Alternate Nostril Breathing Practice and Breath Awareness", *Med Sci Monitor Basic Res* 20 (2014); M. Joshi and S. Telles, "Immediate effects of right and left nostril breathing on verbal and spatial scores", *Indian J Physiol Pharmacol* 52 (2008); R. Kahana-Zweig et al., "Measuring and Characterizing the Human Nasal Cycle", *PLoS ONE* 11 (2016); M. Kuppusamy et al., "Effects of Bhramari Pranayama on health – A systematic review", *J Trad Complem Med* 8 (2018); D. S. Shannahoff-Khalsa et al., "Ultradian rhythms of autonomic, cardiovascular, and neuroendocrine systems are related in humans", *Am J Physiol* 270 (1996); A. N. Sinha et al., "Assessment of the effects of pranayama/alternate nostril breathing on the parasympathetic nervous system in young adults", *J Clin Diag Res* 7 (2013); G. Yadav and P. K. Mutha, "Deep Breathing Practice Facilitates Retention of Newly Learned Motor Skills", *Sci Rep* 6 (2016); F. Yasuma and J. Hayano, "Respiratory Sinus Arrhythmia", CHEST 125 (2004). **34–35** World Health Organization, "Cardiovascular diseases (CVDs)", *World Health Organization* [web article], 17 May 2017, (accessed 20 Aug 2018); H. Cramer et al., "Effects of yoga on cardiovascular disease risk factors: A systematic review and meta-analysis", *Int J Cardiol* 173 (2014); K. E. Innes et al., "Risk Indices Associated with the Insulin Resistance Syndrome, Cardiovascular Disease, and Possible Protection with Yoga: A Systematic Review", *J Am Board Fam Med* 18 (2005); D. Ornish et al., "Can lifestyle changes reverse coronary heart disease? The Lifestyle Heart Trial", *Lancet* 336 (1990). **36–37** Harvard Health Letter, "Inflammation: A unifying theory of disease", *Harvard Health Publishing* [web article], Apr 2006, (accessed 20 Aug 2018); R. I. Falkenberg et al., "Yoga and immune system functioning: a systematic review of randomized controlled trials", *J Behav Med* 41 (2018); T.

Oka et al., "Changes in fatigue, autonomic functions, and blood biomarkers due to sitting isometric yoga in patients with chronic fatigue syndrome", *BioPsychoSocial Med* 12 (2018). **38–39** M. Berners-Lee et al., "The relative greenhouse gas impacts of realistic dietary choices", Energy Policy 43 (2012); H. C. J. Godfray et al., "Food Security: The Challenge of Feeding 9 Billion People", *Science* 327 (2010); M. Springmann et al., "Analysis and valuation of the health and climate change cobenefits of dietary change", *P Natl A Sci* 113 (2016); D. Tilman and M. Clark, "Global diets link environmental sustainability and human health", *Nature* 515 (2014). **40–41** S. Prosko, "Optimizing Pelvic Floor Health Through Yoga Therapy", *Yoga Ther Today*, 12 (2016); A. Huang et al., "PD32-01 A Randomized Trial of a Group-Based Therapeutic Yoga Program for Ambulatory Women With Urinary Incontinence", *J Urology* 199 (2018). **46–49** T. W. Myers, *Anatomy Trains* (3rd ed.), Edinburgh, Churchill Livingstone/ Elsevier, 2014. **50–53** F. Dehghan et al., "The effect of relaxin on the musculoskeletal system", *Scand J Med Sci Spor* 24 (2013). **60–63** J. M. M. Brown et al., "Muscles within muscles: Coordination of 19 muscle segments within three shoulder muscles during isometric motor tasks", *J Electromyogr Kines* 17 (2007); H. Mason, "Learning to Abide with What Is: The Science of Holding Poses", *Yoga Ther Today* 13 (2017). **76–79** E. J. Benjamin et al., "Heart Disease and Stroke Statistics—2018 Update: A Report From the American Heart Association", *Circulation* 137 (2018); P. Page et al., *Assessment and Treatment of Muscle Imbalance: The Janda Approach*, Champaign (IL), Human Kinetics, 2010; K. W. Park et al., "Vertebral Artery Dissection: Natural History, Clinical Features and Therapeutic Considerations", *J Korean Neurosurg S* 44 (2008). **94–97** L. B. De Brito et al., "Ability to sit and rise from the floor as a predictor of all-cause mortality", *Eur J Prev Cardiol* 21 (2014); A. B. Newman et al., "Strength, but not muscle mass, is associated with mortality in the health, aging and body composition study

cohort", *J Gerontol A-Biol* 61 (2006). **102–105** J. L. Oschman et al., "The effects of grounding (earthing) on inflammation, the immune response, wound healing, and prevention and treatment of chronic inflammatory and autoimmune diseases", *J Inflamm Res* 2015 (2015). **118–121** Y. H. Lu et al., "Twelve-Minute Daily Yoga Regimen Reverses Osteoporotic Bone Loss", *Top Geriatr Rehabl* 32 (2016). **128–131** L. M. Fishman et al., "Yoga-Based Maneuver Effectively Treats Rotator Cuff Syndrome", *Top Geriatr Rehabil* 27 (2011); R. Hector and J. L. Jensen, "Sirsasana (headstand) technique alters head/ neck loading: Considerations for safety", *J Bodywork Movement Ther* 19 (2015); T. B. McCall, *Yoga as Medicine: The Yogic Prescription for Health and Healing*, New York, Bantam, 2007. **132–135** M. Robin, *A 21st-Century Yogasanalia: Celebrating the Integration of Yoga, Science, and Medicine*, Tucson (AZ), Wheatmark Inc., 2017. **136– 139** P. Page et al., *Assessment and Treatment of Muscle Imbalance: The Janda Approach*, Champaign (IL), Human Kinetics, 2010. **146–149** L. B. De Brito et al., "Ability to sit and rise from the floor as a predictor of all-cause mortality", *Eur J Prev Cardiol* 21 (2014); R. T. Proyer, "The well-being of playful adults: Adult playfulness, subjective well-being, physical well-being, and the pursuit of enjoyable activities", *Eur J Humour Res* 1 (2013); United Nations, "Convention on the Rights of the Child", 2 Sep 1990, (accessed 11 Aug 2018). **150–153** D. Frownfelter and E. Dean, *Cardiovascular and Pulmonary Physical Therapy: Evidence to Practice* (4th ed.), St Louis, Elsevier Health Sciences, 2005. **154–157** L. M. Fishman et al., "Serial Case Reporting Yoga for Idiopathic and Degenerative Scoliosis", *Glob Adv Health Med* 3 (2014). **162–165** B. Duthey, "Background Paper 6.24 Low back pain", Priority Medicines for Europe and the World, World Health Organization, 2013; Society of Behavioral Medicine, "Yoga Shown to be Cost-Effective for Chronic Back Pain Management", *PR Web*, [web article], 13 Apr 2018, (accessed 17 Sep 2018). **166–169** H. Mason, "Learning to

Abide with What Is: The Science of Holding Poses", *Yoga Ther Today* 13 (2017); W. D. Bandy and J. M. Irion, "The effect of time on static stretch on the flexibility of the hamstring muscles", *Phys Ther* 74 (1994). **170–173** J. Hamill and K. M. Knutzen, *Biomechanical Basis of Human Movement* (2nd ed.), Philadelphia, Wolters Kluwer Health, 2003. **176–177** K. deWeber et al., "Knuckle Cracking and Hand Osteoarthritis", *J Am Board Fam Med* 24 (2011); A. Guillot et al., "Does motor imagery enhance stretching and flexibility?", *J Sport Sci* 28 (2010); A. J. Hakim and R. Grahame, "A simple questionnaire to detect hypermobility: an adjunct to the assessment of patients with diffuse musculoskeletal pain", *Int J Clin Pract* 57 (2003); G. N. Kawchuk et al., "Real-Time Visualization of Joint Cavitation", *PLoS ONE* 10 (2015); V. K. Ranganathan et al., "From mental power to muscle power – gaining strength by using the mind", *Neuropsychologia* 42 (2004); D. Syx et al., "Hypermobility, the Ehlers-Danlos syndromes and chronic pain", *Clin Exp Rheumatol* 35 (2017). **178–179** R. Chaix et al., "Epigenetic clock analysis in long-term meditators", *Psychoneuroendocrinol* 85 (2017); L.-H. Chuang et al., "A Pragmatic Multicentered Randomized Controlled Trial of Yoga for Chronic Low Back Pain: Economic Evaluation", *Spine* 37 (2012); K. K. Hansraj, "Assessment of stresses in the cervical spine caused by posture and position of the head", *Surg Tech Int* 25 (2014); Society of Behavioral Medicine, "Yoga Shown to be Cost-Effective for Chronic Back Pain Management", *PR Web*, [web article], 13 Apr 2018, (accessed 17 Sep 2018). **180–183** B. P. Acevedo et al., "The Neural Mechanisms of Meditative Practices: Novel Approaches for Healthy Aging", *Curr Behav Neurosci Reports* 3 (2016); R. F. Afonso et al., "Greater Cortical Thickness in Elderly Female Yoga Practitioners – A Cross-Sectional Study", *Front Aging Neurosci* 9 (2017); B. Bell and N. Zolotow, *Yoga for Healthy Aging: A Guide to Lifelong Well-Being*, Boulder, CO, Shambhala, 2017; A. J. Cerrillo-Urbina et al., "The effects of physical exercise in children with attention deficit

hyperactivity disorder: a systematic review and meta-analysis of randomized control trials", *Child Care Hlth Dev* 41 (2015); B. Chethana et al., "Prenatal Yoga: Effects on Alleviation of Labor Pain and Birth Outcomes", *J Altern Complem Med* (2018); A. Herbert and A. Esparham, "Mind–Body Therapy for Children with Attention-Deficit/Hyperactivity Disorder", *Children* 4 (2017); Q. Jiang et al., "Effects of Yoga Intervention during Pregnancy: A Review for Current Status", *Am J Perinatol* 32 (2015); S. B. S. Khalsa and B. Butzer, "Yoga in school settings: a research review", *Ann NY Acad Sci* 1373 (2016); S. W. Lazar et al., "Meditation experience is associated with increased cortical thickness", *NeuroReport* 16 (2005); P. J. Reis and M. R. Alligood, "Prenatal Yoga in Late Pregnancy and Optimism, Power, and Well-Being", *Nurs Sci Quart* 27 (2014); M. Y. Wang et al., "Physical-Performance Outcomes and Biomechanical Correlates from the 32-Week Yoga Empowers Seniors Study", *Evid-Based Compl Alt* 2016 (2016). **184–185** B. K. Hölzel et al., "Mindfulness practice leads to increases in regional brain gray matter density", *Psychiat Res-Neuroim* 191 (2011); B. G. Kalyani et al., "Neurohemodynamic correlates of 'OM' chanting: A pilot functional magnetic resonance imaging study", *Int J Yoga* 4 (2011); K. Katahira et al., "EEG Correlates of the Flow State: A Combination of Increased Frontal Theta and Moderate Frontocentral Alpha Rhythm in the Mental Arithmetic Task", *Front Psychol* 9 (2018); F. Zeidan et al., "Mindfulness meditation improves cognition: Evidence of brief mental training", *Conscious Cogn* 19 (2010). **186–187** R. Anderson et al., "Using Yoga Nidra to Improve Stress in Psychiatric Nurses in a Pilot Study", *J Altern Complem Med* 23 (2017); H. Eastman-Mueller et al., "iRest yoga-nidra on the college campus: changes in stress, depression, worry, and mindfulness", *Int J Yoga Ther* 23 (2013); S. A. Gutman et al., "Comparative Effectiveness of Three Occupational Therapy Sleep Interventions: A Randomized Controlled Study", *OTJR-Occup Part Heal* 37 (2016); M. M. Hall et al., "Lactate: Friend or Foe", *Am

*Acad Phys Med Rehabil* 8 (2016); M. S. McCallie et al., "Progressive Muscle Relaxation", *J Hum Behav Soc Envir* 13 (2008); T. H. Nassif et al., "Mindfulness meditation and chronic pain management in Iraq and Afghanistan veterans with traumatic brain injury: A pilot study", *Milit Behav Heal* 4 (2016). **188–189** A. Ross et al., "National survey of yoga practitioners: Mental and physical health benefits", *Complement Ther Med* 21 (2013); M. B. Sullivan et al., "Yoga Therapy and Polyvagal Theory: The Convergence of Traditional Wisdom and Contemporary Neuroscience for Self-Regulation and Resilience", *Front Hum Neurosci* 12 (2018); S. Szabo et al., " 'Stress' is 80 Years Old: From Hans Selye Original Paper in 1936 to Recent Advances in GI Ulceration", *Curr Pharm Des* 23 (2017); R. M. Yerkes and J. D. Dodson, "The relation of strength of stimulus to rapidity of habit-formation", *J Comp Neurol Psychol* 18 (1908). **192–193** R. A. Gotink et al., "Meditation and yoga practice are associated with smaller right amygdala volume: the Rotterdam study", *Brain Imaging Behav* (2018); P. A. Levine, *In an Unspoken Voice: How the Body Releases Trauma and Restores Goodness*, Berkeley (CA), North Atlantic Books, 2010; K. Nila et al., "Mindfulness-based stress reduction (MBSR) enhances distress tolerance and resilience through changes in mindfulness", *Ment Health Prev* 4 (2016); P. Payne et al., "Somatic experiencing: using interoception and proprioception as core elements of trauma therapy", *Front Psychol* 6 (2015); Y.-Y. Tang et al., "The neuroscience of mindfulness meditation", *Nat Rev Neurosci* 16 (2015). **194–195** M. C. Bushnell et al., "Cognitive and emotional control of pain and its disruption in chronic pain", *Nat Rev Neurosci* 14 (2015); E. J. Groessl et al., "Yoga for Military Veterans with Chronic Low Back Pain: A Randomized Clinical Trial", *Am J Prev Med* 53 (2017); G. L. Moseley and D. S. Butler, "Fifteen Years of Explaining Pain: The Past, Present, and Future", *J Pain* 16 (2015); N. Vallath, "Perspectives on Yoga inputs in the management of chronic pain", *Indian J Palliative Care* 16 (2010); F. Zeidan et al., "Mindfulness Meditation-Based Pain Relief Employs Different Neural Mechanisms Than Placebo and Sham Mindfulness Meditation-Induced Analgesia", *J Neurosci* 35 (2015); F. Zeidan et al., "The Effects of Brief Mindfulness Meditation Training on Experimentally Induced Pain", *J Pain* 11 (2010); F. Zeidan et al., "Brain Mechanisms Supporting Modulation of Pain by Mindfulness Meditation", *J Neurosci* 31 (2011). **196–197** International Association of Yoga Therapists, "Educational Standards for the Training of Yoga Therapists", *IAYT*, [web article], 2012, (accessed 10 Sep 2018); W. B. Jonas et al., "Salutogenesis: The Defining Concept for a New Healthcare System", *Global Adv Health Med* 3 (2014); International Association of Yoga Therapists, "Introduction to the IAYT Scope of Practice", *IAYT*, [web article], 2016, (accessed 10 Sep 2018); M. J. Taylor and T. McCall, "Implementation of Yoga Therapy into U.S. Healthcare Systems", *Int J Yoga Ther* 27 (2017). **198–199** C. L. Park et al., "Why practice yoga? Practitioners' motivations for adopting and maintaining yoga practice", *J Health Psychol* 21 (2014); M. T. Quilty et al., "Yoga in the Real World: Perceptions, Motivators, Barriers, and Patterns of Use", *Global Adv Health Med* 2 (2013); D. B. Yaden et al., "The overview effect: Awe and self-transcendent experience in space flight", *Psychol Consciousness* 3 (2016); A. B. Newberg, "The neuroscientific study of spiritual practices", *Front Psychol* 5 (2014). **200–201** M. Hagins and S. B. Khalsa, "Bridging yoga therapy and scientific research", *Int J Yoga Ther* 22 (2012); P. E. Jeter et al., "Yoga as a Therapeutic Intervention: A Bibliometric Analysis of Published Research Studies from 1967 to 2013", *J Altern Complem Med* 21 (2015). **202–203** H. Cramer et al., "The Safety of Yoga: A Systematic Review and Meta-Analysis of Randomized Controlled Trials", *Am J Epidemiol* 182 (2015).

作者會在：**www.scienceof.yoga** 網站更新研究資訊

# 作者簡介

安·史旺森 (Ann Swanson) 擁有 MS、C-IAYT、LMT、E-RYT 500 等瑜伽相關證照和資格，同時也是一位心身科學教育家。她擁有馬里蘭州綜合健康大學瑜伽療法科學碩士學位，畢業後在該校兼任教職工作。憑藉著在大學、按摩治療學校和瑜伽教師培訓課程中累積多年的解剖學和生理學的輔導和教學經驗，讓她訓練出讓複雜的科學概念變得簡單易懂的教學能力。

她將先進的科學研究實際應用在瑜伽上面，但又同時保有傳統的核心價值。

在她私人經營的網站上，以線上形式提供便利的管道讓更多人能夠接觸到瑜伽療法、氣功和正念冥想，協助全世界的人有效地做好疼痛和壓力管理。

想了解更多有關作者的資訊，請到 www.AnnSwansonWellness.com 查詢。

# 致謝

## 作者致謝

感謝我的導師與同事們，包括印度 Kailash Tribal 學校的 Yogi Sivadas 與 Alice；中國 Yogi Yogi 的 Yang Yan 與 Mahendra。 以及 John Pace、Steffany Moonaz、Marlysa Sullivan、Laurie Hyland Robertson、Michel Slover 等人。感謝我的父母、Joe、Sandy、Pop。也要感謝 DK 團隊：包括 Ruth、Claire、Arran…們。

## DK 出版公司致謝

感謝 Rebecca Fallowfield 與 Luca Frassinetti 製作、India Wilson 設計協助、John Friend 校對、Helen Peters 檢索。

## 圖片所有權

出版者感謝以下各單位授權部份圖片並允許重製，才得以完成此書。

(Key: a-above; b-below/bottom; c-centre; f-far; l-left; r-right; t-top)

**13 Science Photo Library:** Biophoto Associates (cla). **18 Science Photo Library:** Professors P.M. Motta, P.M. Andrews, K.R. Porter & J. Vial (clb). **27 Science Photo Library:** Thomas Deerinck, Ncmir (cl). **32 Science Photo Library:** Zephyr (bl). **33 Science Photo Library:** Zephyr (cla). **37 Science Photo Library:** (clb)

facebook：優質運動健身書

● FB 官方粉絲專頁：旗標知識講堂

● 旗標「線上購買」專區：您不用出門就可選購旗標書!

● 如您對本書內容有不明瞭或建議改進之處, 請連上旗標網站, 點選首頁的 聯絡我們 專區。

若需線上即時詢問問題, 可至上方粉絲專頁留言詢問, 小編客服隨時待命, 盡速回覆。

若是寄信聯絡旗標客服 email, 我們收到您的訊息後, 將由專業客服人員為您解答。

我們所提供的售後服務範圍僅限於書籍本身或內容表達不清楚的地方, 至於軟硬體的問題, 請直接連絡廠商。

| 學生團體 | 訂購專線：(02)2396-3257 轉 362 |
| | 傳真專線：(02)2321-2545 |
| 經銷商 | 服務專線：(02)2396-3257 轉 331 |
| | 將派專人拜訪 |
| | 傳真專線：(02)2321-2545 |

**國家圖書館出版品預行編目資料**

瑜伽科學解析 - 從解剖學與生理學的角度深入學習
安・史旺森 Ann Swanson 著；謝靜玫 譯
臺北市：旗標, 2019.05　面；　公分
譯自：Science of Yoga : understand the anatomy and physiology to perfect your practice

ISBN 978-986-312-593-8 (精裝)

1.瑜伽

411.15　　　　　　　　　　108005597

作　　者／安・史旺森 Ann Swanson

插　　圖／Arran Lewis

翻譯著作人／旗標科技股份有限公司

發 行 所／旗標科技股份有限公司

　　　　　　台北市杭州南路一段15-1號19樓

電　　話／(02)2396-3257(代表號)

傳　　真／(02)2321-2545

劃撥帳號／1332727-9

帳　　戶／旗標科技股份有限公司

監　　督／陳彥發

執行企劃／孫立德

執行編輯／孫立德

美術編輯／陳慧如

封面設計／古鴻杰

校　　對／孫立德

新台幣售價：580 元

西元 2023 年 5 月 初版 14 刷

行政院新聞局核准登記-局版台業字第 4512 號

ISBN　978-986-312-593-8

版權所有・翻印必究

A WORLD OF IDEAS:
SEE ALL THERE IS TO KNOW

www.dk.com

Original Title: Science of Yoga
Copyright © Dorling Kindersley Limited, 2019
A Penguin Random House Company
Text Copyright © Ann Swanson 2019

Copyright © 2021 Flag Technology Co., Ltd.
All rights reserved.